SER Y MUERTE

SER Y MUERTE

Jairo Ramírez

Ser y Muerte

ISBN: 978-1-3999-5241-5

Edición por: Jairo Ramírez.

Publicado en Inglaterra, Reino Unido.

Dedicado a:

Kelly Ramírez

Blake Ramírez

Matthew Ramírez

ÍNDICE

INTRODUCCIÓN

PARTE PRIMERA

PARTE SEGUNDA

SER

PARTE TERCERA

MUERTE

CONCLUSIÓN

21 de enero de 2022

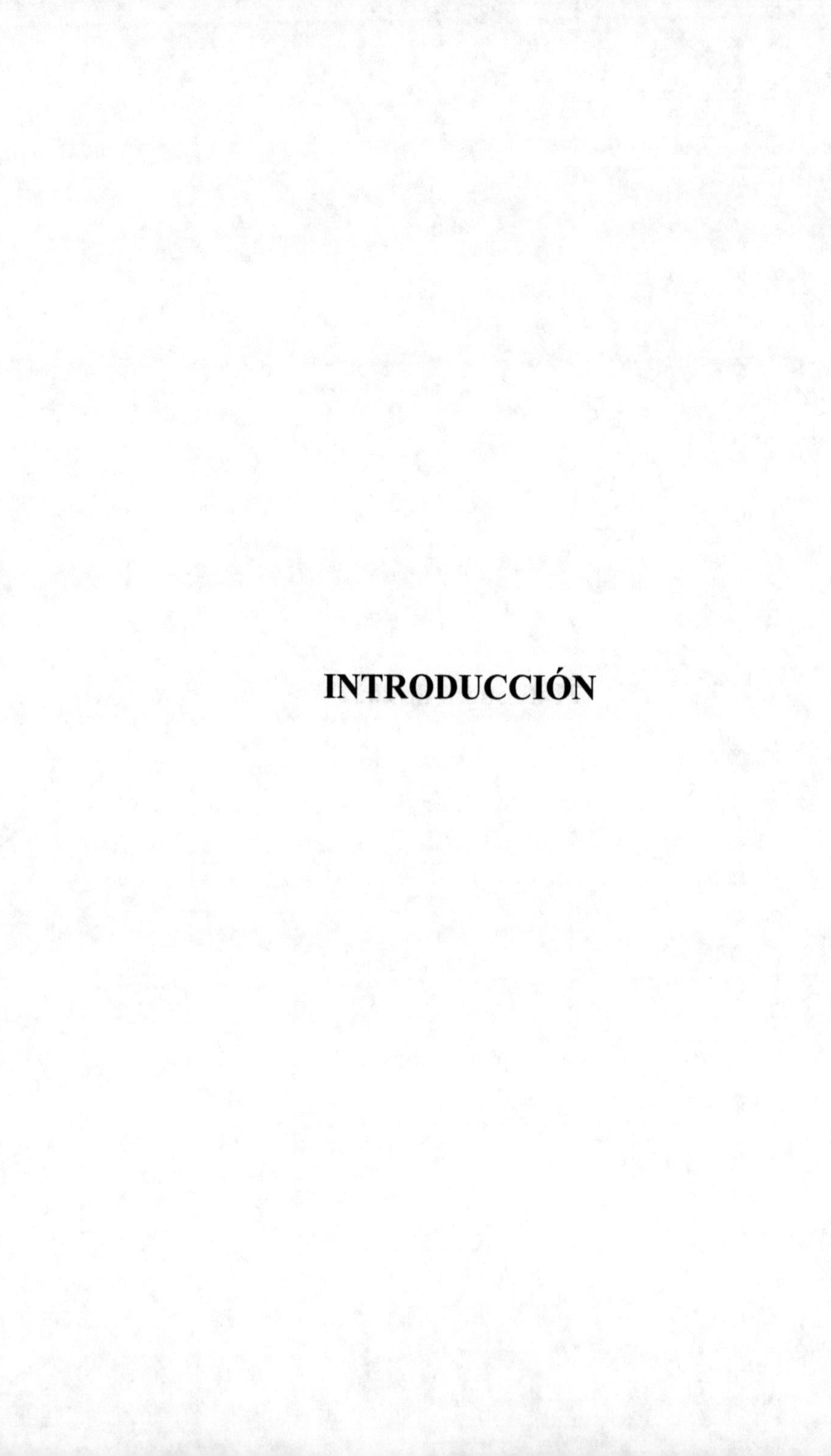

INTRODUCCIÓN

NUESTRO-MÉTODO-NO-MÉTODO

Podríamos acudir al ***idealismo*** y al ***realismo***, y hacer lo que hizo Kant con el ***empirismo*** y el ***racionalismo***. También podríamos remodelar el **escepticismo** con ayuda del ***dogmatismo***, y reforzarlos con un ***relativismo*** que utilice el ***subjetivismo***, y un ***pragmatismo*** que no deja de lado la **metafísica**. Amistar la ***fenomenología*** y el ***existencialismo*** con el ***positivismo*** y el ***historicismo***; para luego unirlas a una ***escolástica*** donde se invierta la fórmula fe-razón. Podríamos mixturar el ***cinismo*** y ***epicureísmo***, sobre la base de que ambas buscan llegar a la felicidad y a la sabiduría, al poner de lado las cosas efímeras, y de no dejarse dominar por los placeres. Podríamos hacer que el ***humanismo*** adapte algunas posturas del ***estoicismo***. Como también podríamos resaltar las bases del ***estructuralismo*** y reconciliarlo con el ***posestructuralismo*** y el ***postmodernismo***, bajo sus condiciones de pre y post corrientes filosóficas; ya que, para refutar una postura, debe primero existir una postura primaria.

Podríamos decir, que, a través de la ontología, se hará una deconstrucción fenomenológica del Dasein, de sus posibles posibilidades y la posibilidad que impide esas posibilidades. También se interpretará el Tiempo como la temporalidad del Dasein que está ligada a la historicidad y a una hermenéutica que pretende encontrar una Autenticidad, sobre una base ontológica-existencial, que encuentra en el Being-in-the-world, un Care y un Ser-para-la-muerte que tiene siempre una potencialidad de Ser; y así descubrir, una nueva hermenéutica mezclada con el método socrático, los silogismos aristotélicos, el idealismo hegeliano, la Muerte nietzscheana de Dios, la ética spinoziana, la voluntad Schopenhaueriana, y una versión más flexible del imperativo categórico kantiano.

También podríamos adaptar posturas filosóficas postmodernas, y contrastarlas con *La República* de Platón. Lanzarnos de lleno al pesimismo Schopenhaueriano, o asegurar como el cristianismo, la Existencia de una divinidad suprema. O "pensar luego existir", "esencia y Existencia", "Nada y Totalidad".

Pero Nuestro-Método-No-Método se basará en todo y en Nada. En todo, porque todos los métodos antes mencionados no son más que una forma de analizar y pensar; y en Nada, porque para llegar a la respuesta de la pregunta por el Ser, se necesita no un método, sino una experiencia, una búsqueda. Una búsqueda que, aunque ligada con otros métodos y formas, dará como resultado el Método-No-Método del que hablamos.

Decir que, "a través de la ontología se deconstruirá fenomenológicamente el Dasein"; no es más que decir: Repensemos al ser humano. "Sus posibles posibilidades y la posibilidad que impide esas posibilidades"; no es más que decir: Repensemos al Ser y a la Muerte.

Pero cuando hablamos de una nueva hermenéutica, mezclada con los diferentes métodos y teorías, nos referimos a una nueva forma de interpretación filosófica. Nueva, no porque aparece por primera vez en la historia de la filosofía; sino porque el repensar posturas filosóficas nos brinda la posibilidad de descubrir nuevas formas; y en esencia es así. Cada texto trae consigo un autodescubrimiento inherente a su propio planteamiento. Una conexión indeleble con el Ser. Porque si el entendimiento del Ser sólo puede darse a través del sujeto, existe ya una relación intrínseca entre el texto y el sujeto; donde el raciocinio expande las infinitas posibilidades que pueden presentarse.

Es imposible decir que no se utilizará la psicología, cuando quien analiza es un Ser psicológico. Es imposible librarse de las ciencias, cuando quien analiza es un Ser científico. Es imposible tachar la literatura y la poesía, cuando quien analiza es un Ser de por sí literario y poético. Y es imposible no adentrarse en el Ser y la Muerte, cuando quien analiza es un Ser que es y un Ser que muere.

Nuestro-Método-No-Método establece que el límite del razonamiento es endless, que cuando el Ser se embarca en el descubrimiento de su propio Ser, y de los demás seres, lo hace como una Totalidad que forma parte de todo lo que piensa, sueña, imagina, proyecta… pero también lo que no piensa, no sueña, imagina, proyecta… Aquí la objetividad se convierte en subjetividad y vice versa. Es lo mismo decir: Subjetividadobjetiva-Objetivasubjetividad-Objetividadsubjetiva-Subjetivaobjetividad. Ya no existe la subjetividad o la objetividad como la conocemos, sólo existe el Ser, y el Ser no se rige por una subjetividad o una objetividad, porque las contiene a las dos, y las dos dependen del Ser. Subjetividad que contiene la objetividad y Objetividad que contiene la subjetividad. Mundo que las contiene a ambas y universo que contiene al mundo. Universos que contienen el universo, y el Infinito que lo contiene todo. Una Totalidad infinita. Y el ~~límite~~ de esa infinitud es su propia infinitud.

DE LA TRANSPARENCIA DEL LENGUAJE

Se ha dicho que la filosofía no está para dar respuestas, sino para hacer preguntas. Yo difiero de esta postura. Si bien la filosofía cuestiona, lo hace en un modo ya encaminado hacia una posible respuesta; porque después de todo, anda en busca de la Verdad. No siempre se logran encontrar las respuestas deseadas; pero la búsqueda, el camino, nos aleja cada vez más de la ignorancia y nos coloca más cerca de la Angustia. Esto en sí ya es una respuesta. Porque encontrar una no respuesta es encontrar una respuesta que nos salva de la falsedad, de una creencia falaz que sostenía nuestra Existencia. Así, al chocarnos de frente con la eliminación de esa falsa ideología, encontramos una respuesta que nos guía hacia otras posibles respuestas, o una no respuesta que nos aleja de la ignorancia.

El lenguaje que utilizaremos será claro y preciso. Habrá momentos en los que será casi imposible el expresar ciertas ideas de manera inteligible y de fácil dominio; pero esto se deberá a la profundidad del tema y no a la intención del autor. También cabe mencionar que los títulos de libros y textos citados serán plasmados en el idioma original que el autor los leyó. Esto nos indica una fidelidad no sólo a estos autores, traductores y libros, sino también a la infidelidad que expresa Benjamin en *The Task of The Translator.*

A juicio del autor, quedaron las elecciones de las traducciones de esos libros, la mayoría de ellos traducidos del alemán y del francés. El autor ha leído estos libros en inglés, porque entiende que estas traducciones brindan una Totalidad mayor a los libros traducidos en español; puesto que la tradición anglosajona es más vieja y más basta en este sentido. Esto de ninguna manera altera la importancia y la grandeza del idioma español; pero para nuestro propósito para con un mejor entendimiento y acercamiento a los textos originales, hemos decidido optar por esta vía. Tómese como ejemplo que el inglés es una lengua germánica; por lo tanto, se acerca más al alemán que el español. Aunque las traducciones dependen más de la capacidad del traductor, que de la similitud de las lenguas. Esto se podrá apreciar más cuando analicemos las traducciones de Poe al español.

Profundizaremos sobre conceptos y posturas filosóficas, refutaremos posiciones ya establecidas y aceptadas como grandiosas; no tendremos miedo de aceptar el límite de nuestro entendimiento inmediato, y no pretenderemos haber encontrado una respuesta que quizás no tenga una solución inmediata.

La mayoría de filósofos toman posturas y aseguran que han encontrado la solución a un problema, cuando en realidad no tienen el valor de decir que no saben a ciencia cierta lo que sucede. Me imagino que de ahí viene la excusa de decir: “La filosofía no está para dar respuestas”. Yo creo que la filosofía sí está para dar respuestas, pero no a modo de engaño y de aprovecharse de la ingenuidad del lector.

Es imposible el cuestionarse sobre preguntas importantes y trascendentales, sin llegar a algún lugar; incluso cuando ese lugar es la incertidumbre. El comienzo de la filosofía no es el temor a Dios, o la duda, o el Suicidio como lo expresa Camus en *The Myth of Sisyphus*, sino el asombro y la Angustia, pero de manera especial, la Angustia. Porque uno puede temer a Dios y no filosofar, o dudar y no inmutarse, o suicidarse o seguir viviendo una vida no examinada como teme Sócrates, o asombrarse y no hacer nada. Pero cuando uno se Angustia, es porque siente una profunda necesidad de hacerlo, porque existe algo no resuelto, y ese algo nos coloca en el estado-de-arrojo heideggeriano, en el "Dios ha muerto" nietzscheano, en la Libertad sartreana; esa Angustia nos obliga a encontrar una moral personal, luego una Kantiana, luego una más balanceada; esa Angustia que Kierkegaard venera, nos coloca en un estado donde el Ser se muestra como una Totalidad, porque está libre de distracciones banales, religiones, prejuicios y leyes preestablecidas. El principio de la filosofía es la búsqueda de la Verdad, pero esa Verdad primero nos llega vestida de Angustia, y nos impulsa a alcanzar mayores niveles de entendimiento.

Como preferimos transparencia, es preciso decir que sí tenemos un método de análisis: todos los métodos y ningún método. Aquí quisiera traer, si el lector me permite, un análisis sobre la deconstrucción que explica mejor lo del Método-No-Método.

La "deconstrucción" parte del cuestionamiento de todo, incluso de este planteamiento; de encontrar lo lógico o ilógico, de analizar sin analizar, de una crítica sin crítica, de un método sin método. Existe, según Derrida, una imposibilidad de definir la palabra "deconstrucción"; insiste en la carencia de una Totalidad que brinde al "concepto" una definición aceptable. Yo difiero de esto. También es prudente recordar, o hacer notar a aquellos que aún no han leído a *Being and Time* de Heidegger, o que no se han percatado; que la deconstrucción no es una invención de Derrida. Derrida la toma más bien de *Being and Time.* Libro publicado en 1927.

Si se encuentra, por medio del lenguaje, una posible no definición, es porque existe de manera inherente una posible definición que luego pasa a ser definida por otras posibles definiciones.

La idea de Totalidad entonces se hace presente con una infinitud de posibilidades. La tarea es exhaustiva, pero ahí está. La "deconstrucción" entonces adopta, adquiere, formula, encuentra, recibe, refuta... su definición, de acuerdo con el texto o el tema a deconstruir.

Aquí palpamos un *efecto Heráclito* que se extiende al infinito. Así resulta evidente el rechazo por Derrida de la teoría Hegeliana. La reevaluación de todos los valores expuestos por la filosofía Kantiana, y retomada por Kierkegaard y Nietzsche, dan inicio a la "deconstrucción" como "método" de cuestionamiento. Ha de entenderse que la "deconstrucción" no es un método, sino la idea de un "método" que se reinventa a sí mismo.

Para mayor entendimiento del "término", tendríamos que deconstruir este escrito, y luego el resultante, y luego los demás hasta el infinito. Por esto Derrida no se interesó en plantear una definición fija. Pero dentro de la infinitud, dentro del río, encontramos la Totalidad de lo infinito, su propia infinitud. Entonces, la deconstrucción sí tiene una definición, y aquí la utilizaremos no sólo para deconstruir textos, sino también para aplicarla a la universalidad del Ser.

DE LA FILOSOFÍA Y LOS FILÓSOFOS

El propósito universal de la filosofía es el de encontrar la Verdad, o mejorar, a través de posturas filosóficas anteriores o nuevas, la búsqueda del saber. No sólo se trata de refutar posturas filosóficas; se trata de que cada filósofo ha trabajado en conjunto para llegar a diferentes y a veces hasta mejores resultados. Pero todo hecho sobre la base de la unión, de una Totalidad filosófica. Sin Sócrates no hay presocráticos, no hay Platón; sin Platón no hay Aristóteles, sin estos tres no hay Descartes, Kant, Spinoza, Hegel, Schopenhauer, Kierkegaard, Nietzsche, Heidegger, Sartre, Foucault, de Beauvoir, Derrida... y claro, sin los presocráticos no hay ninguno de estos.

Quizás ninguno hubiese necesitado del otro; pero ya que existen, en su mayoría, todos los que vinieron después de los griegos han leído a sus precursores; aquí nos damos cuenta de la importancia y de la Totalidad de la filosofía. Sí existen egos, pero en el fondo, son egos que aún no conocían la grandeza de la filosofía en sí. Porque si uno se percata de tal magnitud, de inmediato, el ego queda en un segundo plano.

No sólo se trata de refutar ideas, se trata de que, si se refutan ideas, es porque primero existieron esas ideas. La filosofía es una búsqueda del saber que nunca termina, que nunca se cierra. No se puede anunciar el fin de la historia, o el fin de los relatos y la poesía, cuando la historia es infinita y la literatura también lo es.

Schopenhauer ha dicho que no vive de acuerdo a como filosofa, porque no tiene por qué hacerlo. Esto es sin duda una contradicción en lo que al Ser y a la Autenticidad se refiere. Si un filósofo no toma su propia vida como el mejor ejemplo de lo que quiere enseñar o filosofar, por qué tendrían los demás que seguirle y escucharle. Bien, de ninguna manera quiero decir que no se debe leer a Schopenhauer, pero sin duda, es mucho más creíble cuando un filósofo hace de su propia vida una filosofía. En el fondo, el filósofo no tiene que vivir como predica; pues existen muchas mentes brillantes que nos han brindado ideas importantes, pero su vida personal no refleja o concuerda con dicha brillantez. Esto sucede porque somos seres que se manejan por emociones. Lo mejor sería hacer de la propia vida del filósofo una filosofía andante; pero si el filósofo no puede, si es demasiado, no podemos ignorar su contribución como estudiante de la filosofía y lo que pueda descubrir a través del arte de filosofar. Nos queda adaptar lo que consideremos positivo, y dejar lo negativo. Mi teoría personal, es que el filósofo sí tiene que vivir como predica, y si no puede, debería dedicarse a otra cosa. En sentido general, todos deberíamos vivir como predicamos, porque nuestra Autenticidad depende de ello.

Feinmann explica bastante bien en su libro *¿Qué es la filosofía? (el saber de todos los saberes)* lo que es la filosofía y cómo se relacionan los distintos filósofos a través de la historia. Notamos que la filosofía no es lineal, y que luego de Descartes, existe un deseo de destrucción por las filosofías posteriores. Aquí *destrucción* significa *deconstruir*. "¿Qué sería la filosofía?, continúa Feinmann; un estado de abierto, una correspondencia con el Ser que se nos tiene que manifestar en la medida en que nosotros permitamos su desocultamiento". Esta definición viene de Heidegger, que a su vez la toma de los presocráticos.

Para la filosofía no existen límites de cuestionamiento; todo se puede cuestionar y debe ser cuestionado. *"What has never been questioned has never been proven"*, nos dice Diderot.

Por eso se le hace difícil dejar a la figura de Dios tranquila. A Dios no le gusta ser cuestionado, pero la filosofía no tiene cadenas, no se deja intimidar por dioses y tiranos, por tiranos que se hacen pasar por dioses, o de dioses que son tiranos. Es bueno tener esto claro, porque como dice Kierkegaard: "O damos el salto de la fe, o hacemos filosofía".

Nietzsche mata a Dios para poder hacer su filosofía. También Descartes ya lo había matado con su *Cogito Ergo sum*. Entendemos entonces que, si una figura como Dios no está exenta a ser interrogada, nada lo está. La máxima del templo de

Apolo nos dice: "conócete a ti mismo" y Sócrates con su: "no vale la pena vivir una vida no examinada", nos lanzan a la búsqueda, al cuestionamiento insaciable que cada filósofo y cada persona debe proteger y emprender. Porque si uno no se cuestiona del porqué de las cosas, los gobiernos y las religiones hacen con uno lo que les da la gana. El mal es la ignorancia, pero también existe ese otro gran mal que se llama la mentira; donde los seres humanos quieren dominarse entre sí para hacer la historia a su manera y subyugar sin piedad. Para cosificar el Ser.

Los métodos de análisis que se han utilizado a través de la historia de la filosofía son diversos; pero es innegable que ((aunque parezca innecesario decirlo) nada es innecesario) todos los métodos no son más que un método: *El pensamiento*. Un campesino, que dicho sea de paso tiene su propia filosofía, puede, si le dedica Tiempo a pensar, encontrar respuestas o generar preguntas profundas y que llevan a la Angustia. Por esto el arte de filosofar es tan bello, cualquiera lo puede hacer. Ahora bien, existen temas que ya han sido tratados por muchos filósofos, más bien, pensados por muchos filósofos, que resulta necesario leer sus libros para un mejor entendimiento, y para un más amplio conocimiento de los temas. También para entender el decurso histórico de la filosofía. Entonces, es importante leer a los griegos, a Descartes, Kant, Spinoza, Hegel, Schopenhauer, Marx, Nietzsche, Heidegger, Sartre, Camus, los estructuralistas, los posestructuralistas, los postmodernos, por mencionar a algunos. Un libro como *Being and Time* (el lector habrá notado la semejanza en los títulos), debe leerse y analizarse con mucha profundidad.

Heidegger publica *Being and Time* en 1927, pero Heidegger no es el primer filósofo que se pregunta por el Ser; de hecho, Heidegger parte de Heráclito y Parménides, que también se habían preguntado por el Ser. *Being and Time* es un libro que marca un proceso histórico, Hegel diría, que anuncia el devenir de un absoluto histórico; porque va a influenciar a las filosofías posteriores; a tal punto, que la mayoría de ideas serán tomadas de *Being and Time*. Ahí tenemos a *Being and Nothingness* de Sartre, como ejemplo puro de la influencia de *Being and Time*. También cabe mencionar que las filosofías post tomarían la mayoría de sus ideas de *Being and Time*.

En el primer párrafo de Nuestro-Método-No-Método, reúno la mayoría de las corrientes filosóficas. Esto no ha sido por simple estética o banalidad; sino más bien, para demostrar y arrastrar una de las ideas centrales de este libro. Cada una de estas corrientes filosóficas tiene su mérito, como también sus falacias. Intento entonces, en este libro, tomar (y por momentos no de manera consciente) lo que creo positivo, y dejar de lado lo que creo intrascendente de estas corrientes, mientras construyo mi propia filosofía, y trasciendo aquellas que deben ser trascendidas.

Sería una especie de efecto Kantiano. Cuando Kant une el empirismo y el racionalismo; pero en este libro el enfoque será universal. Una filosofía totalizadora. Y no me refiero a hacer un recuento de las corrientes filosóficas existentes hasta la fecha; me refiero; más bien, a que será evidente que algunas se adaptarán a las posturas de este libro, ya sea de forma crítica o de forma que adhiera al propósito de nuestra investigación.

No es difícil demostrar la veracidad del párrafo anterior. Es tan sencillo como destacar lo que tienen en común algunas corrientes filosóficas. Si volvemos al primer párrafo de Nuestro-Método-No-Método, nos encontraremos con lo que tienen en común el *cinismo* y el *epicureísmo*; esto demuestra que muchas corrientes filosóficas comparten posturas. Pero lo que va a diferenciar este libro de muchos otros, es que no se segará ante las verdades que puedan ser encontradas a través del análisis y de la irrefutable relación que existe entre el Ser y la Muerte. Tampoco recurrirá a falacias lógicas para tratar de encontrar lo que hasta la fecha no se ha encontrado, o mentir de forma complicada para que parezca que se está diciendo algo importante, cuando en realidad no se está diciendo nada, o se está diciendo algo común; o algo que ya ha sido desarrollado de mejor manera por otros filósofos. Porque ocurre, que existen filósofos que se adueñan de posturas como si fuesen de su autoría. Expandir sobre la base de posturas filosóficas es normal en la filosofía; ahora bien, auto acreditarse con posturas de otros filósofos es una canallada y denota la falta de imaginación y de trabajo de dicho filósofo.

La filosofía trabaja como una Totalidad que se balancea de postura en postura, para llegar a mejores resultados o mostrarnos una cara distinta de la realidad. Por eso, cuando aparecen refutaciones a través de la historia de la filosofía, estas surgen como respuestas que buscan unir el pensamiento filosófico. Cuando Heráclito y Parménides difieren en lo siempre cambiante o lo nunca cambiante; cuando Platón y Aristóteles difieren en sus teorías de las formas; cuando Descartes pone al pensamiento en la centralidad de su obra con su Cogito Ergo Sum; cuando Spinoza crea una nueva idea de dios; cuando Hume pone a las pasiones por delante de la razón; cuando Kant une el empirismo con el racionalismo; cuando Hegel crea su triplicidad histórica; cuando Schopenhauer critica la filosofía hegeliana en incluso ajusta el horario de sus conferencias para que choquen con las de Hegel; cuando Nietzsche se burla de Hegel y de Platón, y declara la Muerte de Dios a través de un *Übermensch* que va a ejercer su voluntad de poder, voluntad de poder que toma de Schopenhauer y que al mismo tiempo difiere de ella, para luego profetizar el devenir de un eterno retorno; cuando Marx nos dice que los filósofos se han dedicado a interpretar la historia, cuando lo que se trata es de cambiarla; cuando Freud toma la voluntad de poder de Schopenhauer y la convierte en un psicoanálisis que busca analizar e interpretar el inconsciente; cuando Heidegger reajusta la fenomenología de Husserl; cuando Sartre critica el inconsciente freudiano porque interfiere con su teoría de la Libertad, o cuando Sartre hace prácticamente un resumen de *Being and Time* en su libro *Being and Nothingness*; cuando Foucault dice que el hombre ha muerto y difiere de Marx y de Sartre; porque para Marx y Sartre, el hombre tiene que estar vivo para que pueda surgir el proletariado y para que pueda ejercer su Libertad; cuando Derrida toma la deconstrucción de Heidegger; cuando Han se distancia de la sociedad disciplinaria de Foucault, y repara en que lo que existe es una sociedad del cansancio, ahogada en un mar de positividad; todas estas, conforman una Totalidad filosófica innegable. Todas estas teorías, refutaciones, convergencias y bifurcaciones, nos deparan en una colectividad filosófica que pretende unir en vez de dividir, que busca, como Cervantes, conjugar a Don Quixote y a Sancho en un sólo verbo: Trascender.

SOBRE EL LENGUAJE

"The limits of my language mean the limits of my world"
—Wittgenstein

Cuando se conoce un lenguaje o idioma con suficiente profundidad, se puede razonar y hacer conexiones que impulsen el entendimiento hacia mejores senderos. Yo le comentaba a Rogelio Azul, que, si la inspiración es tan poderosa, ¿por qué uno no puede inspirarse en un idioma que no conoce? Esto comprueba que la inspiración es sólo un mito, y que podría definirse como un instante o instantes en que el cerebro se descuida, o se cuida, y juega con las palabras. Por esto es importante introducir informaciones relevantes en nuestro cerebro, para que pueda encontrar con qué desempeñarse cuando se de a la tarea de pensar. Pensar requiere de información, pues la empírea no alcanza cuando se quiere llegar a un *nivel trascendental de pensamiento*.

Una vez me dijeron que la gramática es una pérdida de Tiempo; en este caso, la persona se refería a la gramática italiana mientras conversábamos en inglés. Le propuse entonces un fácil ejercicio: En la gramática inglesa se le agrega una "S" al verbo en las oraciones afirmativas del presente simple, cuando el pronombre que se utiliza es "He, She, o It". Como ejemplo tenemos: He works hard / we work hard. Esta pequeña regla gramatical se aplica todo el

Tiempo y con casi todos los verbos en el presente simple de las oraciones afirmativas. ¿Qué nos ayuda más, saber esta pequeña regla, o aprendernos cada oración que pueda ser creada con este Tiempo gramatical? Indudablemente, saber cómo funciona un idioma, nos coloca en un nivel de aprendizaje y de análisis muy exclusivo. Incluso, no podrían jugar con nosotros los políticos que tergiversan el idioma a su conveniencia.

Los idiomas no son sólo una forma de comunicación; y de esto ya han hablado muchos filósofos, entre ellos: Wittgenstein, Chomsky, Derrida. Los idiomas pueden moldear por completo los pensamientos de una persona; a tal punto, que incluso los errores gramaticales y de coherencia sintáctica, pueden expresar deficiencias de tipo analítica y de pensamiento crítico. No se trata de ser expertos en algún idioma, pero sí de conocer lo básico en cuanto al funcionamiento del idioma o los idiomas en cuestión.

El nadador conoce muy bien la piscina, el corredor el campo de atletismo, el basquetbolista el balón y la cancha; entonces, no debería sorprender que un escritor, en este caso un filósofo, debe conocer a profundidad la herramienta a utilizar para filosofar. No es por una cuestión de sapiencia, sino porque cuando llegue la hora de expresar ideas complicadas en un lenguaje llano, el filósofo tendrá que exigirle al lenguaje para poder efectuar esta labor; pero si primero el lenguaje no le ha exigido nada al filósofo, es muy difícil que pueda dar con la explicación deseada.

No es tan sólo (y esa tilde de *sólo* la marco porque no estoy de acuerdo con la academia, quien sugirió que se le quite la tilde a *sólo*) saber dónde llevan la tilde las palabras graves, o que siempre la llevan las esdrújulas; es más bien entender que ese Tiempo de aprendizaje invertido en el lenguaje, dará como resultado mejores análisis y mejores oportunidades analíticas y críticas. Tómese el caso de la palabra *sólo*, que la real academia dejó de tildar hace ya más de 10 años. Yo, como ser pensante, he decidido no ir con esta enmienda y continuar tildando esta palabra. Esto ya abre un mundo de posibilidades, donde si queremos podemos escribir un ensayo sobre la palabra *sólo*. Pero esto no sería posible si yo no conociera las reglas gramaticales y qué función está haciendo esa tilde. Aquí aparece la Libertad sartreana y me dice: no, usted tiene que elegir, usted nació libre, así que vaya y elija. Pero si yo no elijo, eligen por mí, me piensan, me cosifican. Es entendible que la creatividad y la imaginación del individuo juega un papel muy importante en todo esto, pero esa imaginación nos puede encontrar mejor, si el lenguaje está listo para ser utilizado como puente de esa imaginación.

También cosifican al ciudadano cuando escucha a un político hablar con palabras que no conoce, y por eso piensa que el emisor está diciendo algo. Muchas palabras no significa que se está diciendo algo. Se puede decir mucho en pocas, como también nada en muchas. Existe también una tendencia a tomar como algo casi sagrado, que alguien diga algunas palabras raras. Lo que cuenta es la idea que se quiere transmitir, y no las muchas palabras o palabras raras sin ideas dentro de un contexto falaz.

Se requiere cierto nivel de sensibilidad poética e imaginativa, para tener un mejor entendimiento de ciertas posturas filosóficas. No siempre, y esto se debe a que muchas veces el lenguaje se queda corto, se puede entender con facilidad lo que algunas posturas filosóficas plantean; debido a que lo que se intenta transmitir es más una especie de sentimiento que una máxima clara y sin rodeos; es un sentir, como una picadura de un mosquito; y transmitir eso, muchas veces requiere más de poesía que de filosofía.

La música es un vivo ejemplo de un lenguaje que se comunica con su receptor de forma única, que evoca emociones y memorias con sólo algunos acordes. La música posee esta gran capacidad de evocar de inmediato recuerdos y demás sensaciones; pero las palabras, y para nuestro propósito, las posturas filosóficas, muchas veces no pueden causar este efecto. Por eso se necesita de un conocimiento sensible del lenguaje, pues puede facilitar la tarea del entendimiento cuando se habla de temas como el Ser, el Tiempo, la Nada y la Muerte, la Trascendencia…

La creatividad no sólo ayuda a componer obras geniales, también ayuda a entender de forma genial. Como ejemplo de creatividad mencionaremos un error vital de los diccionarios. Los diccionarios suelen definir palabras como si esas definiciones fueran absolutas. Uno puede utilizar una cuchara como martillo, y una camisa como paraguas. Entonces, la mayoría de definiciones deberían empezar diciendo: Supuestamente… en la mayoría de los casos… casi siempre… aquí queda demostrado hasta dónde puede llevarnos un poco de creatividad y pensamiento crítico; pero, sobre todo, lo que sucede con nuestro entendimiento luego de haber atravesado ciertas barreras lingüísticas y analíticas.

El ejemplo anterior también nos sirve para recordar la fuerza que posee el lenguaje para influir en los pensamientos de las personas. Se ha comprobado que se puede pensar sin la necesidad de lenguaje, como referencia está Steven Pinker; pero no por esto el lenguaje deja de influir en nuestros pensamientos. Esto es importante porque, si no tenemos fuerza de voluntad, y fuertes convicciones que nos arraiguen a una Autenticidad, podríamos sucumbir ante cualquier persona o sistema que quiera dominarnos, esclavizarnos.

Existen personas y entidades que se dedican al robo de pensamientos, a controlar lo que pensamos; y si no tenemos dominio de nuestro propio lenguaje, es posible que no tengamos el control de nuestros propios pensamientos, es posible que ya estemos siendo pensados.

El conocer por lo menos otro idioma, le brinda al cerebro y a su poseedor múltiples opciones y neuro-conexiones que pueden facilitar el entendimiento de textos y pensamientos complejos. La tarea de aprender un idioma nuevo no es fácil, pero nos ayudará a desarrollar nuestro intelecto y ampliará nuestras posibilidades. Se suma también la ventaja de leer a autores en su idioma original, o en algún idioma que se acerque más al original.

Yo considero que un filósofo o escritor debe por lo menos dominar el idioma inglés, ya que es tan relevante en nuestros tiempos. Pero también se le agrega la literatura, la filosofía y todos los autores importantes que a través de la historia han escrito en esta maravillosa lengua.

Romper las reglas gramaticales y demás, es totalmente aceptable; pero para romper las reglas, primero se necesita saberlas, al menos para romperlas con cierto nivel de profundidad y creatividad. Tomemos *Ulysses,* por ejemplo. Joyce sabía lo que hacía cuando rompía con casi todas las reglas del idioma inglés, y lo sabía porque era un esfuerzo consciente del Dasein cognoscente. Cuando Joyce emplea el *stream of consciousness*, sabe que lo que está haciendo no es escribir en el típico idioma inglés; sino una nueva forma de búsqueda, de brindar al lector y al propio autor la posibilidad de surcar nuevos senderos a través de la creatividad. Entonces, romper las reglas muchas veces puede ser un signo de genio o de avance intelectual.

Schopenhauer escribe en su ensayo *On Language and Words*: *"A library of translations is like an art gallery full of copies"*. Schopenhauer no era partidario de las traducciones; pero tiene aún más razón, cuando lo hace refiriéndose a la poesía. Uno quisiera saber todos los idiomas, para poder leer los libros en su idioma original, pero lamentablemente no puede. Por esto recomendaba el aprendizaje al menos del inglés, porque el inglés, al ser una lengua germánica, se acerca más al alemán, y en ocasiones también al francés, por lo germánico que también posee ese idioma. También es bueno recordar y leer *The Task of the Translator* de Benjamin. Benjamin explica la importancia de no siempre serle fiel al texto original, cuando se está en búsqueda de mantener la esencia del texto original reflejado en la traducción. Tampoco vamos a suprimir párrafos completos como hicieron algunos traductores de Poe al español; pero se entiende por esto que el traductor ha de trabajar con cierta Libertad y, sobre todo, respeto e integridad.

Ya he planteado que el lenguaje a utilizar será de fácil manejo. Pero quiero recalcar que esto no significa que no habrá momentos en que el texto mismo me exigirá ciertas libertades que apuntan más hacia la poesía, por decirlo de un modo; que apuntan a una prosa que en vez de palabras querrán expresar sentimientos. Esto es una búsqueda, un viaje, y qué mejor viaje que aquel que no sabemos dónde iremos a parar.

Se debe hacer filosofía no porque tengamos que responder a una religión o a algún tipo de gobierno; se debe hacer filosofía porque la naturaleza humana requiere y pide a gritos el arte de filosofar.

DE LA METAFÍSICA Y SU RELEVANCIA PARA ENTENDER AL SER

La metafísica se presenta como una condición inescapable del PEMP. El PEMP vive en una lucha constante entre lo físico y lo metafísico. *"We suffer more often in imagination than in reality"*. — Seneca. Séneca acierta bastante con esta frase estoica; pues es esa imaginación que produce una metafísica que por momentos parece ser más real que la propia realidad. Aunque la metafísica no sólo surge de la imaginación, también surge de la realidad.

Cuando tratemos el tema del Ser de una manera más directa, notaremos cómo la Preexistencia, la Muerte y la Postexistencia, nos deparan en una metafísica palpable. Pues estas, a simpe vista, parecen ser condiciones sin importancia; pero, ¿acaso puede el PEMP existir sin tener una Preexistencia? ¿Acaso puede morir sin una Postexistencia? El PEMP, al ser un Ser existencial, se rige por estas condiciones que se hacen presente desde el momento en que cobra su estado existencial de situado. La metafísica entonces, nos abre un mundo de posibilidades, posibilidades a explorar para un mayor entendimiento del Ser.

Trataremos de ser lo más lógico posible, y que nuestra metafísica pueda ser utilizada en el mundo físico, que tenga una concatenación con el mundo existencial. Esta lógica debe ser aplicada con mucha prudencia, sin abusar del término; ya que muchos se pueden confundir con la utilización de pensamientos celestiales, de los cuales no tenemos constancia. Dicho esto, nuestra metafísica no incluye a Dios como un ente cuya Existencia está probada. Sí es parte de la metafísica de la imaginación del PEMP, que como imaginación se entiende; pero no es parte de una metafísica palpable como la de una Postexistencia. Cabe anticipar, que un PEMP que asegura la Existencia de Dios es un PEMP inauténtico.

La metafísica invade al Ser por todas direcciones. Lo hace con el Tiempo inexistente, lo hace con la Muerte, lo hace con su Prexistencia y Postexistencia, con la Nada... Es una condición del Ser que el PEMP no puede eludir. Incluso las culturas mundiales están llenas de algún tipo de metafísica. Su relevancia entonces, nos permite entender que lo existencial se ve influido de forma directa por una metafísica que permea al Ser, y esa metafísica constituye una parte esencial del PEMP.

No podemos hacer una deconstrucción directa de la resurrección de un Ser, pero sí podemos deconstruir lo que sucede con un Ser, al menos en el plano existencial, cuando muere. Nuestro conocimiento sobre este tema es limitado; pero cuando se lo piensa, se pueden encontrar respuestas para con el Ser. La resurrección y la inmortalidad son una metafísica que se imposibilita probar de una forma palpable (ya veremos este tema más adelante) pero por ser una metafísica a la que el PEMP está expuesto; ya sea porque crea en ellas o porque tenga cierta noción de estos términos, debemos tratarlas.

Entender al Ser, de por sí ya es una metaficción dentro de otra metaficción; es entender que Alonso Quijano, el hidalgo, Cervantes, el Quixote, el caballero de los leones y el caballero de la triste figura, son la misma persona. Cuando entramos en un tema como el Ser y la Muerte, estamos destinados de antemano a mezclar el plano existencial con el plano metafísico. Lo metafísico, aunque a veces un poco oscuro: como decir que *tenemos primero que llegar o volver al Ser para poder ser desde el Ser,* cobra sentido cuando el PEMP trabaja y cuando encuentra en el camino hacia una mejor forma existencial de transitar el mundo al que ha llegado, una validez existencial. Porque, como ya dijimos al principio, para entender por completo el objetivo de nuestra investigación, debemos experimentar la experiencia que trae consigo la Totalidad de la investigación, la Totalidad del viaje. La metafísica es una parte vital de la respuesta de la pregunta por el Ser; porque la propia pregunta por el Ser, es en sí una pregunta metafísica. Aunque aquí moldearemos esa metafísica para que pueda ser utilizada en el plano existencial; eliminando así, toda posibilidad de engaño o de falsas pretensiones. El Ser, ya no será un Ser metafísico, aunque exista una metafísica que sea parte del PEMP.

ASPECTOS GENERALES

En Nuestro-Método-No-Método establecimos los parámetros de las herramientas a utilizar para desarrollar nuestra investigación. Nos enfocamos en aclarar que todo método incluye un método principal, que es el pensamiento; entonces, como todos los métodos no son más que eso, un pensar el tema, optamos por concluir que nuestra investigación no tiene un método en específico; y que en cualquier momento puede usar la deconstrucción, la fenomenología, la ontología, la poesía, la metafísica, la literatura, la música… porque la filosofía que trae este libro no es una filosofía monogámica; sino más bien, una filosofía libre para investigar de la forma que le plazca y con el método que le plazca. La propia filosofía elegirá qué dirección es más propicia para desarrollar el tema que se trate en ese momento. Podríamos transmitir el sentir con un *stream of consciousness*, con un cuento, o con un poema.

La transparencia del lenguaje es importante para un entendimiento claro del objetivo y el trabajo que debe de ser realizado. Sin olvidar que el lenguaje nos puede llevar por caminos un poco oscuros, y que por momentos tendremos posturas que ameritarán ser pensadas con un mayor nivel de profundidad que otras. Pero si queremos llegar, si queremos encontrar una respuesta libre de moldes, tenemos que dejar fluir el lenguaje.

Los filósofos que hasta la fecha han escrito sobre este tema, y sobre otros temas, han procurado (en su mayoría de forma intencional) ser oscuros y utilizar un lenguaje poco entendible para el lector. También exhiben un alto nivel de soberbia y de poca Humildad. Nuestra investigación se dirige por una montaña muy distinta; como muestra y testimonio de ello, el primer tema que inicia el libro se enfoca en la Humildad y en otras virtudes que el PEMP debe trabajar para poder acercarse a su Autenticidad. También aclaramos una errada misconcepción que suele rondar a la filosofía y los filósofos: La misconcepción de que los filósofos no han trabajado en conjunto para avanzar la filosofía. De forma directa o indirecta, de forma consciente o implícita, los filósofos se han alimentado de sus precursores, y estos de sus anteriores; porque para refutar una postura, primero se necesita por lo menos la postura que provoca esa refutación. La palabra "misconcepción" no está registrada en el diccionario; pero me gusta cómo suena en español. Es una adaptación mía del vocablo inglés *"misconception"*. El lector está advertido de que este tipo de adaptaciones pueden aparecer en el transcurso de nuestra investigación.

El lenguaje es el motor con el que nos conducimos, es el motor que nos permite navegar las aguas del entendimiento. Wittgenstein profundiza en el lenguaje, no porque sea un tema atractivo; sino porque entiende la gran necesidad de una filosofía del lenguaje. "Los límites de mi lenguaje son los límites de mi mundo", dice Wittgenstein. Esto es tan cierto como decir que, sin un entendimiento apropiado del lenguaje, nuestros pensamientos, o sea, nuestro mundo, se vería afectado inmensamente. No existe la necesidad de convertirse en un profesor en lenguas, o dominar por completo la gramática; pero sí es necesario conocer por lo menos cómo funciona la lengua que nos ha dado tanto desde que fuimos capaces de balbucear nuestras primeras palabras. **"Si el lenguaje no fuera importante, los adultos hablarían y pensarían como niños de 3 años".** Chomsky nos deslumbra con su teoría del lenguaje, y nos conduce hacia una aproximación del lenguaje más innata que plástica.

Lo invisible es tan importante como lo visible. Aquí la metafísica nos ayuda a entender, a pensar, a imaginar más allá de nuestras limitaciones existenciales. He ahí su relevancia, he ahí su vital importancia.

PARTE PRIMERA

HUMILDAD, DISCIPLINA, CONSISTENCIA Y PACIENCIA

Se necesita tener Humildad para admitir que se necesita Disciplina para tener Consistencia y Paciencia. Se necesita Disciplina para mantener la Humildad, para ser consistentes y para ser pacientes. Se necesita Consistencia para mantenernos pacientes, humildes y disciplinados; y se necesita Paciencia para que, a través del trabajo, estas virtudes nos alcancen.

Muchos filósofos se caracterizan más por su complejo de superioridad que por una desbordante Humildad. Debemos admitir que muchos poseen la cantidad necesaria de Disciplina y Consistencia para escribir libros, pero no la cantidad de Humildad necesaria para dejar ese complejo de superioridad de lado. Si bien se necesita Humildad para admitir que se necesita Disciplina y Consistencia; también es cierto que muchos atribuyen sus logros a que son genios y mejores que los demás, incluso cuando han sido disciplinados y consistentes.

Como queda demostrado, no todo Ser que posee Disciplina y es consistente es un Ser humilde. Y aquí debemos mejorar un poco la definición de Humildad. Sí es una virtud que actúa de acuerdo con sus limitaciones y debilidades; pero también es una virtud que supone reconocerse a sí mismo como igual, y no como un Ser superior ante los demás. Está claro que cada persona posee niveles de conocimientos diferentes, pero no por esto ha de entenderse que Einstein fue más importante que el botellero del barrio. Los dos poseen el mismo nivel de importancia en sus respectivos campos; porque aquí no hablamos de las diferencias de clases marxistas, aquí hablamos de lo más importante y de lo único que importa cuando nos chocamos de frente con la Totalidad que nos conforma, aquí hablamos del Ser. Y el Ser no establece diferencia entre un suma cum laude y un 6to grado de primaria.

La importancia de estos conceptos recae en el Ser, pues conviene tener un buen entendimiento de ellos para obtenerlos y aplicarlos. El Ser auténtico nos exige estas virtudes. En *Being and Time*, Heidegger habla del Ser auténtico y del Ser inauténtico; pero aquí no sólo vamos a plantear la aceptación de la Muerte como prioridad del Dasein, sino que llevaremos las virtudes del PEMP hasta sus consecuencias más profundas; dando respuesta así, a la esencia del PEMP como Ser cognoscente. El PEMP se ha olvidado del Ser, y por más sencillo y obvio que parezca —no existe nada sencillo ni obvio— debemos volver a los comienzos de la pregunta por el Ser, debemos entrar en un plano de reeducación; pero ya no podemos regresar y tomar el enfoque de Heráclito o de Arquímedes como una historia hegeliana absoluta; debemos más bien, adaptar sus posturas a nuestros tiempos, pues el Ser ha sido afectado por varias guerras y en la actualidad existen un sin número de nuevas entidades que no existían en tiempos presocráticos ni en tiempos heideggerianos. La esencia del Ser podría verse como invariable, y en parte es así; pero en su Totalidad, el Ser ha de adaptarse a los cambios que surgen en su hábitat.

La Humildad entonces debe lanzarnos hacia la búsqueda, luego la Disciplina y la Consistencia se encargarán de mantenernos enfocados, y la Paciencia será una guía latente que espera por los resultados.

¿Pero cómo se logran estas virtudes? Estas virtudes se logran con trabajo constante, entendiendo que lo más importante es nuestra disposición de bondad y sacrificio. Bondad, porque usualmente la Humildad viene ligada a la bondad, y sacrificio, porque el PEMP tiende a ser haragán y se le debe exigir que trate de vivir a la altura de estas virtudes. No existe una fórmula específica, el PEMP, luego de entender su condición de situado, de Ser-para-la-Muerte, debe enfrentarla y darle la cara a la Angustia. Debe, como ya lo ha dicho Kierkegaard en *Fear and Trembling*, analizar la mano detenida de Abraham, y cuestionar a ese Dios que lo obliga a matar a su hijo; porque, aunque no lo haya matado físicamente, desde entonces y para entonces, ese hijo nunca se sabrá vivo ante los ojos de su padre y del mundo.

No debemos confundir la Paciencia con la fe. La fe espera sin trabajo alguno, la Paciencia requiere de trabajo. Quien diga que la fe es un acto que espera mientras se trabaja para lograr algo, no entiende aún su propia religión. Cuando Dios dice: "ayúdate que yo te ayudaré", no es más que una excusa para aliviar la Angustia y la Verdad de que Dios no interfiere en cuestiones humanas. La fe es el acto de obrar sin raciocinio alguno; uno abandona toda racionalidad para entrar en el mundo del "quién sabe". La Paciencia no, la Paciencia exige trabajo mientras se espera; incluso para ser pacientes, tenemos que trabajar, tenemos que dedicar un esfuerzo consciente a realizar esa tarea.

Bien, la Paciencia funciona de la siguiente manera: Supongamos que yo tengo como objetivo bajar de peso y voy al gimnasio 5 veces por semana, y hago un entrenamiento de una hora y treinta minutos por día; la Paciencia recae en mi disponibilidad para ser consistente con este plan, y para eso voy a requerir de Humildad y Disciplina. Es seguir trabajando mientras llega lo deseado, pero también es ser prudente al momento de hablar y responder a los demás.

"Self-discipline is about finding compelling reasons to do something then committing yourself to see that task or activity through to the very end"
—Marcus Aurelius

Marcus Aurelius, en su libro *Meditations*, despliega con mucho acierto lo que es la Disciplina. Y me parece que la Disciplina es una de las virtudes más importantes que existen; porque (y creo haberlo dicho) se necesita Disciplina para ser consistentes y para tener Paciencia; como también se necesita Disciplina para mantenernos humildes y prudentes.

La Disciplina se logra a través de pequeñas batallas ganadas y de otras perdidas. A través de equivocaciones, desaciertos y aciertos que conformarán y harán de nuestro carácter un ser más auténtico; en la medida en que nos encaminamos hacia una mejor versión de nosotros mismos. Un ejemplo sencillo es cuando no quiero ir al gimnasio, pero voy de todas formas. Imagino esto les pasa a muchos que frecuentan el gimnasio; pero para los que no tienen este hábito, y para los que lo tienen también, es un gran ejemplo de Disciplina.

"You have power over your mind, not outside events. Realize this, and you will find strength".
—Marcus Aurelius

Es a través de la fuerza de voluntad, a través de un esfuerzo consciente que podemos adquirir la Disciplina. Es una decisión, tú tienes control sobre tu mente y tu cuerpo, y no lo opuesto. Suena fácil, pero sabemos que no es tan sencillo. Pero si nos disponemos, podemos lograrlo; un fracaso por día, un intento por día, una batalla, la mitad, o quizás menos de la mitad, pero siempre en movimiento, siempre hacia delante; porque excusas hay millones. El PEMP debe evitar ser una víctima de excusas no examinadas.

Es difícil, porque es algo que no se nos enseña en las escuelas, pero también porque no hemos puesto de nuestra parte para aprenderlo; pues no todo nos será enseñado. Debemos aplicar esa Libertad sartreana para aprender e instruirnos a nosotros mismos en lo que queremos lograr, y en lo que el PEMP auténtico requiere para realizarse. Todo esto requiere la Humildad necesaria para admitir que somos una obra que necesita ser trabajada, que nadie lo va a hacer por mí, como tampoco nadie puede morir por mí. Si la Disciplina y las demás mencionadas requieren de un propósito, de algún sentido, es este; es el propósito de ser lo más auténtico posible, porque un Ser inauténtico, es un Ser que no vive de acuerdo con su potencial; pero sobre todo, que niega su propia naturaleza, su propia esencia; porque la esencia del PEMP es sí una condición existencial, aunque no su mera Existencia; pero es también la posibilidad de Trascendencia, y sólo se trasciende cuando la Autenticidad llega a niveles donde lo banal ya no puede decidir por nosotros, sino que nosotros tomamos el control de esa infinitud que es el Ser.

DIOS

"Emancipate yourself from the idea of a celestial dictatorship, and you will be taking the first step to becoming free". —Christopher Hitchens

Debemos recordar que cuando hacemos filosofía, la hacemos desde un lugar de cuestionamiento; por ende, la figura de Dios como ente supremo, y su propia Existencia, están en cuestionamiento. El PEMP no puede asegurar la inexistencia de Dios, porque si lo hace, estaría declarándose como un Dios que conoce la inexistencia de Dios. Tampoco puede asegurar su Existencia, porque se declararía como un Dios que conoce la Existencia de Dios.

El PEMP vive en un estado de Angustia perpetua. Aceptar esto es otro ejemplo de un PEMP auténtico. Por esta razón, creo que el tema de Dios supone una nulidad; pero como es un tema siempre relevante y que se presenta por todos los lados (porque ningún filósofo ha podido evadir a Dios) hemos de tratarlo con sinceridad astronómica.

Lo primero que quisiera dejar claro, es mi postura personal en cuanto a Dios, o la única postura posible. Yo no soy partidario del teísmo, del ateísmo, del agnosticismo o del panteísmo. Lo más cercano a mi postura es el agnosticismo; pero el agnosticismo no es del todo acertado. El agnosticismo declara inaccesible al entendimiento humano todo conocimiento de lo divino y de lo que trasciende la experiencia; pero incluso esto es ya declarar algo, afirmar que algo es inaccesible; y el punto es que no sabemos; no sabemos si ya somos parte de una divinidad, o si, por el contrario, no somos parte de nada. Afirmar la Existencia o inexistencia de Dios es declararnos dioses, y con esto, declararnos seres inauténticos. El PEMP debe eliminar la idea de Dios de su Ser.

Me parece que lo que debemos buscar es esa emancipación que declara Hitchens, porque a Dios se lo utiliza para controlar, para sujetar a los sujetos como plantea Foucault. Entiendo por qué resulta fácil el creer en una divinidad. El PEMP tiene un deseo intrínseco de sentirse que pertenece a algo, que proviene de algún lugar. ¿Y qué mejor forma de sentirse complementado, que entregarse a una divinidad que todo lo puede? Pero esta divinidad toma forma humana, porque son los humanos que deciden por Dios. Deciden el precio del diezmo, las palabras en las oraciones, que no se juzgue a violadores de niños, que se permita la mutilación de genitales femeninos, y que se efectúen circuncisiones en niños indefensos; eso y mucho más es decidido por los humanos y no por Dios. Pues la ausencia de un Dios que se muestre, le abre la puerta a humanos inauténticos que conocen más de imperfección que de divinidad, para abusar y asesinar.

En la página 500 de *Critique of Pure Reason*, Kant dice lo siguiente: *"People at all times have talked of an absolutely necessary being, but they have tried, not so much to understand whether and how a thing of that kind can even be thought, as rather to prove its Existence"*. Resulta interesante que este tipo de pensamiento pueda realizarse; de hecho, resulta mucho más interesante que todos los pensamientos se puedan realizar. Kant es el filósofo del conocimiento, pero ese conocimiento llega a través de ideas que a su vez pasan por la experiencia y a su vez se convierten en conocimientos *a priori*. Lo que nos lleva a Dios y a su Existencia como un pensamiento que lo hace existente; de aquí Unamuno dice: "Habría que preguntarse si todo lo imaginable es posible". Todo lo imaginable es posible en cuanto a imaginación; por lo tanto, no significa que el imaginar algo pueda traer a la realidad ese algo de forma automática. Dios entonces, es una idea que se alimenta de la imaginación.

Kierkegaard dice que "la fe comienza donde termina el pensamiento"; y tiene razón. La fe es un salto que el creyente asume sin paracaídas. En *Fear and Trembling*, Kierkegaard filosofa sobre el muy conocido Abraham y su mano detenida por Dios. Kierkegaard trata de entender esta situación desde el punto de vista de la Angustia que debió sentir Abraham ante tal decisión. La fe de Abraham lo lleva a tomar una decisión poco pensada, a asesinar a su hijo. No es un sacrificio lo que sucede, es un asesinato; lo que también nos lleva a cuestionar los asesinatos que luego ocurrieron en nombre de la fe. Es curioso que Dios no le pidiera a Abraham que se sacrificara él mismo en vez de su hijo. También es curioso que Abraham no le propusiera esto a Dios. Cualquier padre responsable hubiese intercambiado su vida por la de su hijo. Pero las escrituras no dirían eso, porque el nivel de esclavitud a la que se someten sus seguidores es abismal; tampoco los apologistas dirían eso, porque están en contra del Suicidio (en las escrituras no se menciona nada en contra del Suicidio) que Schopenhauer recibe y justifica si alguien quiere dejar de existir. Pero esto también es una atrocidad, el tema completo es atroz. Las dictaduras no nacen de la bondad, y sí, ningún Dios bondadoso le pediría a un padre que ejecute a su hijo para probar su lealtad. Los humanos sí, los humanos son capaces de eso, del holocausto, y de mucho más.

Por eso se complica analizar a una figura que utiliza a los humanos para cumplir sus obras; o más bien, los humanos crearon a Dios para sujetar a los sujetos. **Si Dios existe, que se presente, que no se anuncie con falsos profetas y personas que carecen de Humildad para cumplir sus mandatos.** Pero hasta esto es especulación; pues Dios puede existir y no querer presentarse, o no existir y por ende no puede presentarse. El estado es un estado de Angustia perpetua; no como la de Abraham, porque Abraham al final dio el salto de la fe; nosotros no podemos hacer eso, el PEMP no puede dar el salto de la fe, si lo hace, inmediatamente niega su Autenticidad, y la niega porque si decide dar el salto a través de su intelecto, también ha decidido ignorar la falta de evidencia de la Existencia de Dios a través de su intelecto. Llegamos entonces a una contradicción, a creer en una resurrección que no sabemos si existe, que debemos sí pensar en la posibilidad de que exista; pero es sólo eso, una consideración metafísica de que puede o no existir, pero no debemos asegurarlo como que ya hemos resucitado y sabemos a ciencia cierta que es posible la resurrección.

La fe es una decisión consciente, no es algo que llega sin un pensamiento de por medio, sin un autoconvencimiento. Por eso el niño de 2 años no tiene fe, la fe le llegará después como parte del aprendizaje de su cultura o las culturas que lo influyan. Dawkins le llama *un adoctrinamiento religioso*. **Entonces, si los niños nacen sin Dios, si no existe en los niños la idea intrínseca de Dios, que de alguna forma exista una inherencia inquebrantable en el cerebro del niño con Dios, una conexión innata, entonces, Dios, es una creación de los adultos y no una Verdad absoluta.** Porque si Dios fuera Dios, no necesitaría que luego le taladraran al niño un libro, y tantas otras cosas para poder conocer de Dios. Un Dios, si es un verdadero Dios, debe preexistir en el cerebro del niño, desde antes de nacer; pero sabemos que no es el caso, que al niño le obligan a creer en algo incierto.

El poder de imaginación que posee nuestro cerebro puede hacer Verdad una mentira, y mentira una Verdad. Se puede entonces argumentar que sí, que ya existe en el niño una conexión intrínseca con Dios, que desde que nace ya nace siendo hijo de Dios. Todo es posible refutarlo si se utiliza la imaginación y el concepto de que no existe una Verdad absoluta. Pero este argumento no es válido, porque es imposible probar que el niño nace con la idea de Dios en su cerebro, y se imposibilita porque este es un argumento que nos depara en una falacia. "Si Dios no existe, todo es permisible", dice Dostoevsky. Me parece que, si existe, también; de hecho, Dios dejó de existir desde mucho antes que Nietzsche lo matara (aunque para matar algo primero debe comprobarse su Existencia) porque el ser humano ha hecho todo permisible. De todos modos, no estoy de acuerdo con Dostoevsky, porque insinúa que sin Dios no puede existir una moral; y eso es erróneo. Sartre atribuye a esta frase de Dostoevsky, en *El existencialismo es un humanismo*, el punto de partida del existencialismo. Pero Sartre cae en una profunda contradicción al decir esto, porque también dice que no nos consta que debamos ser honrados, o que no debemos mentir. Tampoco nos consta la Existencia de Dios, y si el hombre está condenado a ser libre, entonces la figura de Dios para con esa Libertad es irrelevante.

Se pueden dar argumentos a favor y en contra de la Existencia de Dios; pero es evidente que la balanza se ladea más hacia en contra. Existen un sin número de incoherencias en las escrituras, en las religiones, en los que promueven a Dios, en los profetas que se hacen millonarios, en los políticos que matan en su nombre… concluiríamos que, si se toma la Existencia de Dios como verídica, también se asume la responsabilidad de esos asesinatos, comenzando con el de Isaac. No se puede ser partidario de la Existencia de Dios, sin asumir las maldades que se han cometido en su nombre; puesto que si Dios quisiera (si existiera) hubiese intervenido en esas matanzas. Primo Levi dice "existe Auschwitz, no existe Dios". Esto no es un regaño a Dios, es sólo asumir la responsabilidad, Disciplina, y la lealtad que él exige a los humanos. Si Dios lo creó todo, ¿por qué no se le agradece o se le desagradece por el mal? También el asesino antes de salir a matar a su víctima le pide a Dios que le ayude.

¿Por qué Dios es hombre? Es una pregunta que seguro ya se han hecho muchos, de la cual aún no he leído ningún artículo o libro, pero que la traemos aquí para pensarla. Benedetti especula sobre esto en su poema *Si Dios fuera mujer*. En realidad, el poema no es una entrada o una salida del abismo de la Angustia existencial en que vivimos, pero por lo menos trae una condicional que es menester analizar.

El PEMP inauténtico no se pregunta sobre esto. El PEMP inauténtico ha crecido dentro de un sistema de fe que no le permite cuestionarse sobre la posibilidad de que Dios sea mujer. Y si Dios es mujer, se derrumba por completo el sistema patriarcal con que se manejan las escrituras y las religiones en general; por eso Dios tiene necesariamente que ser hombre, que ser el espíritu de un hombre y no de una mujer, dejando de lado toda señal de lo obvio: ¿Acaso no son las mujeres las que tienen la capacidad de procrear?

Decíamos que el PEMP inauténtico acepta la idea de Dios sin cuestionarse, porque las religiones no permiten que el individuo dude, que piense, que se pregunte por cosas que van más allá de su mundana Existencia. Sócrates nos exhorta a examinar todo, y llevar una vida no examinada, es no vivir; pues la vida consiste en dar la cara a estas interrogantes que nos pueden dejar en un estado de Angustia mayor del que teníamos. El PEMP auténtico reconoce esta Verdad absoluta, y obra de acuerdo con ella.

Aceptar la diferencia entre fe y racionalidad, es parte del comienzo del viaje hacia la Autenticidad. La fe es algo que no funciona en el mundo real. ¿Por qué se le reza a un Dios que lo sabe todo y sabe entonces lo que necesitamos? ¿Por qué hay que temerle a un Ser misericordioso? ¿Por qué no se sabe cuándo será la resurrección, a qué hora, qué día; sucederá cuando se acabe el mundo o inmediatamente luego de que cada persona muera? ¿Dónde queda el paraíso?

Si Dios fuera absoluto, el niño del que hablábamos no tendría que esperar a ver de qué religión le obligan a ser parte. Pero Dios, como lo hemos venido estudiando, parece más una invención del PEMP inauténtico, que un ente divino. Un Dios o una Diosa no tendrían tantas contradicciones, no se esconderían detrás de criaturas imperfectas para manifestarse, no dejarían todo al azar. Yo no puedo aceptar a un Dios que se contradice, que permite Auschwitz.

Sería fascinante que Dios existiera, pero no podemos cegarnos y entregarnos a algo tan incierto como la fe. La idea de un Dios que no asume su responsabilidad de Dios, me parece una imprudencia. No puede Dios exigir que seamos los seres virtuosos que según él o ella exige, si él o ella misma no es virtuosa. Y la primera virtud sería la de asumir la responsabilidad del mundo, de asegurarse que exista la igualdad y la justicia; porque si usted, señor Dios o señora Diosa, no se ha dado cuenta, los seres humanos son incapaces de amarse mediante su "libre albedrío."

También tenemos la opción de que Dios exista pero que no le interese nada de nosotros. Que la bondad sea algo creado por nosotros y no por Dios. O quizás existe un Dios que no creo a los humanos. Quizás Dios no entiende de dolor, de sufrimiento, porque si entendiera de sufrimiento, entendiera lo que sucede en el mundo; y un Dios que se hace llamar o le llaman justo, si entendiera de sufrimiento, por lo menos le dejaría saber a los que sufren que existe un sentido, un por qué; y hasta la fecha, nadie sabe por qué se sufre, por qué esa cuestión de justos por pecadores. Me parece que un Dios justo, no condenaría a todo el mundo por lo que hicieron unos cuantos. Eso no suena a justicia, suena a incoherencia, a falta de empatía y de poder divino, a dictadura; suena, con vehemente burla, a una creación humana.

El PEMP auténtico reconoce lo que hemos planteado acerca de Dios. Reconoce que tanto asegurar la Existencia de Dios, como negarla, es una incoherencia al cúbico. El PEMP auténtico también entiende que el agnosticismo no es la respuesta; pues cuando se trata de Dios, no se puede asegurar nada. Existe más bien, una Totalidad nadística en cuanto a Dios; pero el PEMP tiene que trabajar sobre la base de su Autenticidad, porque, aunque Dios no pueda ayudarnos a entender mejor nuestra naturaleza, el camino hacia la Autenticidad sí puede hacerlo.

No es fácil, pero es posible y necesario. El teísta, el ateísta, el agnóstico y el panteísta pueden escapar de la trampa de Dios, si se esfuerzan y comienzan a trabajar para la Autenticidad; que comienza siempre con una Angustia existencial. Dios siempre reaparecerá a lo largo de esta obra, principalmente en el tema sobre la religión. Tema que será tratado con suma Libertad; pues los representantes de Dios en la tierra serán puestos a juicio, un juicio como el de *A Few Good Men*, donde las religiones serán el coronel Nathan, y tendrán que admitir que ellos piensan que el PEMP *can't handle the truth*. Admitirán, que sus dictaduras religiosas están para hacer cumplir la ley divina, la ley que le dicta a Abraham que mate a su hijo, la ley que invita a los niños a ser parte del rebaño para luego violarlos, la ley que discrimina y maltrata a la mujer y a los homosexuales; la ley, que decide quien muere y quien vive, porque Dios, como Poncio Pilato, no puede ensuciarse las manos de entrada, pero al final, entiende que no le queda otra opción, y opta por crucificar a la humanidad.

"Why, if god was the creator of all things, were we supposed to "praise" him so incessantly for doing what came to him naturally? This seemed servile, apart from anything else. If Jesus could heal a blind person he happened to meet, then why not heal blindness? What was so wonderful about his casting out devils, so that the devils would enter a herd of pigs instead? That seemed sinister: more like black magic. With all this continual prayer, why no result? Why did I have to keep saying, in public, that I was a miserable sinner? Why was the subject of sex considered so toxic? These faltering and childish objections are, I have since discovered, extremely common-place, partly because no religion can meet them with any satisfactory answer."

—Christopher Hitchens *(god Is Not Great, How Religion Poisons Everything).*

Se dice que cada filósofo tiene dos filosofías, la suya, y la de Spinoza. Spinoza es un gran filósofo, y me parece que es uno de los pocos filósofos que suelen ser claros en sus posturas filosóficas. En su libro *Ethica, Ordine Geometrico Demonstrata*, Spinoza propone su postura y su visión en cuanto a

Dios. Primero se asegura de definir los conceptos a utilizar y luego pasa a desarrollar sus posturas en cuanto a estos conceptos. Es importante que se entienda que de Spinoza se pueden aprender muchas cosas, y que muchos de sus análisis son brillantes, incluso el que estamos a punto de refutar. Spinoza define a Dios como *"una sustancia que consiste en infinitos atributos, donde dichos atributos expresan una esencia infinita y eterna; y como no existe una razón o causa que prevenga la Existencia de tal Ser, por tal manera debe existir"*. Debemos reconocer que esta es una postura muy bella y elocuente, pero no es acertada, y no lo es, porque se imposibilita asegurar la Existencia de Dios o de un Dios. "Como no existe una razón o causa que prevenga la Existencia de tal Ser, por tal manera debe existir": no, no existe una razón o causa que prevenga la Existencia de tal Ser, pero esto no significa que este Ser exista. No existe una razón, porque el intelecto le ha atribuido a esta sustancia infinidad de atributos; entonces, el razonamiento se anula a sí mismo; pero también se quiere hacer creer que existe esta sustancia y que se sabe que existe porque el razonamiento permite que se llegue a esta conclusión. Es una contradicción, aquí volvemos a entender dónde se encuentra el PEMP en cuanto a Dios. En cuanto a la *causa*, podemos asegurar con más ahínco la inexistencia de una causa que indique la Existencia de Dios. *"Deus sive natura"* (Dios o la Naturaleza). Por esta frase se entiende, se ha entendido, y muchos (incluyendo a Einstein) que Spinoza relaciona a Dios con la naturaleza y con el universo, o que Dios es una sustancia que los contiene, donde también dice: *"whatever is, is in God, and nothing can exist or be conceived without God"*. Esta es la idea de Dios que resulta más interesante en toda la historia de la filosofía. Un Dios no personal que obra en todo porque lo contiene todo, Dios es todo, es una Totalidad que posee infinitos atributos y modos que son; porque si existe algo, ese algo no puede sino existir, y se manifiesta a través de la Totalidad.

Spinoza, para 1661 ya poseía un gran entendimiento del universo, del Ser, y del individuo. Muchas posturas que Freud introduce en el psicoanálisis vienen de Spinoza, de Schopenhauer, de Nietzsche, de Cervantes...; porque acertaron bastante en cuanto a la naturaleza y a la psicología del individuo se refiere. Ahora bien, esta concepción de Dios es con extremidad bella y elocuente, pero no prueba la Existencia de Dios o de algún Dios. Y no la prueba, porque no nos consta que así sea, que así es el orden del universo. Hitchens dice lo siguiente: *"what can be asserted without evidence can also be dismissed without evidence"*. Aunque Spinoza no habla del Dios del cristianismo. Pero al atribuirle a esa Totalidad el nombre de Dios, ya está asumiendo que debe existir tal divinidad, cuando en realidad no existe prueba de tal hecho. Sí es una postura que se puede aplicar a muchas cosas, pero como aquí estamos analizando y cuestionando a la figura de Dios, debemos buscar las evidencias; y aquí las evidencias sólo son contundentes en que sí, el universo y la naturaleza poseen atributos parecidos a los de un Dios, pero no por eso son necesariamente Dios. Si tomamos el Dios de Spinoza, y le damos la veracidad que le da Einstein, entonces asumimos un nihilismo inauténtico (y vaya que el nihilismo es inauténtico por naturaleza) que se contradice en lo más profundo de sus entrañas; porque en el fondo, el Dios Spinozeano no interviene en nada, sólo obra, como la idea Spinozeana del bien y el mal, que Spinoza considera que son inexistentes. ¿Si el Dios de Spinoza es una Totalidad, cómo puede esa Totalidad ser también nihilista? ¿Cómo puede esa sustancia infinita con infinitos atributos e infinitos modos creerse a sí misma increíble? La contradicción es evidente. Tratar de definir a Dios, es enfrentarse a una ardua tarea, es tratar de buscar respuestas que quizás van más allá de nuestro entendimiento; porque si el Ser aún no palpa los confines de la infinitud, ¿cómo puede pretender entender tan siquiera la vastedad del universo? Volvemos a entender que quizás ya somos parte de una divinidad, pero no podemos probarlo, o que, por el contrario, no somos parte de nada que tenga que ver con una divinidad. La Angustia del PEMP en cuanto a Dios, es una Angustia perpetua donde sólo se puede asegurar el estado de abandono y de situado.

Leibniz's Possible Worlds

"As with many philosophers of his era, the notion of God was central to Leibniz's philosophy. He believed that God chose to create our world out of an infinity of other 'possible worlds'—that is, possible ways the world could have been. For example, God chose to create the world in which Caesar crossed the Rubicon, as opposed to the world in which he did not. In addition, Leibniz claims that God must have had a reason to create this world rather than any other. This is a consequence of his 'principle of sufficient reason', which asserts that when something is true, there is always a reason why it is true rather than not. Now since God is perfectly good, his reason for creating this world must have been a moral reason. And it would be incompatible with God's goodness not to bring the best possible world into existence, hence Leibniz's well-known view that this is the best of all possible worlds. (Although this does not make it a perfect world: Leibniz believed that only God could be perfect, so anything that is distinct from God must be imperfect in certain ways)." *(Philosophy, Theories and Great Thinkers; p. 38)*

Leibniz cree que Dios eligió crear el mundo de una infinidad de otros "mundos posibles". También indica que Dios debió tener una razón para crear este mundo en vez de otro. Como consecuencia, esto es parte de su *Principio de razón suficiente*, el cual declara que cuando algo es verdadero, siempre hay una razón por la que es verdadero en vez de no serlo.

Leibniz se equivoca con esta teoría de los mundos posibles. Primero porque se remite a Dios, y segundo, porque juega con la lógica de las palabras. El decir que un Ser, en este caso Dios, que no se conoce ni se puede probar su Existencia, haya creado este mundo, y que también sabemos que es el mejor de los mundos posibles porque ese Ser lo creó, es como decir que Poseidón creó el mar y es el mejor de todos los mares posibles porque Poseidón lo creó.

Creo que como hemos venido estudiando a la figura de Dios hasta ahora, nos deja claro por qué Leibniz se equivoca.

"With regard to the gods, I cannot feel sure either that they are or that they are not, nor what they are like in figure; for there are many things that hinder sure knowledge, the obscurity of the subject and the shortness of human life" —Protagoras

Desde los filósofos griegos, y en este caso, desde los presocráticos; se acude a Dios para dar respuestas que el intelecto no puede o no pudo proporcionar en su momento. Protágoras es un presocrático que no acude a Dios, que no puede asegurar la Existencia o la inexistencia de Dios. Tampoco cómo luce la imagen de Dios. Protágoras es importante porque su escepticismo lo lleva a darse cuenta de tal Verdad, de la incertidumbre que despierta el tema de Dios.

Otros filósofos, como Sócrates, Platón, Descartes, Locke, Spinoza, Leibniz, Berkeley… acuden a Dios para poder complementar sus filosofías. Me parece que no se puede acudir a una figura cuya Existencia no puede ser probada, para dar respuestas a problemas existenciales. Podemos, y de hecho lo hacemos a diario, enfrentar el mundo sin atarnos a una divinidad imaginaria; porque hasta que Dios no se presente, sigue siendo un invento de los que tienen el poder de controlarnos, esclavizarnos, y los que tienen el poder de quitarles los hijos a sus padres para criarlos (adoctrinarlos) bajo el espejismo de sus religiones. **Que no se nos olvide que las religiones son un abuso infantil que debe ser erradicado.**

'Isn't it enough to see that a garden is beautiful without having to believe that there are fairies at the bottom of it too?' —Douglas Adams

Pascal's Wager

Esta apuesta de Pascal ha sido refutada por varios filósofos, pero es importante que la toquemos. Según Pascal, uno debe creer en Dios, porque en caso de que Dios no exista, no perdemos nada, y en caso de que exista, ganamos mucho; así nos libramos de un infierno eterno. A este argumento se oponen otros contraargumentos, como la inhabilidad de probar la Existencia de Dios, y el argumento de una *creencia inauténtica*. Este último es sostenido por Richard Dawkins, quien argumenta: "para aquellos que no pueden creer, la apuesta de Pascal sugiere fingir creer para obtener una recompensa eterna". Dawkins también argumenta, que como Dios es justo y omnisciente, se daría cuenta de la falsedad de tal "creencia", porque es una estrategia engañosa que pretende engañar a Dios; por consiguiente, esto anula la apuesta.

Esta apuesta de Pascal me resulta otro insulto al intelecto. Es una apuesta contradictoria a lo que se supone que debería ser Dios. También supone una mentira, y, ¿Cómo puede el PEMP llegar a obtener vida eterna por vía de una mentira, ante un Dios que lo sabe todo?

No podemos entregarnos a algo tan incierto como la creencia en un paraíso. Tampoco podemos fingir creer en un Dios que no sabemos si existe o no. Esta "apuesta", me parece que no es más que un truco barato, otra propaganda de las religiones para reclutar seguidores. Pascal sin duda no pensó con claridad este argumento, o alguna religión le pagó, o lo forzó a crear este argumento. También puede ser un intento de encontrar una forma de creer en Dios, de convencerse a sí mismo.

Es increíble hasta dónde llega el pensamiento, tratando de buscar respuestas que no existen, o de dar respuestas a temas que no tienen respuestas, o de convencerse de algo, porque creer en algo es mejor que no creer en nada. Aquí el PEMP que busca la Autenticidad entiende lo siguiente: siempre es mejor una Angustia, una incertidumbre, a una falsa creencia. Es mejor encontrar nuestro propio camino, que rendirnos ante manipulaciones y disparates como este.

Como ya he dicho, si Dios existe, que se muestre, que no se anuncie o se esconda detrás de seres imperfectos, de asesinos, de violadores de niños; que asuma la responsabilidad del mundo. Hasta el momento, de Dios sólo escuchamos su silencio. Esta apuesta de Pascal, comprueba que Dios no va a hablar nunca, porque quizás no exista, o porque no le interesa el destino de la humanidad. De igual forma, ***debemos eliminar a Dios de nuestra Existencia***, debemos encontrar, en aquella Angustia, una forma de existir y coexistir con los demás. No necesitamos a Dios para tener una moral.

La apuesta de Pascal nos conduce hacia una Inautenticidad falaz. Esta apuesta es uno de los pilares de las contradicciones religiosas, y de las inconsistencias de Dios. El PEMP auténtico reconoce lo que hemos planteado, y obra en contra de este argumento. Porque este argumento es una de las formas más elevadas de la ignorancia. ¿Cómo se engaña a un Ser omnipotente? ¿Cómo se finge creer en un Ser que sabe que fingimos? Este argumento, al igual que el ontológico y el cosmológico, en vez de probar la Existencia de Dios, la reniegan por completo. Si Dios existiera, no necesitaría de argumentos como estos que prueben su Existencia; pues Dios sería una especie de Ser innato dentro de nuestro Ser. Pero desde el momento en que tenemos que escuchar a otros seres humanos, convencernos de su Existencia, desde ese instante, Dios deja de existir; porque si Dios es en realidad Dios, no necesita intermediarios, culturas, y religiones que nos convenzan de su Existencia. Pascal se equivoca. No aceptes su ignorante apuesta.

El argumento Ontológico y el argumento Cosmológico.

Los dos argumentos me resultan falaces; de hecho, me resultan risibles.

El argumento ontológico

El primer argumento ontológico en la tradición cristiana occidental, fue propuesto por Anselmo de Canterbury en su obra de 1078, *Proslogion*. Anselmo definió a Dios como “aquel del que nada más grande puede ser pensado", y argumentó que este Ser debe existir en la mente, incluso en la mente de la persona que niega la Existencia de Dios. Sugirió que, "si el mayor Ser posible existe en la mente, también debe existir en la realidad. Si sólo existe en la mente, entonces un Ser aún mayor debe ser posible: uno que existe tanto en la mente como en la realidad. Por lo tanto, este Ser más grande posible debe existir en la realidad."

Analicemos este argumento por partes.

1- "Dios es aquel del que nada más grande puede ser pensado".

La primera premisa de este argumento es tan irreverente como Anselmo. No se debe empezar un argumento a favor de la Existencia de Dios, o de cualquier otro Ser, partiendo de que ya existe ese Ser, y que tiene atributos que, a primera instancia, no pueden ser probados. Es como decir: "El unicornio es aquel cuadrúpedo del que ningún otro cuadrúpedo más grande puede ser pensado". Pero, imaginemos que esta premisa ficticia, que no prueba la Existencia de Dios, es válida, y continuemos.

2- "Este Ser debe existir en la mente"

¡No!, ¡no!, ¡no! y ¡no!

¿Por qué tendría este Ser que existir en la mente? De hecho, este Ser existe en la mente porque a los niños se les taladra la idea de un Dios, no porque exista de manera inherente en nuestra mente. La imaginación sí puede concebir este tipo de pensamiento; pero entonces también serían reales los cerdos con alas, y los perros con caras de serpientes.

3- "Incluso en la mente de la persona que niega la Existencia de Dios".

Aquí Anselmo les lanza una bomba a los ateístas (¡vaya santo! Poniendo la otra mejilla) y al mismo tiempo les dice a los creyentes que no escuchen otras voces, porque la suya es la voz divina. El segundo apartado refuta también esto.

4- "Si el mayor Ser posible existe en la mente, también debe existir en la realidad".

Esto me trae de nuevo a Unamuno, quien dice: "habría que preguntarse, si todo lo imaginable es posible". Anselmo nos dice que, si el unicornio existe en la mente, también existe en la realidad. Claro, todo lo imaginable es posible en cuanto a imaginación, no a realidad. Creo que no necesitamos abusar del Tiempo inexistente con esta parte.

5- "Si sólo existe en la mente, entonces un ser aún mayor debe ser posible: uno que existe tanto en la mente como en la realidad".

Esto es pura ficción. No tengo nada en contra de la ficción, todo lo contrario; pero cuando se utiliza para quemar en la hoguera a Giordano Bruno y para obligar a Galileo a renunciar de sus creencias, me parece un acto atroz que sólo merece repulsión, aborrecimiento y náusea.

6- "Por lo tanto, este Ser más grande posible debe existir en la realidad".

Puros disparates. Anselmo y sus seguidores no sólo se equivocan, sino que también tiran por la borda su Autenticidad. ¿Acaso Anselmo desayunó con Dios alguna vez? ¿Acaso conversaron? Decir que la prueba de la Existencia de Dios es que existe en la mente y que por esto Dios debe existir, es una falacia al cuadrado. Este argumento parte de la premisa de que ya Dios es un hecho, sin tan siquiera probar primero la Existencia de Dios. Luego pasa a tratar de probar la Existencia de Dios, diciendo que, si la idea de Dios existe en la mente, entonces existe en la realidad; pero si no existe en la mente, entonces existe en la mente y en la realidad; por lo tanto, este Ser más grande posible debe existir en la realidad. Sin duda un argumento que, en vez de probar la Existencia de Dios, lo que hace es probar la sed y la desesperación de una religión que perdió el debate de la fe, y que recurrió a un debate intelectual engañoso para lavarle los cerebros a las masas y al PEMP inauténtico.

El argumento cosmológico

El argumento cosmológico o de primera causa, es otro argumento que no prueba la Existencia de Dios. Este argumento sostiene que debe haber una primera causa para la Existencia del universo, y a esta primera causa se la llama Dios. Parménides, con su "nada surge de la Nada", le brinda a Aristóteles, a Tomás de Aquino y a otros filósofos, una entrada más clara al argumento.

Este argumento es tan incierto como el anterior. Es imposible asegurar que el universo tenga un creador, e incluso, si así se quisiera pensar, ¿Por qué llamarle Dios a ese creador? ¿Cuál Dios sería, a qué religión pertenecería? Si se toma este argumento como válido, nacen interrogantes que tampoco tienen respuestas.

Este argumento tiene más lógica que el ontológico, pero como resulta imposible probar si existe o no un creador, y luego de eso, si se le puede llamar Dios, y si obra para nosotros… el argumento no es válido. Resulta lógico pensar que, si existe algo, es porque alguien o algo lo creó; pero también es un pensamiento lógico, pensar que la Nada creó ese algo; porque si la Nada es un espacio donde se pueden colocar las masas, esas masas pueden haber procedido de la propia Nada. Tanto el argumento ontológico como el cosmológico son inciertos, pero sirven como ejemplo de la incertidumbre y la Angustia existencial en la que vivimos.

Existen otros argumentos, pero creo que con estos es suficiente. Russell dio una conferencia brillante sobre este tema, *Why I'm not a christian*, que recomiendo su lectura o su audio.

Hemos demostrado que Dios es una figura que reside en la Angustia existencial que debe cargar el PEMP; por ende, sentirse abrumado por la figura de Dios es normal. Ahora, el deber del PEMP es entender y aceptar este estado de Angustia como el estado de situado en el que nos encontramos; esto sin duda forma parte de la Autenticidad del PEMP. También hemos demostrado que a Dios se lo utiliza para controlar a los sujetos; que es una invención humana para darle un sentido erróneo al mundo. Una invención que la imaginación adapta como Totalidad; pero que las pruebas y los análisis demuestran que al fin de cuentas no es una Totalidad, sino billones de pedazos fracturados que pretenden ser una Totalidad; porque si no tratan de serlo, se rompe todo, y esto es lo que sucede con Dios, que cuando se lo analiza con una lupa, se desmorona por completo. El creyente no sabe por qué cree, y si lo supiera, no creyera.

Hemos demostrado que el PEMP que dice creer en Dios no es más que un PEMP inauténtico; porque no se puede asegurar la Existencia de Dios. También el ateísta, el agnóstico y el panteísta se unen a esta Inautenticidad; ya que sólo puede afirmarse la Angustia existencial del PEMP. Diría que más que un estado-de-arrojo, tenemos un estado de abandono y de situado. Pero para que exista un estado de arrojo o un estado de abandono o situado, se presume que algo o alguien ha de haber arrojado, abandonado, o situado al PEMP, no necesariamente; aquí tenemos que modificar el diccionario para poder explicar algo que no se entiende si se utiliza el sentido común de las palabras. El estado de *abandono* será entonces un estado en que el PEMP ha sido *situado* en el mundo, sin considerar que ese *situar* puede ser dado por un ente o un Ser supremo. Del estado de arrojo Heideggeriano pasamos al estado de abandono o situado; porque si se nos arroja, podemos por lo menos entender que ese arrojo lleva consigo un sentimiento de acompañamiento, pero cuando se nos abandona o se nos sitúa, tenemos entonces que encontrarnos de nuevo, que reinventarnos, y esa reinvención debe llevarnos hacia el PEMP auténtico, a aceptar que Dios es una figura que vive en la imaginación, que podría ser una posibilidad o una imposibilidad sólo porque tenemos la capacidad de crearlo dentro de nuestra imaginación; pero hasta que Dios no se presente, y le ponga fin a este tema, vivimos en una Angustia existencial perpetua, sin poder ser creyentes, no creyentes o agnósticos; porque formar parte de una de estas, es ya decir que existe una respuesta.

Pero si en algún momento del futuro inexistente, Dios se presenta ante la humanidad, y palpamos su Existencia; en ese mismo momento debemos decirle: ¡Regresa a tu escondite! ***Entonces, Dios, desde ahora en adelante, si acaso se escribe su nombre,***

debe escribirse con "d" minúscula. dios, es un tema que mientras menos se trata, mejor es para el PEMP. Existen tantos otros temas que son mucho más importantes que el de dios; claro está, siempre hay espacio para refutar los argumentos de aquellos que pretenden hacer pasar a dios por un Ser todo poderoso; pero el PEMP que en realidad quiere llegar a un nivel de Autenticidad más alto, entiende que el tema de dios supone una nulidad. Aquí sí podemos traer la proposición 7 de Wittgenstein que dice lo siguiente: *"What we cannot speak about we must pass over in silence"*. Esta nulidad, es una nulidad totalizadora; pues abarca la infinitud de posibilidades que puedan surgir en cuanto a la figura de dios. **El creyente debe eliminar a dios y a las religiones de su Existencia, así, el ateo y el agnóstico pueden dedicarse a otra cosa; pues ya no habrá con quien, o por quien debatir este tema.**

El dios de Abraham y el de todas las religiones mundiales no existe. No es que ha muerto como dice Nietzsche, es que nunca nació. Puede de exista algo sobrenatural, pero no sabemos qué es. En cuanto al dios de las religiones, ese dios es un dios que no sólo no existe, sino que, si existiera, fuese aun peor para él o para ella; porque tendría que responder por sus matanzas y sus irresponsabilidades, y un dios que dice ser un dios justo y misericordioso, no habría obrado de tal manera; entonces, ese dios se niega a sí mismo; por lo tanto, dios no existe. Cabe recordar que el camino a seguir no es el ateísmo; puesto que, si erradicamos a la figura de dios, también erradicamos cualquier argumento en su contra. Ya no partimos del no poder asegurar la Existencia o la inexistencia de dios, pues nuestra investigación nos ha deparado en **su completa erradicación**. Eliminar la posibilidad de crear a dios a través del pensamiento, elimina la posibilidad de tan siquiera negarlo; eliminar la posibilidad de neuronas que interpreten lo incierto como una divinidad, elimina por completo el agnosticismo.

Ahora que el PEMP que busca la Autenticidad ha erradicado a la figura de dios, puede dedicarse a seguir su trabajo para con la Autenticidad. Porque este es sólo el comienzo de un largo y arduo trabajo. Pero erradicar a dios es mucho más que un gran comienzo, es, sin duda alguna, un paso esencial para adquirir el Ser libre y auténtico que buscamos.

Q.E.D.

DE LA PERCEPCIÓN DE LA REALIDAD

Observo a un albañil trabajar mientras pienso en su condición en el mundo. De inmediato me traslado al poema de Bertolt Brecht *Preguntas De Un Obrero Que Lee*. La realidad se esconde detrás de un ladrillo, detrás de un mostrador, de una pizarra, de la bandeja que carga un camarero, de una tiara, de los diamantes que exhiben las celebridades. En la pregunta ¿quién construyó Tebas?, se encuentra la respuesta que buscamos.

La realidad no son sólo las cosas que existen en el mundo real, también son las que el mundo real esconde y pretende hacer pasar como ficticias. Si se piensa con detenimiento, no vivimos en el mundo real, vivimos en un mundo fabricado que aparenta ser real; porque si el PEMP no vive acorde con su Autenticidad, no vive una realidad real, vive más bien, una realidad ficticia.

Cuando aparece un comercial en la televisión o en internet, lo real se le oculta al individuo porque el objetivo es persuadirlo a que compre el producto que le lanzan sin consideración alguna, sin tener en cuenta los daños que pueda causar dicho comercial a un cerebro que no está capacitado para refutar propagandas del mundo inauténtico. Pero es más terrible y desgraciado, cuando esos comerciales son dirigidos a los niños: como venderles una comida chatarra en envolturas de superhéroes.

Las redes sociales son una prueba latente de este fenómeno. Allí se mira una realidad que no siempre concuerda con la Verdad, una mentira disfrazada, una versión de la realidad que busca también persuadir. Se busca persuadir porque el PEMP inauténtico quiere agradar y ser parte de algo, tener fama, tener amigos ficticios; se busca persuadir porque la autoestima es una palabra que pocos entienden, y la integridad caducó cuando la obsesión por la fama le ganó a las ganas de tener Humildad.

Las redes sociales son herramientas útiles y que se pueden usar para mejorar y avanzar como seres auténticos; pero el PEMP inauténtico se ha dado a la tarea de mal utilizarlas. Es necesario entender, que no buscamos una solemnidad suprema, también debe haber momentos para reírnos y recibir entretenimiento; pero la balanza no debe ladearse más hacia el lado del entretenimiento. Debemos encontrar un balance que nos coloque en un estado de equilibrio físico y mental, donde el Ser toma consciencia de sí mismo y trabaja de forma constante para validar y superar su estado-de-abandono y su estado-de-situado.

La *alegoría de la caverna* de Platón, es una invitación a examinar nuestras realidades; pues nuestros sentidos son manipulados de millones de maneras, y debemos contrarrestar el totalitarismo mental en el que nos quieren mantener. Si bien la percepción de la realidad es individual, podemos encontrar un punto medio en cuanto a la Verdad de esas realidades. Este es el trabajo del PEMP auténtico, un trabajo donde se deben destruir todo tipo de creencias que no hayan sido profundamente analizadas y puestas a prueba. Principalmente la figura de dios, las religiones y los sistemas de gobierno.

La Literatura y Los Gigantes

La literatura es una batalla contra los gigantes que muchos confunden con molinos de viento. Nadie lo entiende mejor que Don Quixote; pues no importa cuántas veces Sancho trate de devolverlo al mundo ficticio, Don Quixote mantiene esa convicción vehemente que le caracteriza.

He dicho "devolverlo al mundo ficticio", y en el sentido más profundo de la palabra, es así. Siempre será un mundo ficticio, hasta que el mundo no se adapte a las necesidades de los personajes, mientras nos comportemos de una forma mediocre, sin dar lo mejor de nosotros mismos; pues si no se vive acorde con nuestra potencialidad, no se vive acorde con la realidad.

Esto no es una tesis futurista ni mucho menos, es más bien, una invitación a resistir a los gigantes, a erradicar estereotipos; y aquí no puedo dejar de recordar, que uno no es lo que trabaja, sino lo que es. Sus virtudes, sus defectos y su contribución o no contribución para el mejoramiento del mundo. A esto se suma, la balanza que supone la Autenticidad e Inautenticidad.

Spinoza plantea que no existe el bien y el mal, que sólo existe lo bueno y lo malo; pero si bien el bien y el mal son una concepción humana, elegimos el bien porque el mal resulta demasiado fácil, porque va en contra de nuestra naturaleza. Y va en contra de nuestra naturaleza porque la autopreservación así lo comprueba.

La literatura existe para unificar, no para chocar egos. Existe para despertarnos, para armarnos, evolucionarnos y trascendernos. La lectura crítica es vital para el crecimiento del individuo y el escritor. No puede uno leer con la sola finalidad de pasar el Tiempo, debe uno profundizar sobre lo leído y aplicarlo a nuestro entorno.

La palabra "clásico", como la define el diccionario y como se la conoce de modo popular, es sin duda una definición vaga y estereotipada. Se piensa en los clásicos como un arte distante, como un espacio detenido en el Tiempo. Y es que se pronuncia la palabra, y de inmediato se piensa en algo ya caducado, intocable, imborrable, digno de admiración... como si el pasado inexistente es un Tiempo que ya no existe, que no interviene en el presente inexistente. El lector entonces suele enfrentarse a estos con cierta reserva, cierto respeto incluso, sin tan siquiera haberlos leído. A través de mis lecturas he descubierto que la fama de un libro, sus ventas, sus lectores, no son suficiente para calificarlo de bueno o malo; debe uno entregarse al arte y pensar que se lee a un escritor desconocido, sin prejuicios ni más expectativas que las que se van presentando en la medida en que uno lee a quien escribe. Cabe recordar, que a uno puede gustarle un libro malo, o no gustarle un libro bueno; tómese como referencia la comida rápida y la comida saludable.

En el ensayo *El Arte De La Literatura,* Schopenhauer nos explica la importancia de la autoría, el estilo, el estudio del latín, el hombre que ama aprender, pensar por uno mismo, la crítica, la reputación y el genio. Schopenhauer pasa a analizar estos temas con la profundidad necesaria para un entendimiento mejor o mayor de los mismos; pero me gustaría enfatizar el subtítulo: **"pensar por uno mismo"**. Es sin duda vital, tener imaginación y creatividad para crear y pensar por nosotros mismos; pues en un mundo donde se nada contra la corriente de forma constante, nuestra voz interior y nuestras convicciones deben prevalecer ante los gigantes.

El diccionario vuelve a quedarse corto a la hora de definir lo que es un libro; quizás esa definición pueda aplicarse a libros que no merecen un mejor nombre. Un buen libro es un universo que encierra posibilidades infinitas, es un entrar en dimensiones donde reside el conocimiento. Y es a través del conocimiento que nos hacemos libres, que somos capaces de erradicar la ignorancia.

Leer es despertar, es encontrarse de frente con uno mismo, pero también con el otro y con los otros; porque en la medida en que la imaginación se eleva, también se eleva nuestro sentido común, la empatía hacia los demás.

Es vital que los lectores y escritores, luego de haber adquirido cierta capacidad o entendimiento, no pierdan de vista la Humildad. La Humildad es la materia prima del mundo, es de esta manera que el libro y el mundo se conectan, y de su unión resultan esas dimensiones de conocimiento antes planteadas.

No le hacen un bien a Don Quixote al quemar sus libros, no lo intentan curar de un estado de locura; sino más bien, devolverlo a la locura del mundo donde existen los molinos de viento. La literatura es eso, es Don Quixote luchando contra la locura del mundo.

Un libro somos nosotros, en este preciso momento que compartimos una de esas dimensiones, que nos encontramos sin advertirlo, sobre un caballo recorriendo el mundo. La tarea de un libro es esa, y su conexión con el mundo, o sea con nosotros, con el individuo, radica en entender la devoción quijotesca para con su misión.

Charla: *La Literatura y Los Gigantes*
Fecha: abril 22 de 2021
Lugar: Manhattan, New York
Escrito para el evento: *El Libro y Su Conexión Con El Mundo*

¿Quién construyó Tebas?
En los libros aparecen los nombres de los reyes,
¿Arrastraron los reyes los bloques de piedra?

La percepción de la realidad está estrechamente ligada a la Verdad, y la Verdad es impuesta por los que tienen el poder. Esto es Foucault, Foucault dice que "no hay una Verdad, sino verdades, pero que sobre todo hay una Verdad, y es la Verdad del poder". Estoy de acuerdo con Foucault en cuanto a la relación de la percepción de la realidad y a la Verdad impuesta; pero cuando se trata de la Verdad absoluta, estoy más de acuerdo con Heidegger cuando dice que "la Verdad es un estar abierto a la Verdad, a que la Verdad venga a uno y no el propósito de cada uno de dominar la Verdad desde el pensamiento". Es importante que mencione que estas dos citas las tomé de Feinmann, de su libro *¿Qué es la filosofía? El saber de los saberes*.

¿Por qué menciono una Verdad absoluta? El absoluto, según la postmodernidad, es una imprudencia, pero yo no lo creo así. Si bien la historia no es lineal, también debemos reconocer que todo sobre la historia representa una historia que está conformada por fragmentos no lineales y que a su vez son una historia que encaja dentro de una gran historia que es la Totalidad de la historia. De aquí la idea de una Verdad absoluta. La Verdad y la percepción de la realidad pueden ser diferentes para cada sujeto, pero esto no significa que no exista una Verdad absoluta. Opiniones existen muchas, pero una opinión absoluta es una Verdad que difiere de quien tiene una opinión errónea de algún tema. Incluso si ambas opiniones son erróneas, esto sólo incrementa la verosimilitud de que existe una Verdad absoluta. No tener conocimiento de dicha Verdad, no significa que no exista, porque después de todo, las cosas son como son porque algo hacen que sean de esa forma, incluso si ese algo es la Nada.

La percepción de la realidad dependerá de la capacidad del PEMP para discernir entre una Verdad y otra, entre una mentira y otra. Es una tarea individual, pero que a la vez se convierte en una guerra entre generaciones y costumbres; ya que la mayoría se fía de la mayoría para aceptar su percepción de la realidad.

La respuesta es el pensamiento crítico, el cuestionamiento, el siempre estar dispuestos a angustiarnos. Tebas, no fue construida por sus reyes, un país no se sostiene por sus gobernantes, un comercial casi siempre es para persuadir; pues la Verdad se esconde tras mentiras disfrazadas que hacen de la percepción de la realidad una Verdad ficticia. El PEMP auténtico reconoce esta Verdad absoluta y obra acorde con ella.

TIEMPO Y CADUCIDAD

El ~~Tiempo~~ no existe, aunque el individuo se maneje con cierta temporalidad. El Dasein es un Ser-para-la-Muerte, y Heidegger intenta probar que ese Ser-para-la-Muerte experimenta esa experiencia a través de una temporalidad; pero como el ~~Tiempo~~ no existe, no podemos ser temporalidad, somos más bien, Caducidad. No es correcto decir que el Tiempo pasa o que ha pasado, lo correcto es decir que la Caducidad pasa y que ha pasado. El PEMP auténtico reconoce esta Verdad, y obra de acuerdo con ella.

"El Tiempo es una mano que parte de un punto y se desplaza hacia cualquier punto dejando el pasado detrás y tratando de alcanzar un futuro que nunca alcanza y un presente que nunca es presente; el Tiempo, es inexistente."

"Time is a hand that starts from a point and moves towards any point leaving the past behind and trying to reach a future that never reaches and a present that is never present; Time, doesn't exist."

Heidegger le dedica algunas 150 páginas al tema del Tiempo. Me parece que era innecesario, primero el número de páginas y luego tratar el tema del Tiempo como si el Tiempo existiera. Hablar del Tiempo no está mal, y sobre todo desde el punto de vista de la temporalidad; pero Heidegger se equivoca grandemente, y lo confirma al final de *Being and*

Time, porque no puede dar una resolución a la pregunta por el Ser. Heidegger se queda en que el Dasein es temporalidad y que esta temporalidad está basada en la historicidad del Dasein y en el Care del Dasein; pero no responde la pregunta que se propuso responder desde el comienzo del libro, al final la deja en blanco, con promesas de volver a tocar el tema. En gran parte, esto sucede porque el Tiempo no es la vía para encontrar esa respuesta.

En la película *In Time*, que protagoniza *Justin Timberlake,* se demuestra que el Tiempo no es el Tiempo, que a lo que llamamos Tiempo es a la Muerte. ¿Cuánta Muerte me queda? ¿Qué Muerte es? ¡Son las 6 en Muerte! Sí es una ficción que dejamos de envejecer a los 25 años; pero no es una ficción que el PEMP posee una cuenta regresiva que lo conduce hacia su Caducidad.

El Tiempo no existe porque existe la Muerte, pero, aunque la Muerte no existiera, el Tiempo tampoco existiría, porque si se elimina la Muerte, nos chocamos de frente con la infinitud del PEMP, donde tendríamos que cambiar PEMP por PE.

En *In Time,* ellos no avanzan hacia una temporalidad o en una temporalidad. Nosotros, no avanzamos hacia una temporalidad, avanzamos hacia la Muerte. El individuo se mueve por una temporalidad, pero esa temporalidad es una temporalidad inventada, y el Ser nada tiene que ver con esta invención. No se le puede decir al Ser "nos vemos a las 4". Esa temporalidad inventada se usa para organizar un poco más la vida del PEMP; pero en sí, el ~~Tiempo~~ es inexistente.

El Ser no se rige por un Tiempo absoluto; sino más bien, por una Caducidad absoluta. Somos Caducidad.

In Time es un ejemplo de una sociedad clasista donde se muestran "las autoconsciencias enfrentadas" de Hegel, "la burguesía y el proletariado" de Marx, y *"the will to power"* de Nietzsche. Este control que ejercen los más poderosos sobre los menos poderosos, puede palparse a través del conteo regresivo, de la cantidad de vida que les queda a los ciudadanos. Es quien tiene más vida y menos Muerte quien subyuga al otro, a esa cosificación del Ser que se rige por una Caducidad palpable. Pero el otro ya no es solamente el otro, el otro ahora es una cosa a disponer y a ser esclavizada; donde el amo y el esclavo, la burguesía y el proletariado, se disputan por la voluntad de poder. De aquí concluimos que la vida no siempre es vida, sino poder, y que el Tiempo no es Tiempo, sino Muerte. Muerte y poder dominan y han dominado la historia.

La literatura muchas veces explica mucho mejor algunas posturas filosóficas. Por eso ya había dicho que, si el PEMP es un Ser literario, la literatura debe formar parte de la investigación de la pregunta por el Ser. Como también debe serlo la poesía, la psicología y todo de lo que pueda ser parte el PEMP. Aquí he decidido agregar un cuento que aparece en mi libro *Ficción-Realidad*, que más que dar una explicación sobre el Tiempo, también nos conecta con el Ser y su relación con el Tiempo y la Caducidad.

Parmenides' Time

Pero el hecho de que venimos del futuro significa que pasaré por el momento en que empecé a contar la historia, cosa que hasta a mí me aterra, pensar que otra vez volveré al 2021 para comenzar una historia que se supone comienza cuando él cumple los 80 años.

No me pareció extraño porque algunas veces he salido en busca de algo y he regresado con nada, pero aquí la cuestión se agigantaba, en forma de 7 tomos para ser más exacto. Aunque si uno sale por algo y regresa con nada, también ha regresado con algo, con esa nada que ahora usurpa el lugar de ese algo. *À la recherche du temps perdu* siempre ha sido un libro colgado del futuro para mí, siempre en espera, aunque ya lo haya leído hace tantos años, aunque lo haya releído a través de tantos cerebros; entonces no sólo se cuelga del futuro, sino también del pasado y del presente. La cuestión es que llevo una discusión intensa con Proust desde hace 2 semanas, donde le pregunto por qué escribe una página buena y luego me lanza 210 que no se merecían estar en los libros.

Lo extraño sí fue la forma en que la historia me sorprendió, porque en la mayoría de los casos he sentido un aire tibio, una especie de susurro, o un zumbido. No se pudo escoger con más certeza a quien contaría la historia. Yo, rebozado de paciencia, me encuentro en los gerundios, los perfectos y todas las voces. Llena de conjugaciones me llega la historia, con gramática entremezclada del latín y otros idiomas.

Yo regresaba al 2121 cuando lo vi desprenderse de mí, desasociarse como si no me necesitase. Tratar de determinar el punto exacto es inútil, lo he intentado infinitas veces. Sólo tengo la certeza de la yuxtaposición, pero no de hacia dónde se dirige, ya que, si uno avanza hacia el pasado, ese pasado se convierte en futuro, y si uno viene del futuro, el futuro se convierte en pasado. Yo sólo llego hasta el 2121. Lo recuerdo con claridad porque él apenas cumplía 80 años, y sus nietas le habían regalado un suéter rojo, un reloj gris, y un par de medias invernales.

Él supo de inmediato que algo andaba mal, o que todo andaba bien, no sabía a ciencia cierta, pero sabía que algo había cambiado, que había sido alterado. El día siguiente comenzó como el anterior, abrir los ojos con lentitud, sentarse en la cama por unos minutos, y luego dirigirse al baño. La tarde se pintaba igual, con una nieve fina y brillante que daría a la noche un tono gris y luminoso.

Sus nietas llegaban otra vez con los regalos, con el mismo reloj, las mismas medias y el suéter. Él las miraba entrar y sentarse, conversar, elogiar la foto de la abuela y luego irse a sus casas. Él no les dijo que ya habían celebrado su cumpleaños la noche anterior, pensó que debía ser una broma o un olvidar de la gente joven. Al entrar en su habitación, abrió el armario donde había puesto los regalos y para su sorpresa, no estaban. "¡Vaya broma!", pensó mientras colocaba los regalos en el armario.

Las siguientes semanas (habría que decir las semanas anteriores) el asilo y el mundo seguían su curso. Pasó otro año, otro cumpleaños, otros regalos. Al terminar la celebración, subió a su habitación, colocó los regalos en el armario y se acostó. No les dijo a sus nietas que se habían equivocado en el número, pues no eran 79 años, sino 81 los que cumplía. Así llegaron otros cumpleaños, otros eventos mundiales. Pero si él no avanza con nosotros, es porque se encuentra en el espacio de un tiempo nunca transitado por nada ni nadie.

Yo me percataba por mi capacidad de moverme en todos los tiempos. Al único que no podía acceder era a ese en que él avanzaba. Por lo menos podía verlo aquí, en el presente al que tengo acceso. Desde el 2121 no puedo ver lo que él ve, no puedo saber hacia dónde se dirige.

La historia, para mí que la entiendo, se me rompía en mil pedazos, se convertía en una teoría Hegeliana que termina en una destrucción absoluta; ¿pero y si ese avance positivista no es más que un avance o un retroceder hacia la muerte, y nadie se percata excepto él; ¿un anciano en un asilo, un anciano que no le afectará la apertura del asilo, que para él sería la clausura, pues ya estaría muerto, si no resulta ser inmortal?

19 años volaron. Él ahora tiene 100 años, pero el año para los demás es el 2101. La foto de la abuela rejuvenece, 2 de sus nietas ya no están, han desnacido casi al mismo tiempo que nacieron, se han desconsebido casi al mismo tiempo en que fueron concebidas. Así pasa con todos los humanos, pero ellos lo aceptan como normal, como se aceptaba la muerte.

Debí haber prestado más atención a la creación de ese cuento tan emblemático, sí, lo veo como si fuese ahora, de hecho, iré a verlo, aquí está; claro, 1922, cuando se publica *Ulysses*, 2 años después de la muerte de Kafka, 23 años después del final de la Segunda Guerra Mundial, 79 de la caída de las torres, y 317 años para la publicación de *El Quixote*. Fitzgerald de alguna manera ya había sentido algo, y por eso escribió el cuento; aunque el hombre nace anciano y luego se entrega a un envejecer joven, a una constante juventud dentro de la vejez. En el caso de la historia, ya había nacido joven, había envejecido, y ahora retornaba a sus orígenes. Llegaríamos a la revolución agrícola y a las primeras ciudades que emergieron en Mesopotamia, la invención de la rueda, los sistemas de escritura, las pirámides de Egipto, el origen de los alfabetos modernos; un retroceso hacia un futuro antes del comienzo.

Él intentó hablar del caso con una enfermera de algunos 35 años, pero fue inútil, ella no sentía tal cambio. Tampoco le creería a un anciano de 120 años que apenas podía moverse por sí mismo y que acababa de descasarse. —¡Recuéstese aquí! —le decía. A través de la ventana vio a los arquitectos que hablaban sobre la renovación del asilo, y recordó con mucho esfuerzo que la nieve empezaría a caer justo al cese de la conversación.

La nieve chocaba con los rayos de luz que se desprendían de los faroles. Un amargo suspiro le asaltó, el terrible peso de no ser entendido, de desvanecerse en un asilo donde siempre han existido ancianos que a nadie interesan. Era un contraste, otra yuxtaposición, una paradoja azarosa que lo desligaba con total desprecio del mundo. En un asilo nadie nota a alguien que envejece mientras los demás rejuvenecen, pues siempre habrá rostros arrugados que desmientan la realidad.

Los arquitectos regresaron al día siguiente, se sacudieron las botas antes de entrar, y un café les esperaba en la cocina. Salieron y empezaron a analizar los planos, la enfermera podía escucharlos a través de la ventana mientras cambiaba las sábanas, y una camilla se abría paso entre los arquitectos que miraban el cuerpo cubierto con asombro.

Luego de debatir lo del cuerpo, decidieron llevarlo a la persona que podría entender el misterio. El desenterrador no sabía qué hacer, pues estaba acostumbrado a una especie de eterno retorno retrospectivo. Colocó el cuerpo en un cuarto viejo y se dispuso a continuar su trabajo.

Sí, lo recuerdo como ahora, fue en el año 2021 que la historia me sorprendió sin un aire tibio, sin susurro, y sin zumbido. Ahora comprendo que debió ser porque no provenía de un lugar al cual yo pudiese acceder, porque su futuro me era vedado como a él le era vedado el de los demás humanos.

...Embriones desaparecen, termina y comienza el COVID-19, la guerra fría, el Internet, la carrera hacia la luna, Vietnam, las Naciones Unidas, Segunda Guerra Mundial, la depresión global de 1929, la invención del televisor, revolución rusa, Primera Guerra Mundial, aparece E=mc2, Nikola Tesla, el descubrimiento de los rayos X en 1895, la invención de la radio, el sufragismo, *El Origen de las Especies, El Manifiesto Comunista*, colonización de África, Guerras Napoleónicas, revolución de los esclavos, Newton, muerte de Galileo en 1642, Don Quixote, Hamlet, Colón, el Imperio Otomano, Constantinopla, Los Incas, el Renacimiento, The Black Death (1347-1348), la Civilización azteca, Marco Polo, la primera cruzada, la primera universidad (1088), la pólvora, nacimiento del Islam, la vida de Jesús y el nacimiento del cristianismo, nacimiento del calendario, Qin Shi Huang, construcción de la muralla china, Alejandro Magno, Confucio, Buda, civilización griega, Babilonia, Egipto, edad de hielo...

Sus restos, destinados a un solitario futuro, se evaporaron unas horas más tarde. Ahora que todo está calmado, que el oxígeno se ha expirado, me encuentro en la obligación de surcar otros espacios, de residir en mi propio ser. Suele ser el destino de la ilusión creada por los humanos que les permitía reunirse a la misma hora.

Cuento: *Parmenide's Time*
Libro: *Ficción-Realidad*
Fecha: 7 de enero de 2022
Lugar: New York

El Dasein es posibilidad en cuanto a que está arrojado a sus posibles. Yo en cambio entiendo, que el PEMP es Caducidad en cuanto a su estado-de-abandono y su estado-de-situado. Sí existe una Libertad para con el PEMP y sus posibles, pero no es que el PEMP, en su más profundo análisis sea temporalidad y posibilidad, si su condición más evidente es la Caducidad. Para Heidegger el Tiempo encuentra su sentido en la Muerte; pero al Tiempo ser inexistente, no existe la necesidad de sentido, no es el Tiempo en sí (aunque el individuo se maneje con una temporalidad inventada) lo que cobra sentido; cobra sentido más bien, la Caducidad; porque en última instancia, somos Caducidad. Es importante tener esto claro, porque decir que el Tiempo cobra sentido con la Muerte, cuando el Tiempo no existe, es chocar de frente al Ser con su Inautenticidad. Sí nos sirve para ser analizado, porque todo lo inauténtico también forma parte del PEMP; pero no nos sirve como resolución en nuestra investigación de la pregunta por el Ser; que si es un

Ser existencial, que se pregunta por el Ser, debe hacerlo de una forma existencial auténtica.

LA ANGUSTIA

Angustia Existencial

El ser humano es ese ser que se angustia, y es más profundamente un ser humano cuanto más profundamente se angustia. —Kierkegaard

Condenados a una Angustia perpetua,
El nihilismo no alcanza y el existencialismo se queda corto,
Soledad compañera.

La decisión no tomada es una decisión,
La creencia repudiada es una creencia,
Existe una Totalidad mayor a la del ente,
Porque existe un ente ya dado.

Habría que volver a deconstruir el Dasein fenomenológicamente,
Con gran hincapié en la teoría de la Autenticidad,
Y reinterpretar de forma ontológica el Estado-de-arrojo,
Con una hermenéutica libre de prejuicios y agendas personales.

Máximas con ínfulas de dioses,
Asegurar, 4.
Prometer, 3.
Convencer, 2.
Abandonar, 1.

Libertad que esclaviza los sentidos,
Los sentidos que esclavizan Libertad,
Humanismo postizo,
Cadenas invisibles que atan el Ser y laceran los cerebros.

Una Muerte empeñada surca los rincones,
Verdugos en motoconchos que ignoran la fecha de su Muerte,
Adicción dinerística que depara en Suicidio cultural.

Algunos se piensan libres,
Fieles creyentes de una Existencia firme,
Fieles seguidores de teorías milenarias que aseguran vida después de la Muerte,
Ilusión vaga que doma y proporciona tranquilidad ficticia.

La Angustia no es sólo saberse angustiado,
Es saberse angustiado y ver a los impostores de la Angustia,
Crear falsos ideales,
Y no es sólo el crearlos,
Es también el buscar seguidores,
Seres ilusos que se convencen,
Porque prefieren,
Una falsedad a una Angustia verídica.

Existen los que duermen,
Los que no saben que son engañados,
Paciencia con ellos,

Prudencia,
Serenidad,
Humildad.

Gremio donde la ignorancia florece,
Es necesario convencerse,
No cuestionar,
No pensar.

Kierkegaard le detiene la mano a Abraham,
Mientras dios observa sin inmutarse,
Y el hijo inocente y confundido,
Nos produce aborrecimiento por la fe.

Poema: ***Angustia Existencial***
Lugar: New York
Fecha: 1ro. de marzo de 2021

Muchos se enfadan cuando alguien llega tarde, pero se les ha mentido desde el comienzo de los tiempos y eso parece no importarles. Sufren con el tráfico y los atascos, pero no dirigen sus frustraciones a los verdaderos responsables. Muchos dicen no querer morirse; pero toman múltiples caminos y decisiones que desembocan en la Muerte. Muchos, por no decir el 95%, son adictos al placer, a sentirse bien, a estar cómodos; pero la comodidad no proporciona una clara idea de la realidad, el placer, mucho menos.

Las cuestiones más importantes y que necesitan resolución, no se resuelven con risas y festejos. Shakespeare nos mostró la comedia, pero también nos marcó con la tragedia, porque entendió que las risas son necesarias, y que las tragedias son indispensables para entender a la naturaleza humana. **Hoy se alaba la comedia a tal nivel, que no nos permite ver la tragedia que hemos construido.** Postergar un dolor o una Angustia con un placer efímero, es negarse al conocimiento, es negar la propia Existencia. El PEMP existe para cuestionar y cuestionarse. Para cuestionar a los dioses, a las pseudo-divinidades, para angustiarse. Sólo a través de la Angustia se llega a un nivel mayor de entendimiento, se llega a un estado de paz existencial; porque se ha entendido, a través del intelecto, la razón de esa Angustia, la importancia que tiene en el desarrollo del Ser. No existen músculos fuertes sin la ruptura y la reconstrucción de los mismos, no existe un artista excelente sin una previa Angustia, no existe la vida sin dolor. Es lo que somos, encaminados siempre hacia un eterno cesar. Asumir la responsabilidad que conlleva el Ser, es entregarse al descubrimiento y al mejoramiento de nuestra esencia; donde aquí esencia se define como la razón de las razones, como un Ser que trasciende la ignorancia y encuentra en la Angustia, paz existencial.

El PEMP, para poder ser un PEMP auténtico, tiene que angustiarse, tiene que darle la cara a su finitud y dudar de todo como lo hizo Descartes, examinar todo como Sócrates, deconstruir su vida.

Buscamos que el PEMP tome control y asuma el compromiso y la responsabilidad de sus acciones; pero esto comienza con un autoconocimiento que luego pasa a ser conocimiento general del mundo y del otro. Pero esto no es suficiente, y no se cae en redundancia alguna al repetir: *tenemos que angustiarnos,* el PEMP tiene que angustiarse. Kierkegaard asume la Angustia como un modo de llegar a la Verdad. No se equivoca. Si buscamos trascender a través de la Autenticidad, necesitamos ir siempre en busca de las verdades; pero estas verdades no llegarán sin un precio a pagar, sin una Angustia que nos coloque casi al borde de la depresión o del Suicidio.

Es preciso decir que ese "casi", es tan real como la posibilidad de no caer en una depresión; pero si queremos ser justos, debemos advertir al lector, que existe esta posibilidad. Ir en busca de la Autenticidad no es una tarea fácil, nada de esto es fácil, y es bueno que lo diga para que no se piense que esto será fácil; también, porque si de ante mano sabemos la gravedad del tema, de inmediato sabremos en dónde estamos parados; si estamos dispuestos a luchar por nuestra Autenticidad, o si por el contrario nos hemos rendido y hemos decidido seguir siendo pensados por los demás, seguir siendo engañados, ultrajados, asesinados, violados…

En realidad, el PEMP no tiene otra opción, debe emprender esta búsqueda a través de la Angustia, porque si no lo hace, nulifica su Existencia; y la nulifica porque no se puede estar vivo si no se sabe que se está vivo, y saberse vivos es llegar a la Verdad a través de la Angustia. El recién nacido o el niño de apenas un año también respira, pero no puede ejercer su Libertad con plenitud, y no puede porque existen unos titiriteros que deciden por la criatura, que incluso pueden matarle en cualquier momento. Esto demuestra que el mero hecho de respirar no es estar vivos, no cuando somos títeres que brindan risas a nuestros amos.

"Everyone wants to find the truth, but it takes Anguish and suffering to appropriate the truth"
—Kierkegaard

Ese sufrimiento no se puede echar a un lado, viene incluido con la Angustia. Refutar a los partidarios de la no Existencia de la Verdad, sino las fragmentaciones de los hechos históricos, no es difícil: ¿si no existe una Verdad absoluta, no es acaso esa postura una Verdad absoluta? El posmodernismo pretende acabar con la idea de Totalidad, pero no puede lograrlo porque incluso esa pretensión, es ya pretender que hay una Totalidad de pretensión mayor a la Totalidad que se pretende eliminar. Cuando uno dice: No existe la Verdad, está también diciendo que existe la Verdad, que es la Verdad que se acaba de pronunciar, la Verdad que niega la Existencia de la Verdad; por lo tanto, esa ~~verdad~~ se anula a sí misma. A los posmodernos y posestructuralistas como Derrida, que les encanta deconstruir y llegar a verdades a través del lenguaje, debe esto llenarlos de satisfacción; incluso cuando se ha utilizado para refutar sus propias posturas.

Don Quixote encuentra en su misión caballerística, no sólo una Autenticidad única, sino también una manera de enfrentar y aceptar la Angustia, de darle la bienvenida. Kafka ha dicho que la mayor tragedia para Don Quixote no fue su locura, sino Sancho. Sancho representa lo mundano en su forma más inauténtica, y esto es comprobado al final de Don Quixote, cuando Sancho sufre una metamorfosis como la sufrió el padre, la madre y la hermana de Gregor Samsa. Igual que el caballero de los leones, también el PEMP se encontrará sólo cuando tome la decisión de asumir la Angustia; pero el camino hacia un Ser que justifica su Existencia mientras sabe que va a morir, es un camino solitario y de una constante Angustia existencial. Pero como ya dijimos, podemos llegar a ser un Ser que trasciende la ignorancia y encuentra en la Angustia, paz existencial.

Sartre expresa que vivimos en una Angustia constante, porque estamos condenados a ser libres. Sí, aunque tenemos que analizar esa noción de Libertad sartreana. Esa Libertad de la que habla Sartre es lo que nos permite tener la posibilidad de angustiarnos. Ese obrero que se da cuenta que puede levantar un ladrillo en vez de otro, o poner este clavo en vez de aquel, está ejerciendo su Libertad; y puede utilizarla para cosas mayores, para preguntarse por el Ser y la Muerte, para examinar su vida y la de los demás; por consecuencia, ese obrero puede, si se resuelve a pensar y a angustiarse, obtener una Existencia más auténtica.

Hemos demostrado que la Angustia es una parte vital para llegar a ser un PEMP auténtico. Que la Angustia es importante porque nos coloca en un estado de incomodidad, nos despierta, nos obliga a elegir un camino. Es aquí donde podemos trascender nuestra mera Existencia. Al trascender nuestra mera Existencia, empezamos a palpar esa Preexistencia, Postexistencia y Muerte del PEMP. Porque el PEMP no es sólo su estado-de-abandono o de situado, sino que es también su Preexistencia, su Postexistencia y su Muerte; a través de la Angustia, el PEMP puede entenderse y entender al otro, conocerse y conocer al otro, y aplicar la Paciencia para con el otro; porque existe una razón por la que el mal resulta tan fácil de ser realizado, porque no nos brinda la respuesta del Ser y la Muerte.

LA NADA

No es sólo que pienso y luego existo, no es que somos temporalidad, no es que existo y luego pienso, no es que mi consciencia es una Nada, no es que sólo somos una síntesis que resulta de una tesis y antítesis. Somos más bien, ese espacio donde se pueden colocar las masas, somos la masa, una Nada y un todo, una Totalidad, una amalgama de fragmentaciones que se dan el Ser mientras ejercen su Libertad, pero también cuando no la ejercemos; porque si uno no puede sino ser libre, si uno está condenado a ser libre, ya se ha dado a sí mismo su Libertad; por ende, no existe la necesidad de ejercerla para darse el Ser. Ahora bien, el PEMP debe hacer algo con esa Libertad, y según lo que haga, se encaminará hacia su Autenticidad o hacia su Inautenticidad.

La Nada de un Ser que ha muerto, ¿no es acaso una Nada presente, una ausencia que renace cada vez que se le invoca, un pasado presente que mantiene su vigencia? Y como no existe un ~~Tiempo~~ que determine la Nada, la Nada es siempre un estar, una presencia que trasciende los confines del universo.

Resulta interesante cómo se aceptan posturas a través del raciocinio y cómo se niegan posturas desistiendo del raciocinio. Parménides dice que la Nada no puede existir, porque para poder hablar de algo, uno tiene que hablar de algo que existe.

Descartes también adopta esta postura de Parménides. Aristóteles encuentra una forma de darle sentido a la Nada: "El espacio es algo donde se pueden colocar las masas, aun cuando no estén colocadas". Newton, concuerda con Aristóteles. Un año después del nacimiento de Newton, en 1643, Evangelista Torricelli inventa el barómetro, y mostró que un espacio vacío aparece si el tubo de mercurio se colocaba al revés. En Hegel, podemos analizar la Nada a través de su postura de la Verdad, quien nos dice que la Verdad consiste en un proceso de Totalidad, donde ninguna proposición se puede llamar verdadera si no se analizan las tres siguientes: tesis, antítesis, síntesis. La Nada en Hegel aparece como una ausencia que debe ser analizada para poder justificar lo no ausente. Recordémosle a Parménides, que en el momento en que él habla de la Nada, está hablando de algo.

Aquí llegamos a una pregunta que ha rondado la filosofía por siglos. ¿Por qué hay algo, y no más bien nada; por qué existe algo y no más bien nada? Existe algo y no más bien nada, porque existe el concepto de la Nada, porque la Nada genera la posibilidad de que exista algo; sin la Nada, no existiría la pregunta por el algo; entonces, la Nada no es una consciencia vacía como lo plantea Sartre, es más bien, ese espacio donde se pueden colocar las masas, es la parte no analizada de la síntesis. Freud le diría a Sartre, que eso que lo impulsa, que cuando duerme, cuando siente un deseo incontrolable que no sabe de dónde proviene, no es una Nada, es que existe en nosotros, esa voluntad que Freud toma de Schopenhauer y le llama psicoanálisis; la misma voluntad que Nietzsche reajusta de Schopenhauer y que Foucault toma de Nietzsche para analizar el poder.

No es que la Nada es una Nada, la Nada es más bien, lo que complementa al todo, lo que hace de la Totalidad, una Totalidad. Si analizamos ese Ser que ha muerto, nos encontramos con las repercusiones de esa Muerte. Ese Ser ocupaba un espacio, su masa ocupaba un espacio, al ya no poder ocuparlo, aún queda ese espacio. A ese espacio podemos llamarlo Nada. Pero esa Nada que creemos que es Nada, no es más que algo que ahora usurpa a esa masa que habitaba ese espacio; entonces, la Nada no es una Nada, la Nada es más bien, un algo que aparece cuando la consciencia, a través del raciocinio, descubre lo que realmente sucede.

Tómese también como ejemplo la paranoia. Si el PEMP se angustia, corre el riesgo de caer en una depresión, en paranoia y hasta en el Suicidio (pero debemos correr ese riesgo). Entonces, de algo que parecía una Nada, ha nacido un algo tan fuerte, que nos puede llevar a la Muerte. Esto nos confirma que esa Nada nunca fue una Nada, que simplemente esperaba ser entendida y revelada.

“Habría que preguntarse, si todo lo imaginable es posible”, dice Unamuno. Si tenemos la capacidad de concebir la Nada en nuestros pensamientos, entonces ese pensamiento influye en nosotros. Cuando decimos: “ahí no hay nada”, esta oración significa algo, tiene significado, ocupa un lugar en nuestro pensamiento, que a su vez nos revela que algo no se encuentra ahí en ese preciso momento; pero que sí se encuentra la ausencia de ese algo, y a ese algo le llamamos Nada, porque tenemos que llenar ese espacio con algo, y ese algo es la Nada; porque la Nada nos dice algo, nos revela una situación, nos coloca en un estado de sapiencia para que nuestros sentidos entiendan lo que sucede en ese espacio donde habita la Nada.

Tómese como ejemplo a un PEMP que cela a su pareja, a el corazón que no nos pide permiso para latir, al subconsciente que genera las oraciones que escribo mucho antes de que yo las escriba. Todo ese proceso que no vemos, que ocurre, es una Nada que forma parte del estado de abandono y de situados en que vivimos.

La Nada aparece como una irrefutable ausencia que siempre está presente, que invade la Totalidad; de tal manera, que ese espacio que se cree vacío, no es más que un algo que lo contiene todo. Por eso hay algo y no mas bien Nada, porque, aunque sólo existiera la Nada, esa Nada sería algo porque representa un espacio, se representa a sí misma.

La trilogía hegeliana no proporciona una completa deconstrucción ni de la historia, ni de la Nada. Porque si sólo analizamos una tesis y una antítesis, para luego deparar en una síntesis, dejamos de lado todo un universo de posibilidades y acontecimientos que no recaen dentro de una tesis y una antítesis. No es sólo tomar un tema y su opuesto; es que tenemos que tomar todo lo que está detrás, al lado, arriba, abajo, más cerca, menos cerca, lo que tenemos, lo que no tenemos… tenemos que analizar la Nada que se esconde detrás de la tesis y la antítesis, y luego analizar esa síntesis que se extiende hasta lo infinito.

AUTENTICIDAD E INAUTENTICIDAD

Es sabido que Heidegger, en *Being and Time*, hace un gran énfasis en la Autenticidad y la Inautenticidad. Entonces, debemos analizar qué tan auténtico era el propio filósofo, y qué repercusión tiene su alianza con el Nazismo. Lo primero que debemos dejar claro, es que *Being and Time* no es un libro Nazi, ni pretende serlo, ni se encuentra en él nada que tenga que ver con el Nazismo. Pero debemos analizar la Autenticidad de Heidegger, porque un filósofo que exprese tanto interés por la Autenticidad, debe reunir las condiciones que exige a los demás. Quizás si habláramos de otro término, el filósofo podría no ser lo que plantea que los demás sean (aunque esto es parte de ser un PEMP inauténtico) pero como hablamos de la Autenticidad, el filósofo no puede escapar a que su propia Autenticidad concuerde con la de su obra. La palabra Autenticidad no permite excepciones. Se imposibilita escapar a la Autenticidad, o uno la tiene, o no la tiene. Heidegger, en *Being and time*, tampoco nos brinda una Autenticidad que lo cubre todo. Se centra más en que el Dasein debe admitir y tener presente que somos un ser-para-la-muerte, y que no debe entregarse a la avidez de novedades. Condiciones que se deben exigir, pero la Autenticidad supone mucho más que el sólo reconocimiento de la Muerte y de la avidez de novedades.

"In 1933, the year Hitler came to power, Heidegger became Rector of Freiburg University. In the same year he joined the Nazi Party and remained a member until 1945. Under Heidegger's rectorship, Husserl (who was a Jew) was forbidden to use the library of the university; Heidegger also issued a decree denying financial aid to Marxist, Jewish and other 'non-Aryan' students. Heidegger resigned his rectorship in 1934, but he never offered a public recantation of his earlier Nazi beliefs, even after the war".
(*Philosophy, Theories and Great Thinkers*; page 33).

Heidegger también dio un discurso titulado *"The Self-Assertion of the German University"* (1933); el cual se conoce en español como "El discurso del rectorado".

Heidegger no fue ese Dasein auténtico que él proclamaba, y que nos exigía. Si se le exige a dios que se muestre, que, si existe, que no use marionetas humanas para hacer su labor; también debemos exigirles a los filósofos el mismo nivel de Autenticidad. *Being and Time* es un libro que debe ser leído y apreciado, porque no es una obra donde el nazismo reina; pero el hombre, el Dasein que es Heidegger, no reúne las condiciones de un Dasein Auténtico, porque la Autenticidad exige más que sólo reconocer que somos un ser-para-la-muerte, y entender los diferentes moods y que estamos arrojados a nuestros posibles; la Autenticidad también es la compasión por los demás, el decir no al racismo y a los campos de concentración; porque un Ser auténtico, entiende que no puede ser un Ser auténtico si niega su propia naturaleza, y esa naturaleza es la naturaleza del PEMP, nuestra condición como seres que pertenecemos al mundo; y que por ende, debemos respetarnos los unos a los otros; porque si uno no respeta, le está diciendo al mundo que esa acción es la acción a seguir, le dice al mundo que la Autenticidad no ha sido creada para ese individuo, y se afirma porque el apoyar cualquier tipo de criminalidad, es apoyar nuestra propia destrucción.

Lo ideal sería que el filósofo o el individuo viva como predica; pero si no le es posible, no por esto debemos descartar sus aportes o su sabiduría. Existen muchos genios que no son role models; ahora bien, ¿puede un individuo o un filósofo ser un Ser auténtico, si su obra no concuerda con su vida? Esto quizás sea menos complicado analizarlo para un escritor de ficción, o un artista, actores… pero cuando hablamos de un filósofo, nos referimos a un individuo que plantea en su obra, su Verdad, una ética y una moral (consciente o implícita) y en última instancia, plantea posturas filosóficas que entiende deben ser aceptadas y acatadas por los demás. La Autenticidad tiene muchos ángulos, y sin duda, uno de los principales es cuando se vive sin hipocresías, y sin incoherencias. El individuo puede optar por vivir una vida que acelere su Muerte y no ser hipócrita o incoherente en cuanto a esto, pero no podrá ser un Ser auténtico, hasta que muera, o hasta que viva todas las horas del resto de su vida privado de cualquier cosa que lo pueda mantener con vida. Lo de todas las horas es una hipérbole, pero es una que incita a repensar nuestras acciones. Es una hipérbole, porque todos somos víctimas de la condición del PEMP, lo que nos hace actuar muchas veces por emociones y no por una lógica preestablecida. Lo innegable es que no todos tenemos el mismo nivel de Autenticidad, y que nuestro nivel de Autenticidad puede variar en diferentes momentos. Aquí entonces entra la moderación. A sabiendas de que nadie puede ser un Ser auténtico todo el Tiempo, por lo menos podemos ser lo más auténticos que podemos ser, si eliminamos hábitos que contradicen nuestro pensar y nuestros deseos. La moderación funciona si no se abusa del término. No puede uno tomar alcohol 20 veces por mes, y ejercitarse 1 semana por mes. Aquí la Autenticidad se balancea más hacia la Muerte; y cabe repetir, que el PEMP está en su derecho a buscar la Muerte; pues se quiera o no, la Libertad está impregnada en el PEMP. Pero no se puede decir que se vive para la vida, o que se ama la vida, cuando las acciones demuestran lo contrario. Aquí nace esa Inautenticidad de la que hablamos.

"When, in anticipation, resoluteness has caught up [eingeholt] the possibility of death into its potentiality-for-being, Dasein's authentic existence can no longer be outstripped [überholt] by anything". *(Being and Time; P. 355).*

Aquí Heidegger se equivoca. No es sólo reconocer nuestra potencialidad de morir, es también enfatizar lo que debe hacer el PEMP para ganarse su Autenticidad y para mantenerse siendo un Ser auténtico. Cada día, cada hora, es un río de Heráclito. Es también entender que el Dasein no puede ser siempre un Ser auténtico; que más bien, el Dasein entra y sale de su Autenticidad, de acuerdo a cómo enfrente su estado de abandono y de situado.

Reconocer que somos un ser-para-la-muerte, es parte de la Autenticidad que busca obtener el PEMP. Pero esto es sólo parte de lo que implica esta Autenticidad que buscamos, y que será, durante toda la Existencia del PEMP, un río de Heráclito; donde cada minuto, cada segundo, cada hora, cada día, será una nueva oportunidad para acercarnos a nuestra Autenticidad o acercarnos a nuestra Inautenticidad. Es menester tener presente que luego de obtener nuestra Autenticidad, debemos luchar para mantenerla; pues no será una Autenticidad inamovible.

La Autenticidad y la Inautenticidad están relacionadas de forma muy estrecha con cada uno de los subtítulos que tratamos en este libro: Humildad, Disciplina, Consistencia, Paciencia, dios, la Nada, la Angustia, el Tiempo, el Ejercicio y la Dieta, la Verdad, Religiones, Sistemas de Gobierno, el Suicidio, el Absurdismo, leer, la Totalidad, el Ser, la Muerte… Porque no se puede ser un Ser auténtico, sino se actúa acorde con lo que exige la Autenticidad, y la Autenticidad nos exige tener por lo menos un conocimiento mínimo de las ya mencionadas, y obrar de tal manera, que justifique la Existencia del PEMP; pues si se descarta el Suicidio, o uno elige no suicidarse, es porque existe una preferencia por la vida, y esta preferencia por la vida viene con acciones positivas y negativas; porque somos una masa, y como masa nos regimos por una naturaleza innegable; y es esta naturaleza innegable del PEMP, que nos dice que ciertas acciones son mejores que otras. Sin la necesidad de acudir a ninguna religión, o a ningún sistema de gobierno.

Una de las formas más comunes de la Inautenticidad, es cuando el individuo no sabe que es un Ser Inauténtico. Esto sucede porque el individuo no cuestiona sus ideologías y creencias. Pero si el individuo no sabe por qué hace lo que hace, por qué cree en lo que cree, si no ha profundizado en esos valores inculcados a una temprana edad, si sólo mira el mundo a través de los ojos de aquellos quienes le hicieron mirar el mundo de la manera en que ellos ven el mundo; entonces, el individuo es incapaz de discernir entre una vida auténtica y una vida inauténtica. Sartre menciona que un hombre es lo que hace con lo que hicieron de él. Aquí Sartre acierta un 20%. Porque un hombre es lo que es; ya sea sin hacer nada con lo que hicieron de él, o encontrando su propio camino. Aunque hacer nada con lo que han hecho de nosotros es ya hacer algo. Pero Sartre se refiere a los cambios a partir de ese alguien que hicieron de nosotros; porque en algún momento, como lo menciona Feinmann, uno tiene que decir una palabra propia, uno tiene que tomar sus propias decisiones. Tomemos entonces ese 20% y dediquémoslo a hacer algo con lo que ya han hecho de nosotros, a deconstruir todo para poder construir un todo, a implementar la duda cartesiana y la mayéutica socrática, a enfrentar las decepciones y los desengaños con valentía, incluso cuando eso signifique una alienación perpetua.

La Autenticidad e Inautenticidad lo abarcan todo. Un amigo auténtico, un padre auténtico, una madre, una hermana, un hermano, un vecino, un esposo, una esposa, un jefe, un empleado auténtico, o inauténtico. Se asume, de forma errónea, que las personas saben de antemano cómo ser un Ser auténtico. Casi nadie se pregunta: ¿soy un amigo auténtico?, ¿soy un Ser auténtico? La Autenticidad es vital porque justifica la Existencia del PEMP; no puede uno estar vivo, sin ladearse para un lado o para el otro; o uno se acerca a la Autenticidad, o se acerca a la Inautenticidad.

Cuando nuestras acciones no reflejan nuestros pensamientos o nuestro sentir, cuando la incoherencia se adueña de nuestras decisiones y de nuestra Existencia, la Inautenticidad pasa a controlar nuestro Ser. Es como una gran mentira que se propaga como un virus, pero este virus sólo ataca al PEMP, y el PEMP debe salir de este agujero, en la medida en que enfrenta sus angustias más escondidas y casi invisibles.

Ser auténtico es ser uno mismo, ser uno mismo es actuar y pensar acorde con nuestros deseos más profundos, nuestros anhelos más escondidos. Ahora bien, también el asesino puede ser auténtico mientras comete el acto atroz; pero al mismo tiempo, se convierte en un Ser inauténtico, porque si mata al otro, se mata a sí mismo; si asesina, elimina la posibilidad de que no le asesinen, y se convierte en un dios que cree tener el poder de matar y disponer de la vida del otro. Esta Autenticidad que nace del deseo del asesino, es una Autenticidad que no incluye al otro como parte de la naturaleza y parte de sí mismo, de esa mismidad que a la vez es una otredad. Esta paradoja del asesino supone un Absurdismo que puede ser resuelto con lo que veremos en *Esclavitud y Libertad*. Porque cuando el asesino mata, esclaviza al otro a la Muerte, y demostraremos que el PEMP no debe ser partidario de la Esclavitud. Nadie ha de tener el poder de disponer de la Existencia de nadie, porque esto impide la posibilidad de Trascendencia del PEMP, como también impide la posibilidad de ser. El haber sido abandonados y situados en el mundo, el proceder de la Nada, no da derecho, ni es razón suficiente para dedicarnos a un nihilismo absurdo. Pero sí es razón suficiente para dedicarnos a lo que Aristóteles llama el propósito humano, que es lo que nos distingue de los demás seres: **La racionalidad**.

ESCLAVITUD Y LIBERTAD

Existe, en la Libertad sartreana, un gran por ciento de nihilismo, una falta de compromiso y un obviar en cuanto a la responsabilidad que trae consigo esa Libertad. Existe también, una evidente contradicción entre el compromiso y la Libertad que el filósofo francés defiende y exhorta. Porque si el *ser-para-sí* no puede sino ser libre, y se da su esencia mientras se va dando el Ser, en la medida en que ejerce su Libertad, lo contrario del *ser-en-sí*; ¿qué debe entonces hacer el *ser-para-sí* con su Libertad? ¿Qué implica esa Libertad, no tiene límites? Para un filósofo que le gustaba comprometerse políticamente, Sartre no se compromete a definir esa Libertad en cuanto a virtudes y posibles acciones del *ser-para-sí*. El otro por ciento de la Libertad sartreana es digno de ser admirado, porque nos obliga a elegir; pero la parte de qué elegimos, queda a opción del *ser-para-sí*, resultando esto en una postura incompleta del estado de eyección del *ser-para-sí*. Sartre dice que la Existencia precede a la esencia, porque el hombre empieza por existir como una Nada que se va dando el Ser en la medida en que ejerce su Libertad; Libertad que existe para ser perdida y recuperada; por ende, su esencia será lo que haga con lo que hicieron de él. La falta de claridad es evidente, en cuanto a lo que tiene que hacer el *ser-para-sí* con su Libertad. Entendemos que Sartre elude esto de forma intencional, pero cuando se habla de compromiso y de Libertad, no se debe eludir tan importante aclaración; más aún, cuando el filósofo postula frases como esta: "es el torturado quien en la tortura decide que no da más". Pero Sartre, claro que es el torturado, pero es el torturado porque quien lo tortura también está ejerciendo su Libertad.

Si analizamos la Libertad sartreana como una síntesis hegeliana que proviene de una tesis y una antítesis, tendríamos que explorar la vida personal del filósofo y contrastarla con su filosofía de la Libertad. Es evidente que no daría como resultado el Dasein auténtico de Heidegger (aunque Heidegger mismo no era un Dasein auténtico) sino que nos encaminaría a una posible respuesta del porqué de dicha omisión. La postura nihilista de no definir lo que debe hacer el individuo con su Libertad, brinda a muchos existencialistas, un sin número de excusas y de lavaduras de manos. "usted haga lo que le plazca". Me parece una falta de compromiso, una falta de humanidad de parte de los que sostienen esta postura. Porque ellos mismos, con sus acciones y palabras, le dicen al mundo lo que ellos creen que debe de hacerse y lo que no debe de hacerse con esa Libertad. Entonces recaen en una Inautenticidad. Debemos reconocer que la Libertad sartreana trae algo positivo; y es que nos obliga a elegir, nos dice que nosotros somos responsables de nuestras acciones y tenemos que asumir esa responsabilidad. Pero también debemos tener bastante claro, que la Libertad sartreana no es una postura completa y contiene líneas en blanco que debemos llenar.

Hegel, en *The Phenomenology of Spirit*, escribe sobre *the lord-bondsman dialectic*; en español, esta dialéctica es conocida como *La dialéctica del amo y el esclavo*. Aquí Hegel hace referencia a lo que él llama "las autoconsciencias enfrentadas". Las autoconciencias enfrentadas surgen cuando la consciencia de un individuo se enfrenta a la de otro individuo. De aquí surge lo del amo y el esclavo, que, para el propósito de nuestro tema, así lo abordaremos; como un amo que somete a un esclavo a trabajar la materia.

En las autoconsciencias enfrentadas, el deseo del otro desea mi deseo y mi deseo desea su deseo. Entonces, cuando una de las consciencias es más fuerte que la otra, o en el caso del amor, como lo explica Feinmann, una consciencia ama más que la otra; la que ama más, o la menos fuerte, se le somete a la más fuerte. Es interesante cómo Hegel, dialécticamente, invierte la percepción entre amo y esclavo; porque Hegel termina diciendo que el amo engorda, mientras el esclavo es quien hace la historia; y hace la historia porque al trabajar la materia, está en contacto con su humanidad, a diferencia del amo que se ha convertido en una cosa, o en un animal que sólo vive para el ocio.

En Marx, vemos esta dialéctica como *la burguesía y el proletariado*. En Nietzsche, la encontramos como *la voluntad de poder*. Las dos son un reflejo de la dialéctica hegeliana, la de Marx más directa; pero en Marx se da algo que no se da en

Hegel, y es que Marx llama a la acción del proletariado, a terminar con el sometimiento del amo hacia el esclavo. Pero Marx, con todas las buenas intenciones del *Manifiesto comunista*, no habla o advierte al proletariado que no se convierta en el amo del que buscan librarse. Me parece que, aunque lo hubiese dicho, aunque escribiera otro libro sobre el no convertirse en el amo, personas como Stalin, Hitler, Castro, Amin… hubiesen terminado por ser lo que fueron. El propósito del *Manifiesto comunista*, era formar una sociedad sin clases, no una sociedad de tiranos y clasistas.

El amo debe erradicarse, pero si el esclavo no está preparado para luego no convertirse en el amo, entramos en un círculo vicioso. No deberían existir ninguno de los dos, ni un amo, ni un esclavo. Aquí parece ser que Nietzsche gana la partida, pues se adelanta con su *voluntad de poder*, y profetiza como Zarathustra, lo que nos depararía la actualidad. Es esa *voluntad de poder* que rige nuestros tiempos, donde el individuo quiere el poder para sí, sin tomar en cuenta su mortalidad, su Nada, su Ser, y por última instancia, su Muerte y la Muerte del otro. Nietzsche no fue un filósofo que escribió una filosofía del poder, sino un profeta que entendió el lado más oscuro de la humanidad.

En Sartre, esta dialéctica se manifiesta como *la mirada*; donde los demás, los que me miran, hacen de mí una cosa; por ende, concluye Sartre, *el infierno son los otros*. Es posible que el infierno sean los otros; pero la otra parte de la cosificación de una persona porque otra la mire, no creo que sea verdadero. El otro puede, a través de su propia consciencia, cosificar al otro, pero si el otro no se siente cosificado, la cosificación no surge ningún efecto. Incluso en momentos en que el PEMP se siente que lo están cosificando con la mirada, no por esto existe una cosificación del Ser; pues el Ser es algo que no se puede cosificar, al menos no de esta manera. Se puede cosificar al individuo, y los pensamientos cosificados y cosificativos pueden surgir un efecto en el PEMP, que lo haga actuar de una manera inadecuada, o que le afecte su humor; pero incluso esto, no es una cosificación directa, es solamente la debilidad del PEMP, que en ese momento no le deja actuar de otra manera. Aquí sí tenemos que exigirle a Sartre que le diga a quien recibe esa mirada, que asuma su Libertad, que no se deje arrastrar por individuos que tienen una percepción equivocada de la realidad. Para que exista una completa cosificación, debe primero existir un mutuo consentimiento de las consciencias. Sí puede haber una cosificación parcial, que aparece cuando una sola consciencia mira al otro como una cosa a disponer, o a no disponer. Pero este último tipo de cosificación nos da más información de quien mira, que de quien es mirado. Entonces, el que mira intenta cosificar al otro, pero en su afán por este intento, no hace más que cosificarse a sí mismo; pues si el otro no tiene una reacción ante esto, el incompleto intento de cosificación se vuelve en contra del que mira. Podríamos tomar como ejemplo a un PEMP que surca las redes sociales en la tranquilidad de donde se encuentre. Este PEMP mira fotos y videos, y adapta una opinión acerca de ese contenido. Este PEMP puede entonces cosificar o no cosificar dentro de su propia consciencia al otro PEMP que mira; pero el otro PEMP, quien es mirado, no tiene constancia de esto, eliminando así la posibilidad de que le cosifiquen. Quien mira y cree cosificar al otro, se cosifica a sí mismo porque esa cosificación que proyecta es el reflejo de su propia coseidad.

El Ser no puede cosificarse de por sí, como puede hacerse con el esclavo, quien pasa a ser una materia que trabaja la materia. Pero si hablamos de cosificación del Ser, lo hacemos con un enfoque en lo material, y esta cosificación material, no le permite al Ser ser, no deja que el Ser sea, o que el Ser esté. Hamlet dice que la pregunta es: "ser o no ser", pero en inglés *"to be or not to be",* puede hacer referencia a ser o estar; es decir, que Shakespeare pudo significar: "estar o no estar". Lo que de inmediato nos lanza hacia la pregunta: ¿Es lo mismo ser que estar? Porque si uno está es porque es, y si uno es, es porque está; aunque quien no está puede ser, y quien es puede no estar.

Esta paradoja es recurrente, y Nietzsche se adelanta también a esto, porque habla de un eterno retorno. Este eterno retorno es evidente, aunque quizás no tanto como una reencarnación circular que se extiende hacia lo infinito; pero sí como una infinita variedad que es siempre el mismo Ser.

Porque todos somos el mismo Ser, con distintos cuerpos, y distintas consciencias; pero siempre atados y unidos dentro de un mismo universo y versión de nuestra materialidad que nos hace lo que somos. Somos un PEMP que no puede sino serlo, que no puede sino encontrarse situado en el mundo; un mundo que ya le espera con una Preexistencia prefabricada. Esta condición del PEMP es inescapable.

La esclavitud asume infinitas formas. Se puede ser esclavo a un trabajo, a un juego, a una comida, a las redes sociales, al Internet en general, a una religión, a drogas, a un sistema de gobierno, a la envidia, a los aplausos, a las alabanzas, al dinero, a un carro, a una casa, a lo material… Lo más triste de este tipo de esclavitud, es que es una esclavitud voluntaria. Se une a esto, una incapacidad de discernir entre la esclavitud y la Libertad. Analicemos, por ejemplo, el dinero. El PEMP puede caer en la trampa del dinero, porque es un bien que se necesita para subsistir; pero el dinero debe ser utilizado para eso, para subsistir y no para la glotonería, la alabanza y la falta de educación. Es una falta de educación, cuando el PEMP exhibe su dinero como si ha escrito el libro más importante de la historia. Que quede claro, un billonario nunca será más importante que Kafka o que Borges; pues la importancia la da el valor de la obra del PEMP, y el valor de un billonario no tiene mucha importancia; aunque se dedique a la filantropía, aunque construya 100 hospitales; pues siempre debió hacerlo, porque si tiene tanto dinero y no aporta, es un parásito más. Otra cosa es que existen muchas personas millonarias, pero ¿Cuántos Dostoevskys existen? ¿Cuántos Galileos? Una persona puede tener ambas, ser millonario y ser un genio; pero el punto es, que esa persona es importante, o cobra importancia para su humanidad y su Ser, no por su dinero, sino por lo que es como persona. También puede darse el caso de un genio sin dinero, o de un PEMP común y corriente sin dinero que es un PEMP brillante, por sus virtudes y su comportamiento digno de ser admirado. Esto está más que probado. Obsérvese el caso de Nikola Tesla.

Hemos demostrado que la esclavitud hacia lo material es una de las peores que existe. Y que, junto con el consumismo, impiden el desarrollo del Ser. Hemos dado las herramientas para que el PEMP pueda salir de ese trance, y vaya en busca de su Autenticidad, de su Ser auténtico. Pues un PEMP que es esclavo de las cosas materiales, o de estados psicológicos, no puede ser lo mejor que podría ser. Asumir nuestra Libertad, es también asumir el compromiso de respetar la Libertad del otro, de no intentar cosificarle o cosificarnos. Estamos condenados a ser libres, pero es lamentable que no estamos condenados a respetar la Libertad ajena. Es entonces nuestro deber, como seres que buscan su Autenticidad, completar la fórmula, y respetar la Libertad del otro, mientras trabajamos para que la nuestra no sea esclavizada.

SOBRE LEER

Leer siempre ha sido un mar de posibilidades, una apertura hacia universos infinitos que se trascienden a sí mismos. Esa Trascendencia no es una alusión metafísica, sino una palpable Verdad absoluta. Leer, y leer lo mejor que podríamos leer, es una catapulta hacia el avance positivista que buscamos, hacia un mejor modo de entendimiento. Y es el entendimiento, quien se muestra como un pilar ante el sin sentido, ante el absurdismo y ante las irrefutables verdades que el PEMP puede encontrar a lo largo de su Existencia.

¿Por Qué Leer?
Conferencia para la feria del libro en New York octubre 15-17 de 2021

¿Quién construyó Tebas, la de las siete puertas?
En los libros aparecen los nombres de los reyes.
¿Arrastraron los reyes los bloques de piedra?

Establecemos enseguida que no me agrada el título, aunque yo lo haya elegido, aunque nos haya reunido de forma tan amena para compartir y hablar sobre literatura. El título no me agrada, porque si tenemos que hacernos esta interrogativa, significa que no vamos por buen camino, que la humanidad se sumerge en una ignorancia abismal. Sería mejor preguntarnos: ¿Por qué respirar, por qué vivir?

Beneficios de leer:

- Fortalece el cerebro.
- Incrementa la empatía.
- Mejora el vocabulario, la memoria.
- Previene el declive cognitivo (Alzheimer).
- Reduce el estrés.
- Alivia la depresión.
- Prolonga la vida.
- **Mejora el pensamiento crítico.**
- Brinda conocimiento.
- Fortalece el pensamiento analítico.
- Mejora la concentración.
- Mejora la habilidad de escribir.

Virginia Woolf y Harold Bloom

Woolf, en su ensayo *How should one read a book?* nos dice lo siguiente: “El único consejo que una persona le puede dar a otra sobre leer, es que no escuche consejos, que siga sus propios instintos, que use su propio juicio para llegar a sus propias conclusiones”.

Bloom, en su libro *How to read and why,* le responde a Woolf: “No debemos malgastar nuestros esfuerzos de forma impotente e ignorante. Parece, que hasta que nos volvamos completamente nosotros mismos, algunos consejos sobre la lectura pueden ser útiles, incluso quizás esenciales. Woolf también encontró este tipo de consejos en algunos escritores y críticos literarios”.

Se debe buscar el punto medio entre estas dos posturas. Porque es posible que algunas personas no tengan la capacidad de elegir lo mejor que pudiesen elegir. Luego de que el lector adquiera experiencia, puede elegir lo que desea leer de una forma más consciente y atinada. Existen personas que a una temprana edad tienen un criterio bastante claro de lo que desean leer; pero en su mayoría, esta Libertad de elegir lo mejor que pudiésemos elegir llegará con el ~~Tiempo~~ inexistente, y con el esfuerzo del lector.

Y vuelvo y pregunto:

¿Quién construyó Tebas, la de las siete Puertas?
En los libros aparecen los nombres de los reyes.
¿Arrastraron los reyes los bloques de piedra?

Y Babilonia, destruida tantas veces,
¿Quién la volvió siempre a construir?
¿En qué casas de la dorada Lima vivían los constructores?
¿A dónde fueron los albañiles la noche en que fue terminada la Muralla China?

La gran Roma está llena de arcos de triunfo.
¿Quién los erigió?
¿Sobre quiénes triunfaron los Césares?
¿Es que Bizancio, la tan cantada,
sólo tenía palacios para sus habitantes?

Hasta en la legendaria Atlántida,
La noche en que el mar se la tragaba,
Los que se hundían,
Gritaban llamando a sus esclavos.

El joven Alejandro conquistó la India.
¿Él sólo?
César derrotó a los galos.
¿No llevaba siquiera cocinero?

Felipe de España lloró cuando su flota
Fue hundida. ¿No lloró nadie más?
Federico II venció en la Guerra de los Siete Años
¿Quién venció además de él?

Cada página una victoria.
¿Quién cocinó el banquete de la victoria?
Cada diez años un gran hombre.
¿Quién pagó los gastos?
Tantas historias.
Tantas preguntas.

Preguntas De Un Obrero Que Lee
—Bertolt Brecht

¿Por qué lo titula: "Preguntas de un obrero que lee"? ¿Qué significa aquí la lectura?
El obrero se hace preguntas porque lee, sino leyera, sino analizara, si no tuviese ese pensamiento crítico, no se haría esas preguntas. Aquí leer, es sinónimo de despertar, de abrirse al mundo y al conocimiento. También nos muestra las verdades que se esconden detrás de mentiras preestablecidas; nos muestra la antítesis de la tesis fabricada, y nos depara en una síntesis que nos demuestra, quiénes son en realidad importantes en la historia, quiénes son en realidad los esclavos de sus espejismos.

El Único Modo de Leer

"Creo que la frase 'lectura obligatoria' es un contrasentido; la lectura no debe ser obligatoria. ¿Debemos hablar de placer obligatorio? ¿Por qué? El placer no es obligatorio, el placer es algo buscado. ¡Felicidad obligatoria! La felicidad también la buscamos. Yo he sido profesor de literatura inglesa durante veinte años en la Facultad de Filosofía y Letras de la Universidad de Buenos Aires y siempre les aconsejé a mis estudiantes: si un libro les aburre, déjenlo; no lo lean porque es famoso, no lean un libro porque es moderno, no lean un libro porque es antiguo. Si un libro es tedioso para ustedes, déjenlo; aunque ese libro sea el *Paraíso Perdido* —para mí no es tedioso— o *El Quijote* —que para mí tampoco es tedioso—. Pero si hay un libro tedioso para ustedes, no lo lean; ese libro no ha sido escrito para ustedes. La lectura debe ser una de las formas de la felicidad, de modo que yo aconsejaría a esos posibles lectores de mi testamento —que no pienso escribir—, yo les aconsejaría que leyeran mucho, que no se dejaran asustar por la reputación de los autores, que sigan buscando una felicidad personal, un goce personal. Es el único modo de leer".

—Jorge Luis Borges
Borges para millones
Entrevista realizada en la Biblioteca Nacional en 1979

Deconstrucción a la Frase de Borges

Ronda una frase de Borges titulada: "El único modo de leer". La frase parece ser refugio de muchos para dejar de leer o creerse con derecho a rechazar ciertos libros. La frase es muy buena; pero debemos leer entre líneas y tener claro lo siguiente:

El derecho a dejar libros debe ser ganado sobe la base del esfuerzo del lector. Existen libros tediosos pero necesarios. Borges no completó la frase, o se la interpreta de forma trivial. Resulta muy fácil decir: "lo dejo", pero y si hablamos de *Ulysses*, o de *Finnegans Wake*, o de *Being and Time*, libros exigentes. ¿Habría que dejarlos por su exigencia? A Borges no le fue fácil leer a *Finnegans Wake*; sin embargo, lo leyó. Borges habla desde un lugar del que pocos pueden hablar; habría que ganarse el derecho a rechazar libros. Sí existen libros que son una pérdida de Tiempo, y muchos clásicos que no valen la pena; pero también existen libros exigentes, no debemos confundirlos. También se debe tomar en cuenta el tipo de lector. No todos los lectores (en especial si son escritores) buscan lo mismo en un libro.

Se debe ser selectivo en lo que se lee, primero porque el Tiempo inexistente del lector se respeta, y segundo porque no podremos leer todo lo que quisiéramos a lo largo de nuestra vida. Pero ya analizando con más profundidad la frase: Borges habla desde un lugar poco transitado, el de saber qué se lee, por qué se lee y cómo se lee. Lo primero es si el lector es también un escritor o quiere serlo, o si al lector no le interesa la literatura a tal grado, si lee por sólo placer, o si lee para aprender de lo que lee para luego aplicarlo; habría que definir el tipo de lector. Cuando Borges hace alusión a Milton y a Cervantes, no creo que lo haga desde el lugar en sí en que se cree, pues otras veces ha dicho: "Pobre es la vida de quien no ha leído *Las Mil y Una Noches*"; significando la urgencia de leer dicha obra. Se puede elegir, de hecho, todos elegimos, ¿pero elegimos desde el sabernos capaces de elegir, o desde la haraganería, desde el tedio antes mencionado que tendríamos que definir? Esta frase, si no se interpreta bien, abre la puerta a excusas y a pensarnos en un lugar que quizás aún no estemos; pues cabe recordar, que Borges habla desde un lugar muy diferente al de muchos.

Si el lector cuenta con una idea clara de lo que es la literatura y de lo que significa para sí mismo, entonces, elegir se convierte en una tarea rutinaria. Si el lector sabe lo que busca, y lo busca basado en un análisis profundo de la literatura, la filosofía y el arte en general...

Bien podría ser que un libro no haya sido escrito para nosotros; pero también podría ser que nosotros aún no estemos capacitados para leer ciertos libros.

Leer y Traducciones

Traducción a una frase de Schopenhauer

La traducción al español no está completa, o dicho de una mejor forma, fue manipulada. Aquí agregaré la traducción al inglés, que por ser una lengua germánica se acerca más al alemán. No por esto ha de entenderse que el español no puede acercarse a dicha traducción; pero sí es sospechoso que el traductor, la editorial, o el editor, decidieron eliminar la parte política y eclesiástica. Podría ser porque conocen el mercado latino, y entienden que les conviene más obviar esa parte por cuestiones de ventas. De todas formas, fue un error; el traductor, como lo aclara Benjamin en su ensayo *The Task of the Translator*, debió presentar al público una traducción libre de manipulaciones y deseos personales.

"The art of not reading is a very important one. It consists in not taking an interest in whatever may be engaging the attention of the general public at any particular time. ***When some political or ecclesiastical pamphlet, or novel, or poem is making a great commotion, you should remember that he who writes for fools always finds a large public.*** *A precondition for reading good books is not reading bad ones: for life is short".*

"When some political or ecclesiastical pamphlet, or novel, or poem is making a great commotion, you should remember that he who writes for fools always finds a large public". Esta es la parte eliminada de la traducción al español. **"Cuando algún panfleto político o eclesiástico, o novela, o poema crea una gran conmoción, se debe recordar que quien escribe para los idiotas siempre encuentra un gran público".**

Traducciones de Poe al español

En una tesis de Andrea Castro titulada: "Edgar A. Poe en Castellano y sus reescritores: El caso de *'The Oval Portrait'*" (1842); Castro analiza las diferentes traducciones al castellano de Poe. Se enfoca de manera especial en tres traducciones:

Carlos Oliveira (1884) "El Retrato Oval".
- Dice ser traducido del inglés; pero toma más como referencia la traducción al francés de Baudelaire (1856 y 1857).
- Dirigida más a un público argentino.

Alfonso Hernández Catá (1908) "El Retrato Ovalado".
- Se toma todas las libertades posibles.
- Suprime párrafos completos.
- Se olvida de detalles esenciales.

Julio Cortázar (1956) "El Retrato Oval".
- Dirigida a un público hispanoamericano.
- Se mantiene muy cerca del texto fuente en inglés.
- Se toma algunas libertades.

Descartando de inmediato las traducciones de Oliveira y de Catá, nos enfocaremos en la traducción de Cortázar. El lector puede acceder a la conferencia en YouTube *¿Por Qué Leer?*, y entender un poco más porqué los descarto de inmediato. La traducción de Cortázar es de 1956, y me parece que es la más fiel al cuento de Poe. No estoy por completo de acuerdo con algunas libertades que se tomó, pero creo que hasta la fecha es la mejor de todas.

Traducir a una figura tan emblemática como Poe no es tarea fácil, conlleva una responsabilidad enorme. Me parece que Cortázar reconocía esta responsabilidad e hizo el mejor trabajo que pudo hacer. De todas formas, me parece que necesitamos una traducción más reciente de Poe y de sus cuentos tan bien escritos, tan bien organizados y donde nada sobra.

The Task of The Translator **(La Tarea Del Traductor)**

(Walter Benjamin)

- No se debe traducir el significado literal de las palabras, se debe traducir la esencia del escrito. Para eso se necesita un profundo entendimiento de ambas lenguas.
- Incluso palabras que tienen un significado fijo podrían sufrir un proceso de madurez.
- La tarea del traductor consiste en encontrar la intención a través del idioma en el cual se está traduciendo, este a su vez produce un eco del original.
- La fidelidad en la traducción de palabras individuales casi nunca reproduce el significado que poseen en el original.

El traductor debe elegir la oración correcta a la hora de traducir.
¿Cómo sabe el traductor que ha elegido la oración correcta?
Porque elige la mejor de las oraciones posibles.

¿Cómo sabe que es la mejor de las oraciones posibles?
Porque la intención del original, la esencia del original y la Totalidad del original así lo determinan. Sería una traducción que entiende el original incluso mejor que su propio creador.

¿Y qué es la intención, la esencia, la Totalidad de un escrito? La intención es lo que el original busca lograr, la esencia es lo inseparable del texto, es la fuerza invisible e inherente al escrito; la Totalidad es el cierre, y dentro de esa Totalidad se encuentra la esencia y la intención. Cuando decimos Totalidad, se entiende que es porque existe un comienzo y un final; pero el escrito también existe fuera de esa Totalidad, que se puede interpretar como los diferentes tipos de lecturas que los lectores pueden realizar del escrito, en este caso, de la traducción y del original; entonces, esa Totalidad se extiende hacia el infinito.

Esto también nos sirve para entender cuando un escritor es un buen escritor; pues lo que se dificulta, lo que sale a relucir, es cuando un escrito no expresa lo que quiere expresar, como quiere expresarlo. A esto se le añade que la esencia de lo expresado, carece de coherencia, y la Totalidad entonces pasa a ser una Totalidad de lo incoherente, de lo no trascendente en términos de buen escrito.

The Dream of a Ridiculous Man (1877)
(Dostoevsky)

- El Suicidio como respuesta al nihilismo.
- Interrupción del Suicidio por el recuerdo de la niña.
- El cuento refleja lo que le ha sucedido a la raza humana.
- Lecturas de Dostoevsky de la biblia y Poe.
- La niña que no ayudó y la menciona al final del cuento. Y así irá anunciando la Verdad al mundo.
- El descubrimiento de la Verdad.

Dostoevsky nos revela cómo puede ser el mundo, cómo fue el mundo, y en qué lo hemos convertido. Es un hombre que despierta, en el mayor sentido de la palabra. Que ya no camina ni piensa como piensan los demás, porque ha descubierto la Verdad. Entonces se enfrenta a la alienación, sólo él conoce la Verdad; por ende, tiene la obligación de anunciarla a los demás. Imagino Nietzsche realizó una excelente lectura de este cuento, porque eso es Zarathustra. ¿O acaso Zarathustra no es un hombre que conoce una Verdad que nadie más conoce y baja de una montaña para anunciarlo al mundo? *The Dream of a Ridiculous Man* es una lectura donde el lector viaja a través del mundo fantástico del sueño. También se encuentra con una realidad que ya no puede ser vista con los mismos ojos, con el mismo entendimiento. El cuento trasciende tanto al escritor como al lector, y los trasciende porque la historia demanda que tanto el lector como el escritor, se sitúen en un plano distinto al de ambos, un plano que invade tanto la realidad como el mundo del sueño como se conoce.

Releer e Importa lo que se Lee

Kafka mejora la capacidad cognitiva. Su cuento *A Country Doctor* así lo afirma. Lo afirma no sólo por el gran escritor que es Kafka, sino también por un experimento realizado por psicólogos en las siguientes universidades: *the University of California in Santa Barbara and the University of British Columbia.* Estas universidades descubrieron, que cuando el lector es expuesto al surrealismo, esto mejora los mecanismos cognoscitivos que están encargados de las funciones de aprendizaje implícitas.

Como ya vimos en el análisis de la frase de Borges, ser selectivo en lo que se lee no es un esnobismo o un elitismo, es más bien, proteger nuestro cerebro de informaciones irrelevantes y en muchas ocasiones hasta dañinas. No todos los libros que existen brindan al lector un contenido que le ayude.

La relectura aparece como parte vital, como el ejercicio o el cuidado higiénico del PEMP. Releer (cuando se relee un texto que merece ser releído) es realimentar, redescubrir, mantener, reexplorar, reinventar un mundo de posibilidades; porque la lectura es eso, es un universo de posibilidades. Volver a libros que nos han marcado, a libros que nos trascienden porque siempre están y se presentan en nuestra vida cotidiana, es siempre mucho más; porque leer es siempre un encuentro con el arte que encierra a todas las demás artes, es un arte donde puede encontrarse, la Totalidad.

Don Quixote (1605, 1615)
(Cervantes)

La literatura es una batalla contra los gigantes que muchos confunden con molinos de viento. Nadie lo entiende mejor que Don Quixote; pues no importa cuantas veces Sancho trate de devolverlo al mundo ficticio, Don Quixote mantiene esa convicción vehemente que lo caracteriza. (Del ensayo: *La Literatura y Los Gigantes*).

En el Cap. 6 del Quixote, "Del donoso y grande escrutinio que el cura y el barbero hicieron en la librería de nuestro ingenioso hidalgo", se habla de las traducciones y también nos encontramos con la quemadura de la biblioteca de Don Quixote.

- Traducciones y el original

"—Ni aún fuera bien que vos le entendiérades — respondió el cura—; y aquí le perdonáramos al señor capitán que no le hubiera traído a España y hecho castellano; que le quitó mucho de su natural valor, y lo mismo harán todos aquellos que los libros de verso quisieren volver en otra lengua: que, por mucho cuidado que pongan y habilidad que muestren, jamás llegarán al punto que ellos tienen en su primer nacimiento"
(Capítulo VI de la Primera parte).

Una traducción jamás será tan buena como el original. La poesía es considerada prácticamente intraducible. Aquí tenemos que volver a traer a Benjamin y su *Task of The Translator.* Benjamin entiende muy bien que una traducción jamás será tan buena como el texto original, y procede a dar pautas para que el traductor pueda ejecutar mejor su trabajo. En ocasiones, el traductor puede transmitir la esencia del original, incluso mejor que su propio autor, pero es bastante raro que esto suceda.

- ¿Quién los quema y cuál es la autoridad que los quema?

El cura es quien ordena la quemadura de la biblioteca de Don Quixote. Considera que los libros de caballería lo han deparado en la locura. La autoridad que los quema es la iglesia, y para un mayor abarcamiento del tema, diremos que las religiones los queman; porque cualquier religión que hubiese estado al mando en esos tiempos, los hubiese quemado. También cualquier emperador, tirano, o gobierno totalitario los hubiese quemado. Entonces, el cura representa mucho más que sólo su imposibilidad de hacer el bien. El cura representa el mal que siempre ha enfrentado la Libertad de pensamiento, y la posibilidad de tener pensamiento crítico.

- ¿Por qué los queman?

No los queman porque quieren ayudar a nuestro héroe, los queman porque a ellos no les conviene que un personaje como Don Quixote exista; un personaje que representa la Libertad de pensamiento y la Libertad de construir lo que él piensa que es el bien, independiente de cualquier autoridad. Ese es el punto, que la autoridad y las autoridades quieren mantener al PEMP controlado para no perder el poder. Por consiguiente, cuando aparece una figura que atenta contra el poder de los que mandan, esa figura debe ser eliminada a toda costa, debe ser tildada de loca y de irreverente. Porque al poder sólo le interesa mantenerse a sí mismo y expandirse, porque si no sigue conquistando, se muere.

Si nos percatamos, la quemadura era innecesaria, porque ya Don Quixote se había convertido en lo que quería, ya los libros habían surtido su efecto en él; así que pudo seguir su aventura pese a esto. Pero los queman de todas formas porque ellos (los que mandan) tienen que hacer un ejemplo de este “loco” que atenta contra el poder de la iglesia, y de los demás ~~jefes~~ mundiales. No vaya a ser que a otra persona se le ocurra convertirse en “loco”.

Es importante recordar, que el cura decide no quemar algunos libros, por considerarlos “buenos”. También está el caso de *El Cancionero*, libro que se salva porque el autor es amigo del cura, o sea, amigo del plan para controlar al PEMP.

Don Quixote no es un loco que recobra la cordura; Don Quixote es un símbolo de Libertad, de constante exhortación a atrevernos a ser diferentes. *El Quixote* es una metaficción no sólo de sí mismo, sino también de la propia vida; una metaficción que trasciende tanto a su héroe como a Cervantes; porque la Totalidad de la obra no se completa hasta que invade la realidad y nos sumerge en un mundo lleno de infinitas posibilidades.

“We can grant them intellectual freedom because they have no intellect”.
“Podemos darles libertad intelectual porque ellos no tienen intelecto”.
—George Orwell

¿Por Qué Leer?
Conferencia para la feria del libro en New York octubre 15-17 del 2021

La lectura es una de las defensas más poderosas que posee el PEMP para contrarrestar todo el exceso de entretenimiento y los demás males que quieren controlarle. Es una entrada hacia un despertar que conduce el intelecto hacia infinitas dimensiones. Es darse cuenta de que Tebas fue construida, no por sus reyes, sino por sus obreros; es entender que, aunque Woolf y Bloom difieren en algunas cosas, en algo están totalmente de acuerdo, en la exhortación a la lectura; es encontrar en el placer por la lectura que Borges menciona, una guía de transformación existencial; es navegar por el pesimismo de Schopenhauer, y cargar la Angustia que demandan sus lecturas; es ahondar en una traducción, y verla con la lupa de Benjamin; es estudiar a Poe y la traducción de Cortázar de su obra; es entrar en el plano del hombre ridículo de Dostoevsky, y entender por qué no se suicida al final de la historia; es elegir y releer a escritores como Kafka, que mejoran nuestra capacidad cognitiva; es encontrar, tanto en *El Quixote* como en Orwell, un apoyo incondicional que nos conduzca por universos de metaficción y de Libertad, una Libertad que es siempre ganada; porque leer siempre será, una batalla contra los gigantes que muchos confunden con molinos de viento.

DEL EJERCICIO Y LA DIETA

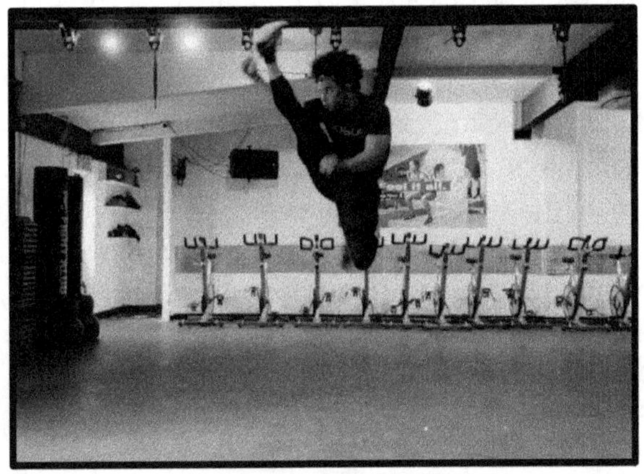

Jairo Ramírez (2022)

Si se elige la vida porque el Suicidio nos resulta incierto, resulta lógico pensar que se ha elegido vivir en vez de morir; por ende, vivir la mejor de las vidas posibles se presenta como parte de la Autenticidad del PEMP. Uno no debería quejarse de problemas corporales, sin antes haber agotado todas las posibles opciones para con una buena dieta y ejercicio constante. Recordar que se puede elegir una mala dieta es vital. No proponemos obligar a nadie a vivir una vida más saludable; pero se entiende también por esto, que no se vive la mejor de las vidas posibles, y no se vive, porque existiría una contradicción entre Ser y Muerte, entre el buen funcionamiento de nuestro organismo y su deterioro. También se une a todo esto, el deseo que manifiesta el PEMP de sentirse mejor, y de vivir la mejor de las vidas posibles.

Convencidos de la importancia que tiene una buena dieta y el ejercicio regular, procederemos a tratarlos de una forma más directa.

Es evidente que para que el PEMP pueda llamarse un Ser auténtico, que sale y entra de su Autenticidad, en la medida en que se acerca o se aleja de ella, a través de sus acciones y sus posibles no acciones, debemos actuar con una coherencia que reduzca a gran escala, el número de contradicciones que se puedan presentar.

Part of being an authentic being is leading by example, and philosophy is not the exception. The philosopher must live the life he/she preaches that others must live. How can one write phenomenologically about Being, without pushing the limits of Dasein? One can certainly do so, but when the philosopher has tested the waters himself, the philosopher doesn't just have more credibility; but also, a feeling, and a certainty that's not attained without the experience of the work itself.

Por esto decidí, mucho antes de empezar a escribir este libro; que yo, como filósofo y como ente que busca respuestas y angustias, debía someterme a un entrenamiento físico rígido y a una dieta saludable. El ejercicio y la dieta saludable no me son ajenos; ya que, desde los 5 años, practico artes marciales. Pero este plan de ejercicios y dieta los realicé mientras escribía este libro, para tener una Consistencia y una coherencia mayor. En este momento tengo 37 años,

190 libras y mido 5'11. También he grabado videos y los he publicado en internet. También grabaré o es posible que ya haya grabado un documental que acompañará a este libro. En él se mostrarán videos y ejemplos de los ejercicios que voy a detallar a continuación. El lector también podrá encontrar los demás temas pertenecientes a este libro.

Platón se refirió al entrenamiento físico en *La República*, pero no dejó un método a seguir, una guía para que el Dasein de Heidegger pudiera validar su Autenticidad; o para que el Ser libre sartreano ejerciera su Libertad. Tampoco ninguno de estos filósofos, y muchos otros, tomaron gran interés por el entrenamiento físico, y mucho menos lo adaptaron a sus vidas.

A continuación, detallo varios programas de ejercicios y de dietas que el lector puede seguir para tener una vida más saludable. El lector puede adaptar estos ejercicios a su conveniencia, cambiando los pesos y algunos movimientos, en caso de no contar con las maquinarias necesarias. Lo que sí podemos decir, a partir de este experimento, es que el lector no tiene cómo negarse ante la Verdad encontrada, ante los beneficios que posee el entrenamiento físico y la dieta saludable.

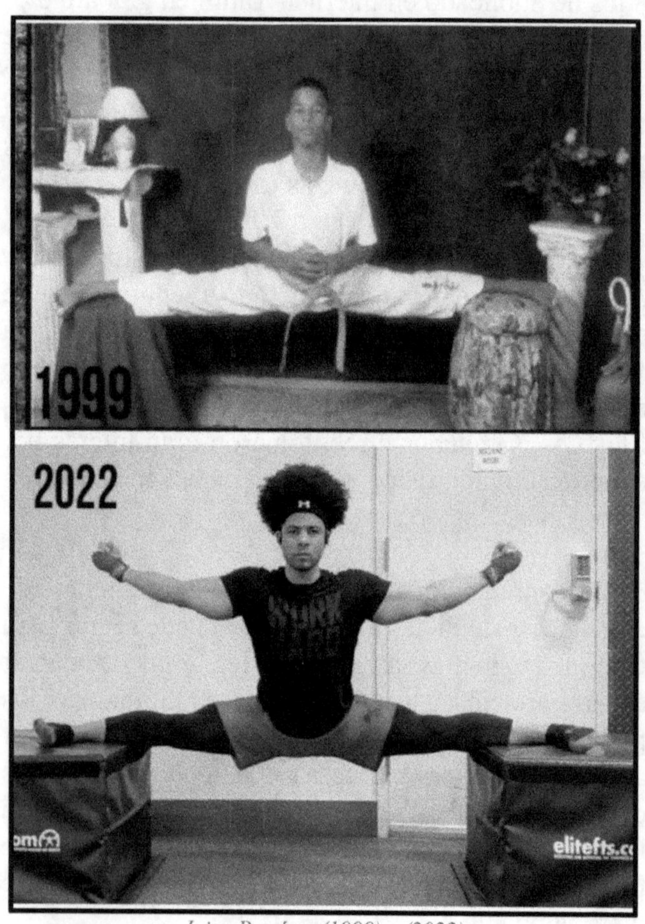

Jairo Ramírez (1999) y (2022)

DIETS AND WORKOUTS

Friday, April 1st, 2022

Workouts

Workout 1
Front Squats.
135 lbs. / 15 Reps.
225 lbs. / 10 Reps.
245 lbs. / 5 Reps.
269 lbs. / 3 Reps.
300 lbs. / 1 Rep.
225 lbs. / 5 Reps.
135 lbs. / 10 Reps.

Workout 2
Cardio
Round 1
5min. Run / 10 Speed.
10 Hang Cleans / 89lbs.
10 Burpees
500m. Row

Round 2
4min. Run / 11 Speed.
10 Hang Cleans / 89lbs.
10 Burpees
500m. Row

Round 3
3min. Run / 12 Speed.
10 Hang Cleans / 89lbs.
10 Burpees
500m. Row

Round 4
2min. Run / 13 Speed.
10 Hang Cleans / 89lbs.

10 Burpees
500m. Row

Round 5
1min. Run / 14 Speed.
10 Hang Cleans / 89lbs.
10 Burpees
500m. Row

Workout 3
Abs. Roller / 50 Reps.
300 Sit-ups.

Monday, April 4th, 2022

Diet
Breakfast: Omelet.
Snack: Nuts.
Lunch: Chicken and Vegetables.
Snack: Fruits.
Dinner: Tuna Salad.
(Lots of water)

Workouts
Chest
4 Sets Incline Barbell - 10 Reps Each. 135lbs.
4 Sets Flat Bench Dumbbells - 10Reps.
34kg / 36kg / 40kg / 42kg
4 Sets Flat Bench Dumbbells Flyes
20kg / 22kg / 22kg / 22kg

Biceps
4 Sets. 15kg Dumbbells. 20Reps. (Different Variations)

Cardio
CrossFit Workout
4 Rounds of:
400m Sprint.

20 Burpees.
400m Row.

Abs. 300
50Reps of each variation.

Tuesday, April 5th, 2022
Diet (No Gym)
Breakfast: Omelet.
Snack: Nuts.
Lunch: Chicken and Couscous.
Snack: Avocado and Couscous.
Dinner: Shrimp Salad.
(Lots of water)

Wednesday, April 6th, 2022

Diet
Breakfast: Omelet / orange juice (half a glass).
Snack: Nuts.
Lunch: Chicken and Vegetables.
Snack: Fruits.
Dinner: Salmon and Vegetables.
(Lots of water)

Thursday, April 7th, 2022

Diet
Breakfast: Omelet.
Snack: Nuts.
Lunch: Salmon and Vegetables.
Snack: Fruits.
Dinner: Chicken and Vegetables.
(Lots of water)

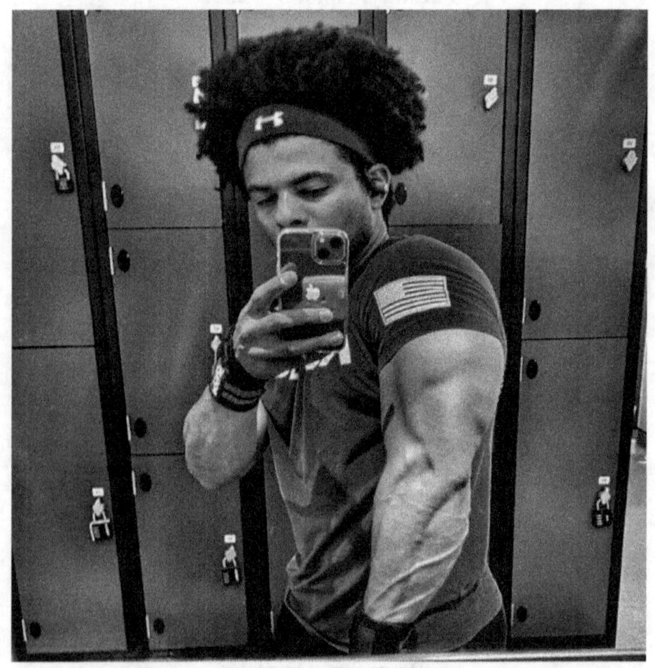

Jairo Ramírez (2022)

Friday, April 8th, 2022

Diet
Breakfast: Omelet.
Snack: No Snacks. (Went for a 3 Mile Walk).
Lunch: Couscous and Tuna.
Snack: Fruits.
Dinner: Chicken Salad.
(Lots of water)

Workouts
Chest
Dumbbell Semi-Incline Bench
30kg / 32kg / 36kg/ 40kg (10 Reps. Each)

Dumbbell Flyes.
18kg 20Reps.
20kg 15Reps.
22kg 10Reps.

Cable Flyes
30lbs 20Reps.
35lbs 15Reps.
40lbs 12Reps.
50lbs 10Reps.
60lbs 10Reps.
70lbs 10Reps.

Shoulders
Dumbbell Shoulder Press
22kg / 24kg / 26kg / 28kg (10Reps. Each).

Shoulder Press Machine.
100lbs. 20Reps.
120lbs. 15Reps.
140lbs. 10Reps.

Military Shoulder Press.
89lbs. 10Reps.

89lbs. 10Reps.
111lbs. 8Reps.
135lbs. 5Reps.

Dumbbell Flyes 10kg / Sit-ups.
Set 1. 15Reps. / Sit-ups 50Reps.
Set 2. 12Reps. / Sit-ups 50Reps.
Set 3. 10Reps. / Sit-ups 50Reps.
Set 4. 8Reps. / Sit-ups 50Reps.

Triceps
50 lbs. 25Reps.
80 lbs. 20Reps.
100 lbs. 15Reps.
120 lbs. 10Reps.
150 lbs. 5Reps.
150 lbs. 5Reps.
120 lbs. 5Reps.
100 lbs. 5Reps.
80 lbs. 5Reps.
50 lbs. 5Reps.

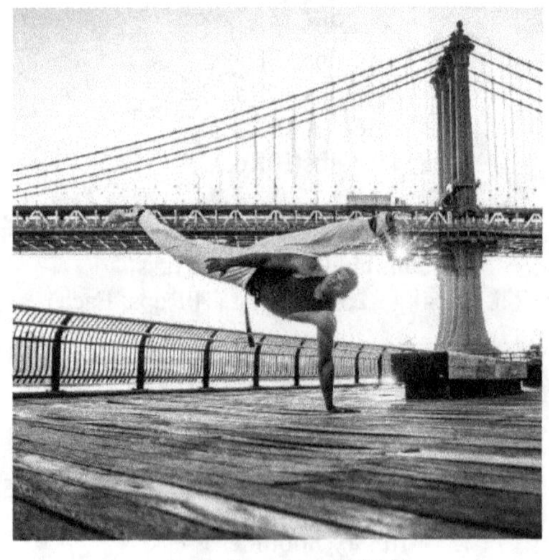

Jairo Ramírez (2015)

Saturday, April 9th, 2022

Diet

Breakfast: Whole Wheat Toast / Boiled eggs / Bacon / Cheddar Cheese.
Snack: No Snacks.
Lunch: Tuna Salad
Snack: Fruits.
Dinner: Jacket Sweet Potatoes.
(Lots of water)

Martial Arts Training.

Workout 1

Round 1
Jump Rope 500Reps.
20 Rising Kicks.
20 Sit-ups.

Round 2
Jump Rope 400Reps.
20 Turning Kicks.
20 Sit-ups.

Round 3
Jump Rope 300Reps.
20 Side Kicks.
20 Sit-ups.

Round 4
Jump Rope 200Reps.
20 Front Hook Kicks.
20 Sit-ups.

Stretching
Split hold for 6min.

Workout 2

Punching Bag

10 Rounds of 2min Work / 20sec. Rest.

Workout 3
3mins of Footwork against the bag.

Stretching
Split hold for 4min.

Workout 4
Some Techniques and Combos.

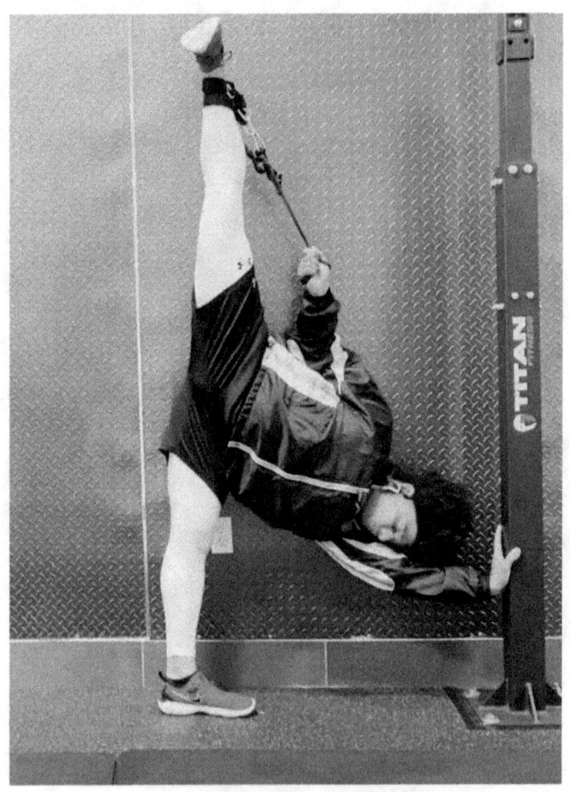

Jairo Ramírez (2021)

Monday, April 11th, 2022.

Diet
Breakfast: Omelet.
Snack: No Snack.
Lunch: Chicken and Salad.
Snack: 4 Strawberries.
Dinner: Steak and Vegetables. (Lots of Water)

Workouts

Legs
Front Squats
111lbs. 12Reps.
135lbs. 10Reps.
225lbs. 5Reps.
269lbs. 2Reps.
225lbs. 5Reps.
135lbs. 10Reps.
111lbs. 15Reps.

Leg Press
200lbs. 15Reps.
220lbs. 12Reps.
240lbs. 10Reps.
260lbs. 8Reps.
300lbs. 8Reps.

Leg Extension
100lbs. 15Reps.
120lbs. 12Reps.
140lbs. 10Reps.
160lbs. 8Reps.
180lbs. 8Reps.
200lbs. 8Reps.
220lbs. 8Reps.

Back
Cable Pull.
100lbs. 15Reps.
120lbs. 12Reps.
140lbs. 10Reps.

T-Bar Pull Down
100lbs. 15Reps (Front and back)
120lbs. 10Reps. (Front and back)
140lbs. 10Reps. (Front).

Cardio
4 Rounds of:
Round 1
500m Row.
10 Burpees.
500 Jump Rope.
50 Sit-ups

Round 2
500m Row.
10 Burpees.
400 Jump Rope.
50 Sit-ups

Round 3
500m Row.
10 Burpees.
300 Jump Rope.
50 Sit-ups

Round 4
500m Row.
10 Burpees.
200 Jump Rope.
50 Sit-ups.

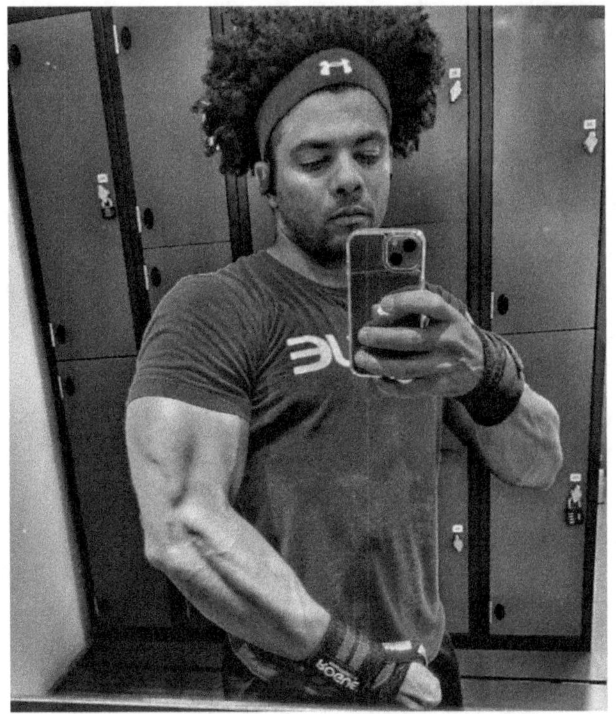

Jairo Ramírez (2022)

Wednesday, April 13, 2022

Diet
Breakfast: Omelet.
Snack: No Snack.
Lunch: Chicken and Couscous.
Snack: Tuna and Crackers.
Dinner: Chicken Salad.
(Lots of Water)

Workouts
Chest
Semi incline Bench. Dumbbells
34kg / 36kg / 40kg / 42kg

4 Sets Flat Bench Dumbbells Flyes
20kg / 22kg / 24kg / 24kg

Cable Flyes
35lbs. / 40lbs. / 45lbs / 50lbs. / 60lbs. / 60lbs. 10Reps.
Biceps (Dumbbells)
2 Sets. 20kg 10Reps. (Hammer Style).
2 Sets. 14kg 10Reps. (Normal).
2 Sets. 15kg. 15Reps. (Hammer to the chest).
2 Sets. 15kg 10Reps. (Arnold Curls).
3 Sets. 45lbs. Barbell 20Reps.

Cardio
4 Rounds of:
Round 1
400m Sprint. (Speed 11)
400m Ski Row.
400m Row.
21 Hang clean and Jerk (89lbs.)

Round 2
400m Sprint. (Speed 12)
400m Ski Row.
400m Row.

15 Hang clean and Jerk (89lbs.)

Round 3
400m Sprint. (Speed 13).
400m Ski Row.
400m Row.
10 Hang clean and Jerk (89lbs.)

Round 4
400m Sprint. (Speed 14)
400m Ski Row.
400m Row.
6 Hang clean and Jerk (89lbs.)

Thursday, April 14th, 2022

Diet (No Gym)

Breakfast: Eggs / Bacon / avocado / Toast / Beans / A Glass of Orange Juice.
Snack: No Snack.
Lunch: Chicken and Couscous
Snack: Nuts.
Dinner: Salmon / Mushrooms and Peppers.
(Lots of Water)

Friday, April 15th, 2022

Diet

Breakfast: Whole Wheat Toast with Eggs, Cheddar Cheese and Bacon.
Snack: No Snack.
Lunch: Tuna Salad
Snack: Fruits
Dinner: Shrimps / avocado / Mushrooms and Peppers
(Lots of Water)

Workouts.

Chest

Barbell Flat Bench
2 Sets of 135lbs. 12Reps.
1 Set of 179lbs. 10Reps.
1 Set of 225lbs. 5Reps.
1 Set of 135lbs. 20Reps.

Flyes Machine
2 Sets of 130lbs.
2 Sets of 140lbs.
1 Set of 150lbs.

Cable Flyes
40lbs. 10Reps.
45lbs. 10Reps.
45lbs. 10Reps.
50lbs. 20Reps.

Cable Flyes (Rising)
25lbs. 20Reps.
30lbs. 15Reps.
35lbs. 10Reps.
40lbs. 10Reps.
45lbs. 10Reps.

Shoulders

Dumbbell Press

20kg 20Reps.
22kg 15Reps.
30kg 10Reps.

Shoulder Press Machine
100lbs. 20Reps.
120lbs. 15Reps.
140lbs. 10Reps.

Cardio
Round 1
Hang Clean and Jerk 111 lbs. 10Reps.
Dumbbell Shoulder Rises 10Reps.
500m Row.

Round 2
Hang Clean and Jerk 135lbs. 5Reps.
Dumbbell Shoulder Rises 10Reps.
500m Row.

Round 3
Hang Clean and Jerk 157lbs. 3Reps.
Dumbbell Shoulder Rises 10Reps.
500m Row.

Round 4
Hang Clean and Jerk 179lbs. 2Reps.
Dumbbell Shoulder Rises 10Reps.
500m Row.

Biceps
Cables
60lbs. 20Reps.
100lbs. 15Reps.
120lbs. 10Reps.
150lbs. 10Reps.
100lbs. 10Reps. (Inverted hands)
100lbs. 10Reps. (Inverted hands)
60lbs. 10Reps. (Bending Over)

60lbs. 10Reps. (Bending Over).
100lbs. 10Reps.

Cardio
TKD Workout.
Jump Rope / Kicks / Abs.

50min Walk.

Wednesday, April 20th, 2022.

Diet and Workouts

Diet
Breakfast: Omelet.
Snack: No Snack.
Lunch: Chorizo Salad.
Snack: No Snack.
Dinner: Grilled Chicken and Sweet Potatoes.
(Lots of Water).

Workouts
Bike to the gym. (3miles)

Chest
Dumbbell Semi-Incline Bench
32kg 12 Reps.
34kg 12 Reps.
40kg 10 Reps.
42kg 8Reps.

Incline Dumbbell Flyes
20kg 15Reps.
20kg 15Reps.
22kg 10Reps.
22kg 10Reps.
18kg 15Reps.

Flat Bench Barbell
135lbs. 15Reps.
179lbs. 10Reps.
225lbs. 10Reps.
135lbs. 10 Reps.

Biceps
15kg Dumbbells 15Reps. (Hammer Style)
45lbs. Barbell 20Reps.
15kg Dumbbells 12Reps. (Regular Style)
45lbs. Barbell 20Reps.
15kg Dumbbells 15Reps. (Hammer Style)
45lbs. Barbell 20Reps.

Cardio
Round 1
Hang Clean and Jerk 89lbs. (10Reps.)
Over the bar Burpees (5Reps.)
400 Jump Rope.
20 Sit-ups.
400m Row.

Round 2
Hang Clean and Jerk 89lbs. (10Reps.)
Over the bar Burpees (5Reps.)
300 Jump Rope.
30 Sit-ups.
300m Row.

Round 3
Hang Clean and Jerk 135lbs. (10Reps.)
Over the bar Burpees (5Reps.)
200 Jump Rope.
40 Sit-ups.
200m Row.

Round 4
Hang Clean and Jerk 135lbs. (10Reps.)
Over the bar Burpees (5Reps.)

100 Jump Rope.
50 Sit-ups.
200m Row.
Bike Home (3 miles).

Friday, April 22nd, 2022.
Diet and Workouts

Shoulders
Dumbbell Shoulder Press
22kg 15Reps.
24kg 12 Reps.
26kg 10Reps.
30kg. 8Reps.

Shoulder Press Machine
100lbs. 20Reps.
120lbs 15Reps.
140lbs 10Reps.

Cardio
4 Rounds of:
400m Row.
10 Shoulder Rises (10kg).
Sledge Push 88 lbs.

Military Shoulder Press and Abs.
89lbs. 10Reps / 40 Sit-ups
89lbs. 10Reps / 40 Sit-ups
111lbs. 8Reps / 40 Sit-ups
135lbs. 5Reps / 40 Sit-ups
135lbs. 5Reps / 40 Sit-ups

Triceps
60lbs. 20Reps.
100lbs. 15Reps.
120lbs. 10Reps.
150lbs. 5Reps.
150lbs. 5Reps.

120lbs. 8Reps.
100lbs. 10Reps.
80lbs. 10Reps.
60lbs. 10Reps.
60lbs. 10Reps.
60lbs. 10Reps.
60lbs. 10Reps.

Tuesday, April 26th, 2022

Bike to the gym (3.5 Miles)

Legs
Front Squats
135lbs. 10Reps.
179lbs. 8Reps.
225lbs. 4Reps.
225lbs. 4Reps.
269lbs. 2Reps.
291lbs. 1Rep.
225lbs. 4Reps.

Walking Lunges
4 Rounds of 89lbs. (20 Steps).

Leg Press
198lbs. 15Reps.
308lbs. 10Reps.
396lbs. 10Reps.
484lbs. 8Reps.
506lbs. 6Reps.

Cardio
4 Rounds of:
Hang Clean and Jerk 89lbs.
400m. Row.
10 Pistols.

Abs (300Reps)

Knee to chest Crunches (50Reps.)
Side to Side Kettlebell (8kg) (50Reps.)
Rising Legs with an 8kg Kettlebell In my hands (50Reps.)
Scissors (50Reps.)
Side to Side Kettlebell (8kg) (50Reps.)

Bike Home (3.5 Miles)

Friday, April 29th, 2022

Workouts

Shoulders
Dumbbell Shoulder Press (10Reps. Each)
22kg
24kg
26kg
28kg

Shoulder Press Machine.
100lbs. 20Reps.
120lbs. 15Reps.
140lbs. 10Reps.

Cardio 1
3 Set of 21-15-9
Round 1
Hang Cleans (90lbs.) 21 Reps.
Ski Machine 21 Cal.
Rowing Machine. 21 Cal.

Round 2
Hang Cleans (90lbs.) 15 Reps.
Ski Machine 15 Cal.
Rowing Machine. 15 Cal.

Round 3
Hang Cleans (90lbs.) 9 Reps.

Ski Machine 9 Cal.
Rowing Machine. 9 Cal.

Cardio 2
Round 1
1min. Sprint Run
Military Shoulder Press. 21 Reps.
Burpees. 21 Reps.

Round 2
1min. Sprint Run
Military Shoulder Press. 15 Reps.
Burpees. 15 Reps.

Round 3
1min. Sprint Run
Military Shoulder Press. 9 Reps.
Burpees. 9 Reps.

Abs. 300
Bike Home (3 Miles)

Saturday, April 30th, 2022
Workouts

Workout 1
4 Rounds of:
1 min. Jump Rope
10 Turning Kicks / Side Kicks / Rising Kicks / Back Spinning Hooks

Stretching
3 Min. Hold Split Position

Workout 2
Punching Bag
10 Rounds of 1.30

Stretching
3 Min. Hold Split Position

Workout 3
20 Tornados
20 Side Kicks
20 Front Turning Kicks
20 Front Kicks
20 Back Spinning Hooks
20 Back Kicks
20 Front Hooks

Stretching
3 Min. Hold Split Position

December, 20th, 2022
Workout (Add a movement per round)

Round 1
10 Hang Cleans (135lbs.)

Round 2
10 Hang Cleans (135lbs.)
10 Front Squats (135lbs.)

Round 3
10 Hang Cleans (135lbs.)
10 Front Squats (135lbs.)
10 Deadlifts (135lbs.)

Round 4
10 Hang Cleans (135lbs.)
10 Front Squats (135lbs.)
10 Deadlifts (135lbs.)
100 Jump Rope

Round 5
10 Hang Cleans (135lbs.)
10 Front Squats (135lbs.)
10 Deadlifts (135lbs.)
100 Jump Rope
Rower 300m

Round 6
10 Hang Cleans (135lbs.)
10 Front Squats (135lbs.)
10 Deadlifts (135lbs.)
100 Jump Rope
Rower 300m
Skierg 300m

Round 7
10 Hang Cleans (135lbs.)
10 Front Squats (135lbs.)

10 Deadlifts (135lbs.)
100 Jump Rope
Rower 300m
Skierg 300m
10 Burpees

Round 8

10 Hang Cleans (135lbs.)
10 Front Squats (135lbs.)
10 Deadlifts (135lbs.)
100 Jump Rope
Rower 300m
Skierg 300m
10 Burpees
10 Pistols.

Round 9
10 Hang Cleans (135lbs.)
10 Front Squats (135lbs.)
10 Deadlifts (135lbs.)
100 Jump Rope.
Rower 300m
Skierg 300m
10 Burpees
10 Pistols
Handstand Walk 40m

Round 10
10 Hang Cleans (135lbs.)
10 Front Squats (135lbs.)
10 Deadlifts (135lbs.)
100 Jump Rope
Rower 300m
Skierg 300m
10 Burpees
10 Pistols
Handstand Walk 40m
1min Sprint (18 pace)

La dieta saludable y el entrenamiento físico van mucho más allá de la metafísica. Son virtudes palpables que deben ser cosechadas para entender mejor sus beneficios. No puede el Dasein ser un Ser auténtico si no acepta que es un ser-para-la-muerte; pero tampoco puede serlo si no cultiva las virtudes inmediatas que exige el estado-de-situado. La Existencia inauténtica se muestra, en la contradicción que existe cuando el PEMP expresa sus deseos de obtener estas virtudes, y en su imposibilidad de lograrlo por falta de Disciplina y Consistencia; virtudes que están ligadas de forma inherente a la Existencia auténtica.

LA VERDAD

El PEMP vive en el mundo ficticio que le quieren imponer a Don Quixote. Es elegir la mentira a toda costa. Porque la Verdad representa y expone nuestras limitaciones, nuestros fracasos, nuestras angustias más escondidas. Desde Nietzsche, con su "no existen hechos sólo interpretaciones", hasta todos los postmodernos, científicos y nihilistas que sostienen que no existe la Verdad, o que la Verdad es sólo la fragmentación de la historia, se equivocan. La fragmentación de la historia sí forma parte de una Verdad, y debemos analizar la historia con una lupa, al igual que los hechos que le han dado a la historia su curso; pero no es que carecemos de una Verdad; de hecho, toda la historia es una Verdad absoluta, y es absoluta porque no puede sino serlo, y no puede sino serlo, porque su propia infinitud así lo comprueba. La propia Existencia de la historia denota la Existencia de una Verdad, una Verdad irrefutable que es la Existencia de la historia. Tenemos un efecto cartesiano, un *cogito ergo sum*. Porque de lo que no podemos dudar es de la Existencia de la historia, y esa Verdad nos comprueba, como comprobó Descartes, que existe algo de lo que tenemos constancia.

El PEMP inauténtico elige la mentira y se resigna a su Inautenticidad; porque es más fácil, porque la Autenticidad, y tener la Humildad para admitirlo, requiere de trabajo. Camus habla del Suicidio filosófico, y acierta de una manera gigantesca, aunque no del todo. Pero aquí nos referiremos a las mentiras que el PEMP inauténtico elige para no angustiarse, y por última instancia, para no pensar. No angustiarse es no pensar. Eligen por nosotros, nos cosifican. Requerimos de una Angustia existencial que nos revele la Verdad, y si no existe una Verdad contundente, por lo menos existe la duda y la Verdad de que esa mentira no es el camino, no es algo que debamos seguir si queremos ser seres auténticos.

Nadie posee el poder divino de absolver los pecados. Ningún humano, posee el poder para perdonar los pecados a nadie. Esto, es una Verdad absoluta. Aún no se resuelve la cuestión de la figura de dios, y se pretende obrar en su nombre. Como ya he dicho antes, aún no entendemos por completo el *Ulysses*, o el *Finnegans Wake*, y se pretende haber resuelto lo de la figura de dios. Esto, es una Verdad absoluta. Y lo es, porque nadie se ha sentado a tomarse un café con dios; o ha escuchado su voz. dios, como lo estudiamos unas páginas atrás, es más una creación humana, que una Verdad absoluta y necesaria.

Otra Verdad absoluta es lo que hacen los defensores de dios en la tierra. Quemar a Giordano Bruno, obligar a Galileo a disculparse, matar y mentir sin piedad, adueñarse de los pensamientos de los más débiles, condenar a todos los que piensan diferente a ellos… Estos hechos son verdades absolutas y al mismo tiempo forman parte de la mentira que el PEMP inauténtico protege y promueve.

Decir que no existe la Verdad, es decir que nosotros no existimos, que no existe nada. Uno tendría que negar toda la Existencia y la inexistencia; porque la inexistencia, la Nada, son también una Verdad, si es que admitimos que existe algo. Entiendo que muchos filósofos se refieren a la Verdad que manejan los seres humanos, o, mejor dicho, a la Verdad que es manipulada por los seres humanos. Esto es entendible, y debe analizarse el poder como ya lo ha hecho Foucault; pero, aunque los que controlan el mundo hayan tergiversado la Verdad, no significa que no exista la Verdad; yo creo que más bien, la hace mucho más verosímil.

Nos siguen mintiendo, nos han forzado a tragar esta realidad ficticia, esta Verdad mentira que sólo conviene a los que controlan el mundo. Es imperativo entender que no vivimos en el mundo real, que formamos parte de reglas y distracciones minuciosamente calculadas y psicológicamente dirigidas al total control del individuo, para que no despierte, para que no sueñe. Nos han forzado a creer que existen diferentes tipos de razas, que las fronteras y los pasaportes son necesarios, que las religiones salvan y los partidos políticos son indispensables. Nos han taladrado los himnos nacionales, las banderas e incluso las caras que aparecen en las monedas. La mentira se dispersa como un virus letal que ataca sin piedad al cerebro, abriéndose paso entre neuronas, tejidos, y señales eléctricas. El mundo en que vivimos es ficticio, porque renuncia a su Verdad, la observa cada día y cada día la rechaza, la humilla, la asesina y la arroja en algún volcán lejano. Uno no puede mentirse a uno mismo; se puede ignorar la Verdad, presentar la mentira como una Verdad infalible ante los demás; pero esa Verdad es una mentira infalible dentro del individuo; porque se podrá escapar de muchas cosas, pero no de la consciencia, no de la Verdad que resurge de la lava para atormentar al ignorante que la arrojó, pensando que podía deshacerse de ella, y construir un mundo donde nadie pudiera darse cuenta de su crimen calculado. Los que leen entienden, descubren, desenmascaran; no existe algo tan peligroso y que los reyes, emperadores y presidentes teman más, que un lector que piensa y analiza por sí mismo.

Sócrates, Platón y Aristóteles adoptan la teoría de la Verdad como correspondencia; también (de forma directa o implícita) Descartes, Leibnitz, Spinoza, Locke, Hume y otros. Esta teoría establece que la Verdad o falsedad de una proposición está determinada únicamente por la forma en que se relaciona con el mundo, y si describe con exactitud (se corresponde con) el mundo.

Kant sostiene que no se puede tomar como definición de la Verdad, o como un método para encontrar la Verdad, que la cognición se corresponda con el objeto.

En la triplicidad dialéctica de Hegel, encontramos su postura sobre la Verdad. Esta triplicidad dialéctica nos depara en que la historia es un espíritu absoluto que se mueve hacia una meta, hacia un fin. Esta progresión histórica culminará cuando el espíritu absoluto entienda su propia infinitud, en el fin de la historia. El espíritu absoluto será entonces la completa expresión de un dios infinito.

Para Schopenhauer, la Verdad es la referencia de un juicio de algo diferente de sí mismo, el cual es su razón suficiente. Los juicios pueden tener Verdad material, formal, trascendental o metalógica. Un juicio tiene Verdad material si sus conceptos se basan en percepciones intuitivas que se generan a partir de sensaciones. Si un juicio tiene su razón (fundamento) en otro juicio, su Verdad se llama lógica o formal. Si un juicio, por ejemplo, de matemáticas puras o ciencia pura, se basa en las formas (espacio, tiempo, causalidad) del conocimiento empírico intuitivo, entonces el juicio tiene una Verdad trascendental.

Kierkegaard critica todas las filosofías sistemáticas que pretenden conocer la vida y la Verdad de la Existencia, a través de teorías y un conocimiento objetivo de la realidad. Kierkegaard afirma, que la Verdad humana es algo que ocurre continuamente, y un ser humano no puede encontrar la Verdad separada de la experiencia subjetiva de la propia Existencia, definida por los valores y la esencia fundamental que consisten en la forma en que vive cada individuo.

Para Nietzsche, la búsqueda de la Verdad es la voluntad de la Verdad, y aparece como consecuencia de la voluntad de poder del filósofo.

Heidegger se remite a los griegos, que sostienen que debemos estar abiertos al Ser para que el propio Ser se manifieste. Igual postura adapta para con la Verdad, una postura de dejar o de descubrir lo que estaba oculto.

Para Foucault, la Verdad es la Verdad que impone el poder.

La Verdad sí tiene algo de correspondencia, pero no es sólo corresponderse con el mundo, es también corresponderse con las posibilidades que trae el individuo al mundo. Por eso a Kant no lo satisface tal definición de la Verdad. No es sólo una relación de cognición y objeto, la Verdad se extiende más allá de la presente versión del PEMP. Por esto, la triplicidad Hegeliana analiza tanto la tesis como su antítesis, porque sólo una versión de la historia no es suficiente para definir la historia. Aunque no podemos subscribirnos a la parte del espíritu absoluto y del dios infinito, porque no tenemos constancia de ninguno de los dos; ahora bien, Hegel acierta en el absoluto y en la infinitud, porque hasta el momento, estas sí forman parte de la historia; ya que la historia, se encuentra en una paradoja de lo no cambiante de Parménides y lo siempre en constante cambio de Heráclito. Schopenhauer establece un juicio con su razón suficiente y trae una Verdad trascendental. Si ese juicio necesita algo diferente de sí mismo para probar su verosimilitud, entonces esa razón suficiente no es tan autosuficiente. Pero cuando Schopenhauer habla de una Verdad trascendental, se acerca más a la definición de la Verdad que buscamos. Kierkegaard habla de una Verdad existencial personal, no objetiva. Entendemos que el individuo tiene que partir de Descartes, y situarse en que no puede dudar de que piensa, y que toda indagación parte siempre del sujeto; ahora, si como dice Sartre, quien toma la idea de Husserl, que sólo existe consciencia de mundo, y que no existe el sujeto separado del mundo, sino que está devorado por este, entonces la Verdad se presenta como algo que sólo acontece y de lo que formamos parte. Pero es este acontecer de la Verdad que buscamos definir. Nietzsche encuentra que el acontecer de la Verdad, la búsqueda de la Verdad, es siempre una voluntad de poder. Tenemos que decir que el individuo no siempre actúa motivado por el poder, pero sí existe en el individuo una voluntad que lo impulsa a actuar de diferentes maneras. Esa voluntad, Nietzsche la toma de Schopenhauer y su libro *The World as Will and Representation.* Heidegger, vuelve a los presocráticos en busca de la esencia de la Verdad y de la filosofía. Pero no define una Verdad o una ética que nos conduzca hacia ella. Foucault se remite a Nietzsche, y este a su vez se remitió a Schopenhauer. Foucault define una parte de la Verdad, que es la Verdad impuesta, la Verdad que imponen los que están en el poder.

Cada postura filosófica supone la búsqueda de la Verdad. Esta Verdad no puede sino ser encontrada de forma subjetiva, pero, aunque la subjetividad siempre esté presente, no significa que una Verdad encontrada de forma subjetiva no pueda ser aplicada a una objetividad. Si analizamos la Verdad desde el punto de vista de la Muerte, encontramos que todas las formas de verdades que podríamos encontrar apuntan a una Verdad: *la finitud del cuerpo*; entonces, si la Muerte es una Verdad absoluta e irrefutable, significa que el Ser y la Muerte, son las únicas verdades absolutas que puede experimentar el PEMP. Podemos encontrar una Verdad hecha ética, si entendemos la importancia de esta Verdad primaria.

El pasado no puede sino ser verdadero, aunque se sostenga de una mentira; ya que esa mentira es una Verdad; porque es verdad que esa mentira es una mentira, y es verdad que esa Verdad es mentira. El futuro contiene la posibilidad de ser verdadero o falso; pero también, dentro de esa falsedad, es cierto que existe esa falsedad; por ende, es verdadero que esa falsedad es falsa. Las construcciones de estas afirmaciones sólo pueden ocurrir en el presente, en la única temporalidad que el PEMP tiene acceso y que, a su vez, no tiene acceso. Esto nos coloca en la paradoja de la inexistencia del Tiempo, y como consecuencia, ni la Verdad, ni el PEMP son temporalidad; son más bien, Caducidad.

Cada filósofo expresa (de forma implícita o explícita) una Verdad. Esa Verdad es la Verdad con la que se conducen a lo largo de sus vidas; entonces, sí existe una Verdad y una ética, que es la que el filósofo asume y hace parte de su Ser. Cuando el filósofo recae en la incoherencia de no vivir acorde con lo que plantean sus ideas, nos encontramos con un choque de verdades y con una Existencia inauténtica. Cuando Sartre habla sobre la Libertad, pero también apoya a Stalin y a Castro, y a sus respectivos campos de concentración, se une a esta Inautenticidad de su Verdad. O cuando Heidegger se une al partido Nazi, o cuando Schopenhauer denigra a las mujeres, o cuando Platón les quita los niños a sus padres; todos estos son ejemplos de incoherencias a través de la historia del pensamiento, que expresan varias verdades.

El juego de palabras con el pasado, el futuro y el presente, nos acercan a la resolución de esta búsqueda de la Verdad; y lo hacen trayendo una paradoja difícil de resolver. Esto nace porque la Verdad, como Verdad absoluta, se complica cuando entendemos que cada individuo, como sugiere Kierkegaard, vive una Verdad diferente a las verdades de los demás individuos. ¿Pero hasta qué punto estas verdades son tan diferentes? ¿Acaso esas verdades no son sólo el reflejo de una Verdad absoluta que se disfraza o se divide en pequeñas verdades que al final terminan siendo una sola Verdad, que es el conjunto de todas esas verdades, porque es irrefutable, que cuando pensamos en la Totalidad, no podemos sino percatarnos de que lo abarca todo; incluso cuando la historia y la Verdad se fragmentan; porque esas fragmentaciones nos indican que existe una Totalidad, que es la conglomeración de todas las fragmentaciones?

Esta Verdad que acabamos de encontrar puede ser resumida en dos palabras: Ser y Muerte. Entonces, la Totalidad que abarque el Ser y la Muerte dará como resultado esa Verdad absoluta que hemos encontrado. De alguna manera, se unen todas las demás teorías, porque cada una forma parte de la Totalidad de la Verdad absoluta, y sin ellas, no habría una Totalidad o un absolutismo; por ende, tenemos que abarcarlas e incluirlas, aunque algunas lo reflejen de manera más directa que otras.

Cuando Parménides nos condena a la mismidad, a la permanencia e invariabilidad del Ser, o cuando Heráclito lo hace con el cambio constante, nos hacen ver una parte de la Verdad absoluta; porque el cambio constante es una infinitud, y lo no cambiante es otra infinitud; ya que ese cambio es constante, porque dentro de sí mismo existe lo no cambiante que contiene al propio cambio. La Verdad es aquella que contiene todas las variaciones de lo que el PEMP asume como verdadero, aunque esa asunción sea una mentira. La Verdad absoluta es aquella que trasciende la ignorancia del PEMP, y reside entre lo cognoscente y lo no cognoscente; pero el PEMP, como Ser que se encuentra limitado por la Muerte, se le imposibilita alcanzar la Verdad absoluta, porque para ello necesitaría conocer qué sucede después de la Muerte, o si no sucede nada, o por qué existe la Muerte y no la inmortalidad. Esto nos depara en una Verdad absoluta que sí podemos conocer, que es la Verdad de la limitación del pensamiento; pero es posible, que esa limitación, sea la Verdad más absoluta que existe. Podríamos extendernos hacia el infinito buscando verdades o pequeñas verdades, pero debemos continuar con otros temas que también reflejan lo que es la Verdad. El PEMP debe encontrar una Verdad subjetiva y adaptarla a una Verdad objetiva para así poder entender mejor el mundo, su estado-de-situado y al otro. Esta Verdad debe estar libre de religiones y sistemas de gobierno, o de cualquier grupo que intente controlar los pensamientos del PEMP y que no brinde la posibilidad de educación y Trascendencia del Ser. Esta Verdad es importante porque existe la Muerte, y al existir la Muerte, el PEMP no puede ignorar que sus acciones dentro del mundo pueden afectar a los demás. La definición más concreta de la Verdad será obtenida, en la medida en que el PEMP se acerque más a su Autenticidad más absoluta; y para esto, el PEMP debe trabajar a diario y mostrar una gran Consistencia; porque un PEMP que no tiene Disciplina, no puede conocer la Verdad, un PEMP que no posee una Autenticidad que se ladee más hacia la coherencia que hacia lo incoherente, no puede encontrar la Verdad que hemos analizado. Esta Verdad funciona como uno de los escalones que conducen a un mayor entendimiento, a un nivel mayor de Existencia, y a un conocimiento trascendental del Ser y la Muerte; ya no atado y controlado por individuos inauténticos, sino encontrado y pensado por seres cognoscentes que ponen en práctica su pensamiento crítico.

Kafka hace alusión a la Verdad absoluta que a K. se le imposibilita conocer; porque si K. conociera el porqué de su captura, si entendiera la razón o las razones (es evidente que la novela no sería tan buena) K. podría por lo menos encontrar un refugio en lo cognoscente de esa Verdad, aunque sea una Verdad de nivel primario; pero para él, significaría entender que su Muerte tiene una cara, un objetivo quizás, una Trascendencia que podría revelar la Verdad absoluta. Lo mismo sucede con el cuento *Before the Law*, donde el señor que quiere tener acceso a la ley, nunca descubre la Verdad que le ocultan detrás de las puertas a las que no tiene acceso.

COGNITIVE BIASES AND ANOSOGNOSIA

Nos concentraremos en las *cognitive biases*; porque la *anosognosia* es más una enfermedad cerebral que un problema psicológico que el PEMP pueda trabajar e incluso curar por sí mismo. La *anosognosia* es una afección neurológica en la que el PEMP no es consciente de su déficit neurológico o condición psiquiátrica. Se asocia con enfermedad mental, demencia y lesión cerebral estructural, como se ve en pacientes con accidentes cerebrovascular del hemisferio derecho.

Cognitive Bias: La forma en que una persona en particular entiende los eventos, los hechos y a otras personas, basándose en su propio conjunto particular de creencias y experiencias, que pueden no ser razonables o precisas.

The illusory truth effect: Es la tendencia a creer que una información falsa es correcta, después de estar expuestos de manera repetida a esa falsa información.

Confirmation Bias: Es la tendencia a procesar información, buscando o interpretando información que sea consistente con las creencias existentes. Este enfoque sesgado para la toma de decisiones es en gran medida involuntario y a menudo resulta en ignorar informaciones inconsistentes.

Hindsight Bias: La tendencia, al conocer un resultado de un evento, como un experimento, un evento deportivo, una decisión militar o una elección política, a sobreestimar la capacidad que uno tiene para haber previsto el resultado. El *sesgo retrospectivo* se conoce coloquialmente como el fenómeno "Lo supe todo el tiempo".

Institutionalized Bias: Prácticas, guiones o procedimientos que funcionan para dar sistemáticamente ventaja a ciertos grupos o agendas sobre otros. El *sesgo institucionalizado* está integrado en el tejido de las instituciones.

Overconfidence Bias: Esto sucede cuando pones demasiada fe en tu propio conocimiento y opiniones. También puedes creer que tu contribución a una decisión es más valiosa de lo que realmente es.

Halo Effect: Es la tendencia de que los rasgos positivos de una persona se "extiendan" de un área de su personalidad a otra en la percepción que los demás tienen de ellos. En otras palabras, es difícil creer que alguien que admiras o en quien confías en otro contexto, podría estar equivocado ahora. También puede suceder lo contrario: *el efecto cuerno*. Cuando los rasgos negativos de alguien nublan tu juicio sobre ellos o sus habilidades.

El PEMP debe trabajar para evitar estos biases. Porque el ser capaz de tomar decisiones que no están influenciadas por estas, es parte de la Autenticidad del PEMP. Para lograr esto, el PEMP debe aplicar su pensamiento crítico, y llegar a conclusiones basadas en el razonamiento y no en prejuicios o conjeturas no analizadas de una manera profunda.

The illusory truth effect, nos presenta con una de las biases más poderosas. Este efecto de verdad ilusoria permea nuestras sociedades; porque la política y las religiones viven de esta demagogia. También la encontramos en los comerciales, en las redes sociales y en el internet en general; incluso dentro de una familia; pues existen ideas que han sido pasadas de generación en generación, que no son verídicas, pero que los miembros de algunas familias adaptan y hasta matarían por defenderlas. Un ejemplo de esto es una monarquía y las creencias religiosas.

Confirmation Bias, es un bias muy delicado, porque es la tendencia a aceptar informaciones que van acorde con nuestra forma de pensar o nuestras creencias. Este proceso es difícil, porque es en gran medida involuntario y el PEMP no profundiza en la información que recibe, porque se adapta a su propia forma de pensar. 3 situaciones principales se despliegan de aquí: que se nos persuada utilizando ideas que otro ya sabe de ante mano que tenemos una predisposición hacia esas ideas, (ojo bello al caballo para montarlo) que nosotros aceptemos la información, porque es mucho más fácil que pensar y analizar la información, y que estemos equivocados en primera instancia en lo que creíamos, que ahora sería una doble equivocación. El PEMP debe deconstruir toda información que le llega, y de manera especial, toda información que demanda del PEMP una acción. Por eso veremos en *deconstruct your life*, la importancia de autoevaluarse, de profundizar y de interiorizar toda información, incluso la que ya aceptamos como válida.

Hindsight Bias, o el síndrome de "lo supe todo el tiempo"; me parece que es una falta de prudencia enorme. Si el PEMP tiene una condición psicológica que le produce este sesgo, no podemos descuidar esto; siempre es bienvenida la intervención de expertos que puedan ayudar a mejorar el raciocinio.

Institutionalized Bias, es otro sesgo peligroso. Desde el nacionalismo, hasta los mitos más profundos de todas las culturas alrededor del mundo, y todos los partidos políticos y religiones que existen y han existido, deben ser analizados, y en su mayoría, erradicados. Esas ventajas y esas agendas que un grupo impone sobre otros, el PEMP debe rechazarlos de inmediato. Porque estas son las creencias que han asesinado a millones de personas a lo largo de la historia. También debemos analizar los sistemas educativos, las cárceles, los sistemas de salud, las sociedades, y el planeta en general. El PEMP debe ser un Ser que piensa por sí mismo, que ve más allá de estos sesgos institucionalizados; porque entiende las opresiones y las denigraciones que estos representan.

Overconfidence Bias, nace de la falta de Humildad, de una carencia de entendimiento. Un PEMP que posee una amplia gama de conocimientos, entiende que siempre falta algo por aprender, y se muestra atento a posturas contrarias a las suyas, porque puede haber informaciones que desconoce, o nuevas informaciones que ponen en conflicto sus propias creencias. Este sesgo proviene del desconocimiento y la falta de imaginación. Una cosa es tener confianza en nosotros mismos, otra cosa es creerse superior a los demás por el conocimiento que poseemos, o por tener la razón en algún momento determinado. Esto no debe impedir que el PEMP piense por sí mismo y que desarrolle sus propios criterios; pero debe tener en cuenta, que todo esto debe realizarse sobre la base del análisis profundo de las posturas que defiende. Este sesgo es delicado, porque por un lado queremos que el PEMP confíe en su capacidad de discernir entre una Verdad y una mentira, y esto requiere tener una confianza elevada en su conocimiento. Por otro lado, también le exigimos que mantenga una Humildad desbordante. Es una tarea difícil, pero puede lograse con una buena dosis de balance racional y con un trabajo consistente.

Halo Effect, es mucho más fácil de corregir que los sesgos anteriores. Es tan sencillo como entender, que la admiración hacia una persona; por ejemplo, hacia una figura pública, no significa que esta persona no pueda equivocarse. De hecho, todos nos equivocamos casi todo el Tiempo, equivocarse es una condición humana, como decir que nuestra sangre es roja. El PEMP también debe aplicar lo mismo para el *efecto cuerno*; donde en vez de ser objetivo, el PEMP juzga mal a una persona que no le agrada. Es una de las ignorancias más grandes que existen, el juzgar, para bien o para mal, sin evaluar primero la información o las acciones que una persona nos brinda. Esta predisposición de juzgar al otro sobre la base de si nos agrada o no, debe ser erradicada. El PEMP que busca la Autenticidad, entiende que no logrará conseguirla, o ladear la balanza, si no aplica lo que hemos encontrado en nuestra investigación.

Nuestra investigación nos ha deparado en verdades que a simple vista parecían esconderse del PEMP, que incluso podrían pensarse innecesarias; pero como hemos notado, nada es innecesario cuando se trata de un análisis más completo del PEMP. El PEMP auténtico busca y trabaja para su Autenticidad, porque entiende, que transitar el mundo con miles de incoherencias, no es la respuesta que lo acerca al Ser. El PEMP, también entiende que percatarse de lo que en realidad sucede, es una tarea que requiere de esfuerzo, de Consistencia, de Paciencia; pero, sobre todo, de una Disciplina que logre propulsar esa sed de indagación que hemos venido cultivando. Los sesgos y los estereotipos son creados por cerebros decadentes, que aún son esclavos de la mentira fabricada o autofabricada.

RELIGIONES Y SISTEMAS DE GOBIERNO

...I will continue to do this without insisting on the polite reciprocal condition—which is ***that they in turn leave me alone****. But this, religion is ultimately incapable of doing. As I write these words, and as you read them, people of faith are in their different ways planning your and my destruction, and the destruction of all the hard-won human attainments that I have touched upon.*
Religion poisons everything.
—Christopher Hitchens
(god Is Not Great, How Religion Poisons Everything)

Los sistemas de gobierno y sus representantes deben vivir como vive la mayor parte de la sociedad que representan. ¿Por qué quien tiene el poder es quien más riqueza tiene? No debe ser así. Pero la realidad es otra, la Verdad es otra. Dedicarse al servicio público, es entender que se debe sacrificar todo por la sociedad, tal como lo hace un soldado por su patria (los soldados no deberían existir). Es un servicio, no una posición para generar ganancias a costa del pueblo. Los sistemas de gobierno tampoco deberían existir, por lo menos no como los que han existido y los que aún existen.

Hasta el momento, nunca ha existido en la tierra un gobierno justo y equitativo; desde *La República* de Platón y las monarquías, hasta los sistemas de gobierno de la edad moderna. En la actualidad sólo contamos con sistemas totalitarios que abusan del poder.

Las religiones, esas instituciones con fines de lucro, son peores que los gobiernos. Y cuando la inquisición estaba al mando, mataba sin piedad y nadie tenía derecho a la palabra. Ambas están diseñadas para controlar al PEMP, para que no piense, para que no sea libre. Incluso en la actualidad, las religiones matan, violan a niños y les extirpan el clítoris a niñas indefensas.

Vanidad, Narcisismo, Materialismo, Religiones, Sistemas de Gobierno

Cuando hago referencia al materialismo, no me refiero a la concepción filosófica o a cualquiera de sus ramas; sino más bien al mal que junto con las demás mencionadas nos destruyen.

Ni derecha, ni izquierda, ni tampoco el centro; me valen millones de cojones de avestruz los sistemas de gobierno. Aún no existe uno al cual yo pueda afiliarme, aún no ha sido creado y probablemente nunca lo será.

El mismo sentimiento lo aplico a las religiones, a esas instituciones con fines de lucro que no saben ni un pepino lo que significa la salvación y mucho menos cómo llegar a ella. De lo que sí saben es de violaciones, de asesinatos, de vanidad y narcisismo.

¿Cómo se justifica que las iglesias violen a nuestros hijos, nuestros hermanos, niños indefensos? ¿Cómo se justifica la falta de justicia para con las mentiras y atrocidades que se cometen a diario en el nombre de dios? Si me inclino mucho por este deseo de erradicación de estos dos males, nos tomaría horas.

Bien, las redes sociales son instrumentos bastante relevantes, de una influencia enorme; lo cual me parece bien, en la medida en que se las utiliza de manera productiva, responsable y educativa. No recaigo en una solemnidad absoluta, para nada; siempre existe lugar para reírse e incluso decir disparatadas; pero conscientes de que la balanza no debe ladearse más hacia lo superfluo, no debe incurrir en un círculo vicioso de necedades, envidia, narcisismo y materialismo. Pero sabemos que no es el caso, las redes sociales se han convertido en un narcisismo repugnante, en una vergüenza colectiva, pues reina el morbo y los contenidos sin sentido. No debería ser así, debería utilizárseles para el bien de la humanidad y el desarrollo del planeta.

La vanidad nos corroe con vehemencia, se filtra en nuestras células, nada a través del torrente sanguíneo y nos arranca la Humildad.

Resulta deprimente mirar a los humanos desperdiciando el ~~Tiempo~~ inexistente, mirando series de televisión que sólo alimentan el virus, que sólo deparan en calles sin salida donde la Muerte del Ser espera con Paciencia a sus víctimas. Deberíamos decir: *desperdiciando su Caducidad.*

¡Qué extraño que en los comerciales no se encuentre nada que alimente el intelecto! De hecho, lo único que se alimenta a través de ellos es el estómago, seguido de la vanidad, esa autoridad que domina nuestro siglo, reforzada por sus armas más letales, el materialismo y el narcisismo.

El narcisismo ciega a su víctima de manera insólita, lo aturde, le hace vulnerable ante los ataques de los que fabrican sistemas para lavar cerebros, para controlar: *"They kill you with kindness"*. La vanidad es el arma más poderosa que poseen los que han pasado años planeando el control de las masas. Un día despertaron y se dijeron: —Pero es tan fácil, si colocas el queso en el lugar indicado, el ratón vendrá por su cuenta.

El psicólogo, autor, conductista, inventor y filósofo social americano B.F. Skinner, pionero del *radical behaviorism*, traducido como (Conductismo Radical) demostró cómo pueden ser controlados los seres humanos a través de este sistema. Sus experimentos se basaron en palomas que podían leer sobre la base de un sistema de recompensa o gratificación, donde se les daba de comer cada vez que efectuaban la acción requerida. Utilizando éste mismo método, los que controlan las redes sociales, los medios de comunicación, las religiones, los sistemas de gobierno y el mundo, han logrado crear el mundo totalitarista en que vivimos.

Debemos tener presente que un elogio no es siempre un elogio, que un "me gusta" no es siempre un me gusta (deberían crear el *half like* y el *like percentage*) que una sonrisa no siempre expresa alegría, y que detrás de todas esas gratificaciones que nos proporcionan ciertos sistemas y personas, puede radicar un motivo ulterior, puede existir la posibilidad de que *no tenemos libre albedrío*; de que todo o la mayor parte ha sido elegida por alguien más, dando obviamente la impresión de haber sido elegida por nosotros. A esto se suma, lo que Byung-Chul Han desarrolla en su libro *The Burnout Society*; un *síndrome de la sociedad del cansancio* que está devorada por un exceso de *positivismo*, por un *hyperattention* a *los logros*, un *multitasking* y un *hyperactivity* que nos aleja de nuestra capacidad de concentrarnos; porque aburrirse, es una de las mejores condiciones humanas, ya que beneficia al proceso creativo.

Es evidente que el materialismo es hijo de la vanidad, que la emula a gran escala. Es así como el mundo se ha sumergido en un materialismo que dan ganas de vomitar, de mudarse a otro planeta, de cuestionar nuestra propia humanidad; y es que se mira hacia los lados, y se encuentra uno con 55 cigarrillos encendidos, más adelante una pelea, 10 metros más, y las caras rudas, secas y déspotas te esperan para dejarte saber, que no perteneces a esta raza, que procedes de otra dimensión, de otros lares.

Luego uno piensa que quizás sean ellos los que no encajan, los que han renunciado a su Ser, o quizás nunca lo tuvieron, quizás nunca pudieron accederlo; pues en un mundo donde los sistemas políticos eligen por ti hasta el colchón donde te acuestas, resulta bastante "normal", el sucumbir a tentaciones banales. No digo que los sistemas de gobierno tengan la culpa de todo (porque bien sabemos que existen personas con las comodidades y las oportunidades necesarias para ser un ejemplo que seguir, y no lo hacen) pero yo diría que recae en ellos una gran parte de la culpa, ya que hasta cierto punto pueden moldear las sociedades y encaminar las masas hacia mejores destinos; o si no pueden, por lo menos, no deberían impedir el desarrollo individual y necesario, que puede deparar al PEMP en la Trascendencia de su propio Ser. Y esto sí se puede lograr.

Tratar de definir los sistemas de gobierno es en sí algo prácticamente imposible. Aquí es donde el cementerio, perdón, el diccionario y yo, tenemos *algo personal* como dice Serrat; pues en la mayoría de los casos muchas definiciones no son aplicables a la realidad, o lo son sólo en parte. Abriré un paréntesis para dirigirme a las academias mundiales: (me parece que muchas de las definiciones deberían empezar diciendo: Supuestamente..., o en la mayoría de los casos... Esto dejaría bien claro el refrán que se lee y se escucha de la siguiente manera: "De cualquier yagua vieja sale tremendo alacrán".

En *La República* de Platón, se analizan cinco sistemas de gobierno:
Aristocracia, Timocracia, Oligarquía, Democracia Y Tiranía. Platón procede a definirlos y a dar ejemplos palpables de lo que serían estos hombres de acuerdo con el sistema que sigan.

Platón demuestra cómo la Aristocracia se puede convertir en Timocracia, la Timocracia en Oligarquía, la Oligarquía en Democracia, y la Democracia en Tiranía. Yo creo que no existe un lugar en el mundo, donde exista la Democracia, —es un abuso de la estadística— dictamina Borges. Lo único que existe son combinaciones de las 5 antes mencionadas; pero la que más abunda, la que ahora domina por completo el mundo, es sin duda la Tiranía.

La Tiranía se disfraza de Democracia para crear una Oligarquía y una Timocracia, que ante los ojos del pueblo es vista como una Aristocracia sabia, dirigida por un filósofo que entiende las necesidades del pueblo. Ése es el sistema de gobierno que rige el mundo en el que somos peones empujados hacia una Muerte elegida por ellos, por los tiranos.

Como seres existenciales y como un PEMP que busca y trabaja para su Autenticidad, tenemos un compromiso, un compromiso que nos incluye a todos, nadie está exento del trabajo que se debe realizar. Si bien usted fuma porque existen los cigarrillos, también puede no hacerlo porque primero existe el compromiso. Si bien usted es materialista porque el dinero le proporciona comodidades, seguridad y millones de razones para ejercer su vanidad y su narcisismo, también puede renunciar a todos esos porque primero existe el compromiso. Si bien usted apoya o es partidario de algún sistema de gobierno fallido, o una religión que prohíbe pensar, porque se recuesta de la imperfección humana; también puede erradicar esas doctrinas porque existe el compromiso. Y si acaso se amerita o es requerido que yo defina el compromiso, es evidente que he fallado en dejarme entender, o la respuesta llegará como llega el paso del ~~Tiempo~~, las daffodils en primavera, Mr. Hyde, el Niágara de Juan Luis Guerra, el Ryu de Daigo Umehara, el plácido recuerdo de aquella vez, y la Muerte.

¿Son las Religiones y los Sistemas de Gobierno Necesarios?

Las religiones son sin duda innecesarias. Pueden ser erradicadas, y que una mejor educación del PEMP tome su lugar. Esta educación debe promover el pensamiento libre, y estar encaminado siempre hacia la igualdad, la Humildad, el respeto, la Disciplina y todo lo que se menciona en este libro para con la Autenticidad del PEMP.

Las religiones proporcionan una falsa idea de la realidad, una distorsión de la Verdad. Le prohíben pensar al PEMP; y lo hacen porque le prohíben cuestionar. Le brindan todas las respuestas como si el PEMP no está en un estado de abandono y de situado, como si la Angustia existencial en que vive no fuese el comienzo de una respuesta al absurdismo. Las religiones fueron creadas por seres inauténticos con el fin de controlar a las masas. Fueron creadas para lavar cerebros y aprovecharse de la vulnerabilidad del PEMP, porque el PEMP debe educarse y formarse (y no hablo de la educación insatisfactoria que ofrecen las universidades) de tal manera que pueda discernir entre una mentira bien elaborada, una Verdad que se cree porque ha sido parte de la cultura, y una Verdad que se encuentra al carecer de evidencia una mentira. Un PEMP auténtico no puede ser parte de religiones que protejan a violadores de niños, o que les extirpen el clítoris a niñas indefensas; tampoco de un sistema de gobierno que permite que esto ocurra.

Las religiones protegen a sus violadores de niños con ayuda de los sistemas de gobierno. El caso McCarrick es un ejemplo palpable, y demuestra que el cristianismo, y todas las demás religiones, debieron ser erradicadas desde hace mucho ~~tiempo~~. Cuando un ciudadano viola, en muchos lugares del mundo lo condenan o a cadena perpetua, o a la Muerte. ¿Por qué las religiones siguen existiendo luego de todo el daño que han causado? Porque existen unos cuantos que se benefician y se lucran de su Existencia. No, las religiones ***no*** son necesarias; son más bien, **un mal que debe ser erradicado.**

Podemos decir lo mismo de los sistemas de gobierno. Hasta la fecha no ha existido ninguno que pueda servir como modelo; ni siquiera el del filósofo hecho rey de Platón, que fue representado por Marcus Aurelius. Por el momento, sólo existen tiranías disfrazadas de monarquías, democracias y cuanta pluma de burro se le ocurra a alguien sin educación pensar. Porque educación no es sólo poseer conocimientos, educación es también no hacer daño a los demás, ni creerse con derecho a una mejor vida que el resto, porque se tiene una posición gubernamental. Mientras los presidentes viven en casas blancas y en palacios, los pobres se mueren de hambre y los homeless se los lleva el mismo falso dios.

¿Un gobierno ideal, es posible?

No sabemos si existe en el PEMP, la capacidad de llegar a un acuerdo colectivo para el mejoramiento y la implementación de un sistema de gobierno ideal. Se pueden dar ideas de cómo debería funcionar un gobierno, pero este funcionamiento va a depender del nivel de Autenticidad que tenga tanto la población, como los encargados de hacer funcionar dicho gobierno, y esto sólo se consigue con una buena educación.

El gobierno ideal sería no tener ningún gobierno, y esto se puede lograr con educación, con respeto y con otras virtudes que puede obtener el PEMP. Pero como estamos a millones de años de lograr esta hazaña, podemos dar algunos ejemplos de lo que puede hacerse mientras tanto; y quién sabe, quizás con las siguientes correcciones, se elimina la posibilidad de no tener un gobierno.

- Este es un gobierno mundial, no por país o región.
- Ningún país debe ser más poderoso que otro, o debe mandar más que otro.
- Los que estén encargados de hacer que el gobierno funcione (obsérvese que no utilizo las palabras “funcionarios” o “mandatarios”) serán alternados cada mes, por otros que puedan desempeñar los mismos trabajos.
- No devengarán ningún sueldo.

- Se les cubrirá lo que necesiten para subsistir como lo hace el resto del mundo.
- Prioridad a la educación y al pensamiento crítico.
- Escuelas de reformación para los presos, no cárceles. Porque ellos, en su mayoría, son un producto de las fallas del gobierno.
- Eliminar las religiones (vital).
- Eliminar las armas de fuego.
- Eliminar los ejércitos.
- Destitución inmediata de encargados corruptos.
- Discurso semanal, con pruebas, de lo que logró el gobierno, lo que falló, lo que se debe mejorar.
- Nada de 4, 2 o quién sabe cuántos años. Si un trabajador no puede realizar el trabajo requerido, debe desistir de su cargo de forma inmediata. Esto incluye a todos los servidores.
- Lo más que un trabajador puede residir en su cargo es un mes. El objetivo es maximizar las energías, un trabajador descansado puede pensar y obrar mejor.
- Vivienda y Educación gratuita. (tomando en cuenta la igualdad de esas viviendas y de esa educación).
- Servicio médico gratuito (todos).
- Eliminar los alimentos cancerosos.
- Alimentos a bajo costo, 2 proteínas gratuitas, 2 carbohidratos gratuitos.

Esta lista puede ayudar, pero no perdamos de vista lo más importante, que es la disposición de todo el planeta para poder cumplir con esta meta. Todavía faltarían muchas cosas, pero si sigo añadiendo más sugerencias, este libro no terminaría nunca. El lector puede imaginar las demás, o por lo menos entender el objetivo.

¿Es posible un gobierno ideal? La respuesta, si analizamos la historia con la triplicidad hegeliana, es no. Para lograr un gobierno ideal, primero necesitamos un PEMP ideal. Es importante recalcar, que este gobierno no es un gobierno que representa a un país, sino un gobierno que representa a todo el planeta. Debemos eliminar los nacionalismos, las banderas, los himnos nacionales, y la ignorante idea de que somos diferentes por color de piel o por lugar de nacimiento. La geografía sólo indica los diversos pedazos de tierras, de ríos, de mares y de flora y fauna que existen. El Ser no se concierne con futilidades.

¿Puede el PEMP obtener su Autenticidad si se adhiere a una Religión o a un Sistema de Gobierno?

La respuesta corta es no. La Autenticidad, como la hemos venido estudiando, es un entrar y un salir constante de ella misma. Es una batalla diaria entre el Ser auténtico y el Ser inauténtico. El PEMP se aleja de su Autenticidad, si se adhiere a cualquier religión o sistema de gobierno.

¿Quién es el culpable del asesinato de Isaac, Abraham o dios?

dios es el culpable. En este mito bíblico, dios (Ser omnipotente) le ordena a Abraham que mate a su hijo (la palabra sacrificio es un eufemismo utilizado por los escritores de la biblia). Aquí utilizaremos el término verdadero. Abraham procede a matarlo, y justo antes de matarlo de forma material, dios le ordena que se detenga. Así Abraham se convierte en el padre de la fe. Esto lo vimos cuando analizamos la figura de dios. No es un sacrificio, es un asesinato. Y aunque no hubo sangre física, hubo sangre simbólica; porque para siempre, ese hijo se sabrá muerto ante la historia de la humanidad. Entender los mitos bíblicos nos puede proporcionar un mejor entendimiento del mundo. También nos despiertan de esa pesadilla que es la religión. Aunque la biblia es un libro con mala prosa, y con números que no significan nada. Existen mejores libros y mejores escritores a los que podemos dedicar nuestra temporalidad inventada. Debemos recordar a Dostoyevsky: "Quien escribe para los idiotas siempre encuentra un gran público".

"Parents who imagine themselves to be "Jehovah's Witnesses" have refused permission for their children to receive blood transfusions. Parents who imagine that a man named Joseph Smith was led to a set of buried golden tablets have married their under-age "Mormon"

daughters to favored uncles and brothers-in-law, who sometimes have older wives already. The Shia fundamentalists in Iran lowered the age of "consent" to nine, perhaps in admiring emulation of the age of the youngest "wife" of the "Prophet" Muhammad. Hindu child brides in India are flogged, and sometimes burned alive, if the pathetic dowry they bring is judged to be too small. The Vatican, and Its vast network of dioceses, has in the past decade alone been forced to admit complicity in a huge racket of child rape and child torture, mainly but by no means exclusively homosexual, in which known pederasts and sadists were shielded from the law and reassigned to Parishes where the pickings of the innocent and defenseless were often richer. In Ireland alone—once an unquestioning disciple of Holy Mother Church—it is now estimated that the unmolested children of religious schools were very probably the minority." —Christopher Hitchens *(god Is Not Great, How Religion Poisons Everything).*

Las religiones y los sistemas de gobierno son males que deben ser erradicados.

LAS ARTES MARCIALES

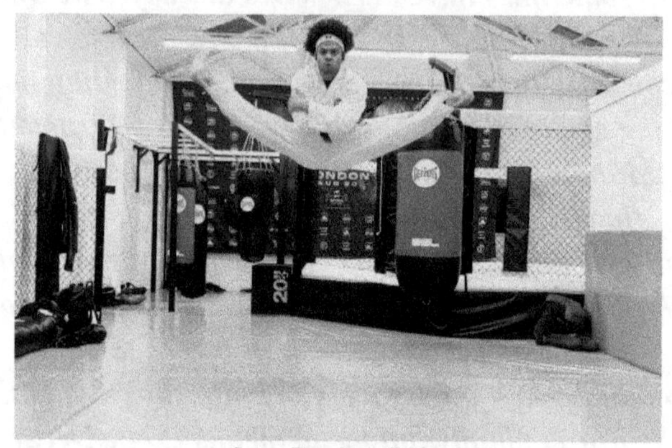

Jairo Ramírez (2023)

Las artes marciales ameritan un nivel de Disciplina como no lo ameritan otros deportes. No tienen una edad de retiro, ni están diseñadas para que el estudiante gane dinero. Se debe mirar de frente al oponente y entender que muchas veces ese oponente quiere hacernos daño. No perder la calma y no reaccionar ante tal agresión con la misma intención, es vital; todo lo contrario, el verdadero arte marcialista no irrespeta el arte actuando de forma egoísta. El verdadero arte marcialista es ese estudiante cursi que vemos en las películas, que es promovido por sus habilidades; pero también, por la Humildad de su Ser.

Yo comencé a estudiar Taekwon-Do ITF a los 5 años. Acabo de cumplir 38 años. Hace menos de 2 horas que llegué de entrenar y lancé las mismas patadas que me iniciaron en el arte. De eso se tratan las artes marciales, de un entrenamiento constante en busca de la perfección que sabemos de antemano que nunca llegará. Pero uno la busca, porque no buscarla es no serle fiel al arte, y eso sólo lo hacen los estudiantes mediocres que no se merecen los beneficios de las artes marciales.

En la parte de la dieta y el ejercicio, hablamos de la importancia de la actividad física, y dimos ejemplos de dieta y ejercicios que el PEMP puede realizar para acercarse más a su Autenticidad. Ahora nos enfocaremos en una actividad física específica, las artes marciales. ¿Por qué hablar sobre las artes marciales? Porque las artes marciales exigen un nivel de respeto y Disciplina que nos puede ayudar en la búsqueda de un mejor estado existencial. Un estado existencial que se puede traducir en todo lo que hagamos.

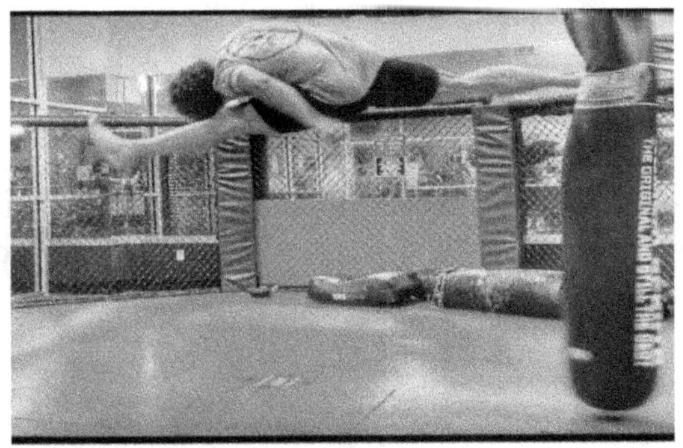

Jairo Ramírez (2020)

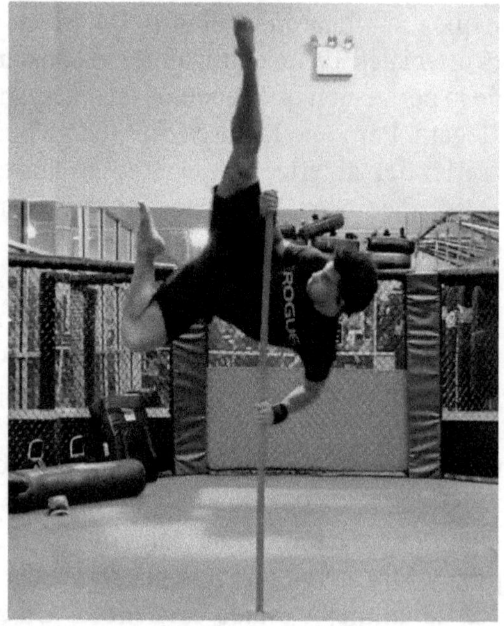

Jairo Ramírez (2020)

El juramento del Taekwon-Do es el siguiente:

1- Observaré los principios del Taekwon-Do.
2- Respetaré a mis instructores y mayores.
3- Nunca mal utilizaré el Taekwon-Do.
4- Seré un campeón de la libertad y la justicia.
5- Construiré un mundo donde prevalezca la paz.

Principios del Taekwon-Do:

- Cortesía
- Integridad
- Perseverancia
- Autocontrol
- Espíritu indomable

Yo agregaría los siguientes:

- Humildad
- Devoción
- Autenticidad
- Paciencia
- Respeto
- Disciplina y Consistencia

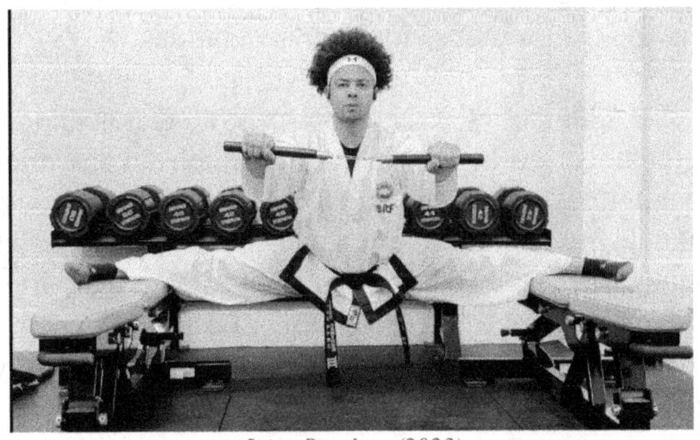

Jairo Ramírez (2023)

Funakoshi creía que uno debe ser "interiormente humilde y exteriormente gentil". Sólo comportándose humildemente puede uno estar abierto a las muchas lecciones del Karate. Esto se logra escuchando y siendo receptivo a las críticas. Consideraba la cortesía de suma importancia. Dijo que "el Karate se aplica correctamente sólo en aquellas raras situaciones en las que uno realmente debe derribar a otro o ser derribado por él." Funakoshi no consideraba inusual que un devoto usara el Karate en una confrontación física y real no más de quizás una vez en la vida. Afirmó que los practicantes de Karate "nunca deben dejarse envolver fácilmente en una pelea". Se entiende que un golpe de un verdadero experto podría significar la Muerte. Está claro que aquellos que hacen mal uso de lo que han aprendido se deshonran a sí mismos. Promovió el carácter de la convicción personal. En "momentos de grave crisis pública, uno debe tener el coraje... de enfrentarse a un millón y un oponente". Enseñó que la indecisión es una debilidad.

He elegido el Taekwon-Do y el Karate como referencias de la Disciplina que implican las artes marciales, tanto cuando las estudiamos, como cuando nos encontramos en nuestros roles personales dentro de la sociedad; pero todas las demás artes marciales, como el Kung Fu, el Judo, Capoeira, Aikido, Jiujitsu… exigen este nivel de Disciplina y devoción.

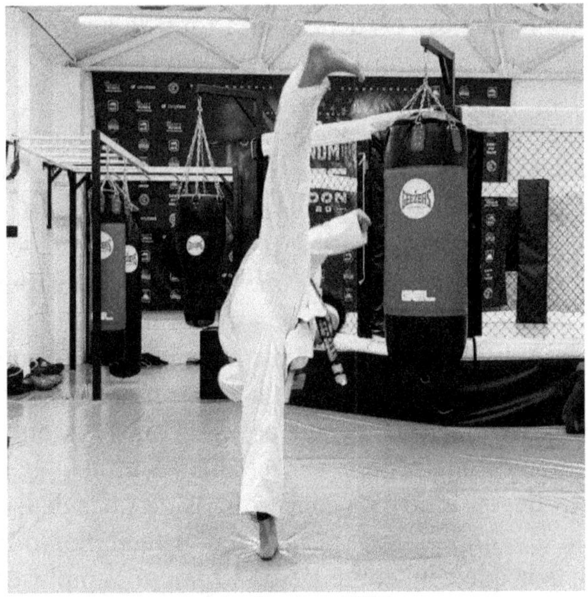

Jairo Ramírez (2023)

Las Artes Marciales En La Actualidad

En la actualidad existen muchas escuelas y muchos maestros que no velan por el bienestar de sus alumnos; ya sea promoviéndolos sin merecer sus grados, o bloqueando su desarrollo. Las artes marciales y los practicantes inauténticos se han dado a la tarea de hacer del arte un negocio lucrativo para beneficio propio. ¿Dónde quedó ese campeón de la libertad y la justicia? La respuesta corta es que el ego, la avaricia y la envidia se lo tragaron. Cuando vivía en New York, una señora me comentaba que había pagado $5,000 a la escuela donde su hijo practicaba, y que eso le cubriría hasta el cinturón negro. Es evidente que esa escuela estaría forzada a promover a ese estudiante, aún sin merecérselo.

No todas las escuelas en la actualidad son corruptas, pero la mayoría lo son. La mayoría abusa y le falta el respeto al arte que representan; todo por el dinero, por posición, por grados, por ego e ignorancia. Otro problema que presenta la actualidad es la falta de orientación sobre nutrición. Los profesores no hacen suficiente hincapié en este tema, y con el crecimiento de los alimentos procesados y la falta de conocimiento de los estudiantes, y quizás también de sus padres, los estudiantes en los peores casos llegan a niveles catastróficos de obesidad. La dieta es importante, porque un estudiante, o un profesor que esté sobre peso, no podrá cumplir con lo que requiere el arte marcial en que se desempeñe.

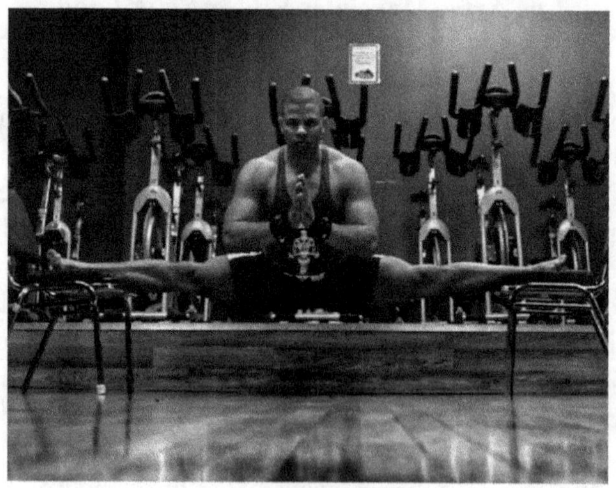

Jairo Ramírez (2016)

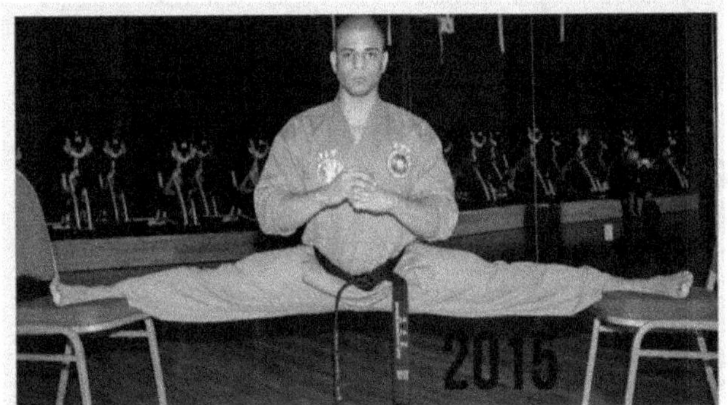

Jairo Ramírez (2015)

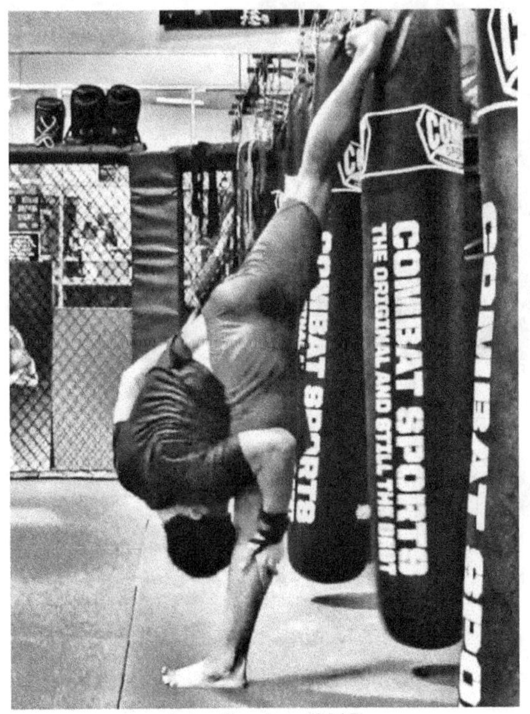

Jairo Ramírez (2017)

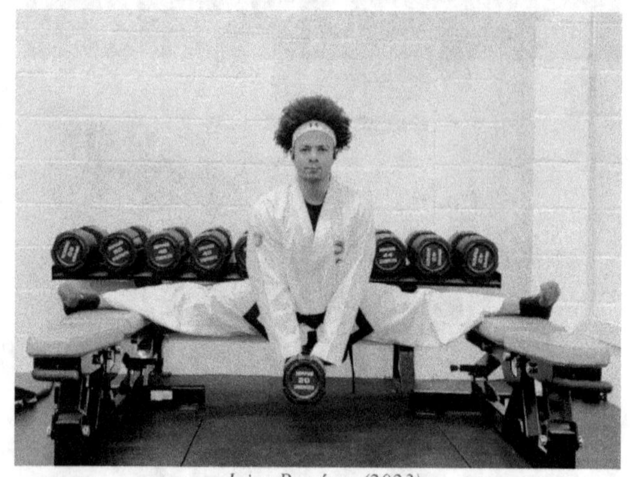

Jairo Ramírez (2023)

Promociones De Grados

Las promociones deben otorgarse no sólo a los que demuestren las habilidades que requieren sus respectivos cinturones, sino también a los que demuestren el nivel requerido de Humildad, Disciplina, Respeto, Perseverancia… y todo lo que requiera la filosofía del arte marcial en cuestión. Algo importante es que el estudiante no esté sobre peso; porque el profesor no le haría un bien, sino un daño. También es requerido que el estudiante cumpla con el tiempo adecuado antes de ser promovido.

Como ya puede imaginar el lector, en la actualidad sucede todo lo contrario. Esto se debe a que muchos maestros e instructores son enseñantes mediocres e ignorantes. Existen casos especiales donde el estudiante posee habilidades excepcionales; en estos casos, el profesor puede promoverlo con algunos meses adelantados, pero no debe obviar la parte filosófica del arte. Entendemos que cada estudiante avanza a su propio ritmo, principalmente en el área física. Es el deber de un buen profesor, tener la capacidad de evaluar a sus alumnos, de tal forma, que le sea fiel al arte y a la sociedad.

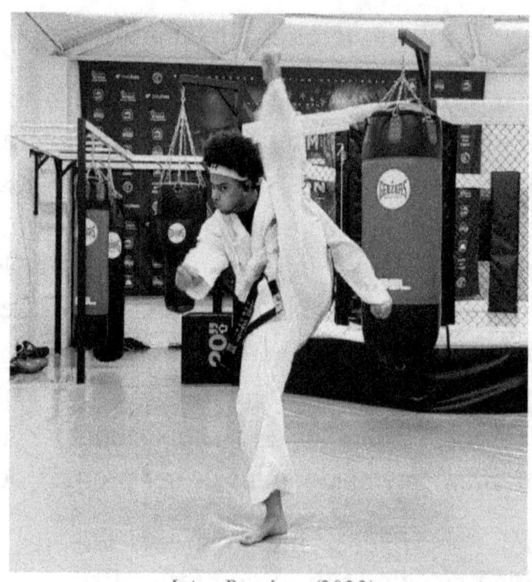

Jairo Ramírez (2023)

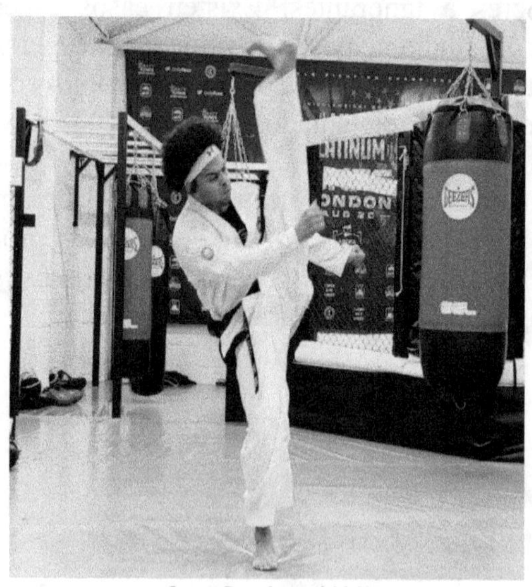

Jairo Ramírez (2023)

Instructores y Maestros

Está claro que el estudiante debe respetar a su maestro y a los cinturones superiores. Pero sucede con frecuencia, que un gran porciento de estudiantes brinda este Respeto, pero el maestro no es recíproco. El maestro debe poner el ejemplo, debe hacerles saber a sus estudiantes que él o ella no es superior a ellos; que sólo está cumpliendo su rol de enseñante. El maestro debe inspirar este Respeto de forma automática. Los estudiantes tienen que ver en el maestro, lo que ellos quieren ser, lo que los inspira; un pilar que los impulse a ser no sólo mejores arte marcialistas, sino también mejores personas. Esto sólo puede lograrse si el maestro o instructor, es un maestro/instructor con la Humildad suficiente para ponerse al mismo nivel que los estudiantes.

No pretendo rebajar al maestro ni mucho menos, el maestro tiene que desempeñar un trabajo; pero este trabajo debe ser llevado a cabo desde el Respeto, y no desde la arrogancia. El Respeto se gana, no se fuerza.

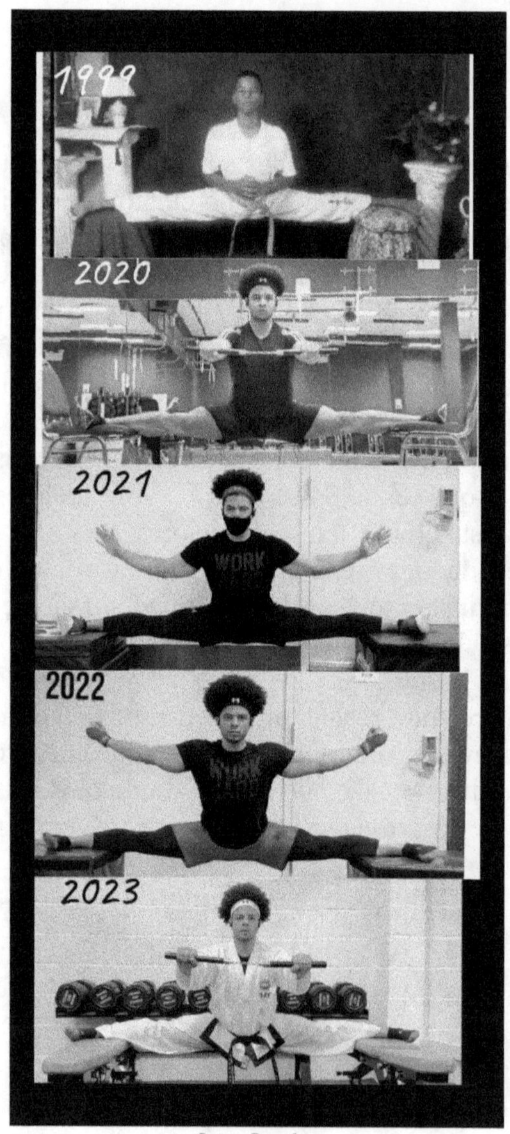

Jairo Ramírez

Observaciones Generales

Las artes marciales nos ayudan a encontrar un tipo de Disciplina que no se encuentra en la vida cotidiana. Uno puede, por casualidad o por buena crianza, poseer buena Disciplina; pero en su mayoría, el PEMP tiene que trabajar para poder ser un Ser disciplinado. ¿Por qué? Regresamos a esa Libertad sartreana, a ese control que tiene el poder sobre nosotros como plantea Foucault, al cura que quemó los libros del Hidalgo, al remordimiento que Raskolnikov sigue sufriendo, a la voluntad de Schopenhauer; regresamos al deber del PEMP que eligió no suicidarse y ser parte de la Angustia existencial.

Siempre nos estamos encaminando hacia la Muerte, incluso este escrito no puede evitar encaminarse hacia la Muerte; porque somos hijos de la finitud, somos seres cuya Caducidad nos espera, y al saber esto, nos queda la opción de elegir cómo nos encuentra esa Caducidad; y que mejor forma, que nos encuentre siendo la mejor versión que podemos ser; pues no cabe duda, existe, aunque Spinoza lo ignore, una decisión que nos pertenece. Esa Muerte entonces, no concluye la Existencia de este escrito; más bien, lo coloca dentro de un bosque infinito donde siempre resurgen los ríos, los peces y el sonido de un viento que acaricia las aves.

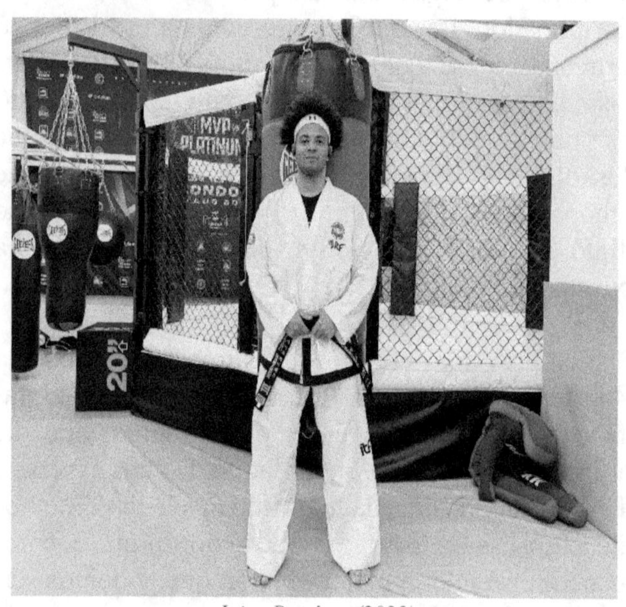

Jairo Ramírez (2023)

LA TOTALIDAD

"Todos los posmodernos nos dijeron que la historia era una infinita fragmentación imposible de ser entendida. Si la historia no la podemos entender, entonces tampoco la podemos cambiar. Este es el punto canallesco de los posmodernos: nos vienen a trizar la historia en miles de pedazos diciendo que *la idea de Totalidad es totalitaria*. Destrozar la historia implica la imposibilidad de conocerla, la imposibilidad de conocerla implica la imposibilidad de transformarla. Entonces, por el contrario, el esfuerzo sartreano es tratar de comprender la historia, de volverla transparente para el sujeto y para los sujetos que la hacen." —Feinmann (*¿Qué es la filosofía?* Pág. 231).

Feinmann no se equivoca. Los posmodernos fragmentan la historia y pretenden que no exista un entendimiento claro de los sucesos que ocurren a través de ella. La Totalidad existe, incluso en el río de Heráclito, porque lo cambiante es una Totalidad que se extiende infinitamente, y esa infinitud nos depara en la Totalidad de la historia y de la propia infinitud.

En la definición de Totalidad nos encontramos con que es lo contrario de la Nada. ¡Para nada! La Nada es también una Totalidad. Existe la Totalidad porque existe la Nada, y existe la Nada porque existe la Totalidad. Pero el término "contrario", supone enemistad, supone oposición. Es todo lo opuesto, pues la Nada surge porque la Totalidad aparece como una sucesión de acontecimientos, que nunca cierran, pero que ese no cerrar es también una Totalidad que se extiende al infinito.

En mi cuento *Parmenides' Time*, que lo vimos en el tema "Tiempo y Caducidad", la historia toma una característica peculiar, el retroceso hacia el comienzo de la historia; pero los humanos no sienten que la historia retrocede, sólo sienten que la historia acontece, que avanza. Sólo un personaje se percata de lo que realmente sucede. Aquí vemos cómo una Totalidad puede existir independiente de la consciencia del individuo. Es un plano al cual el PEMP no tiene acceso de manera consciente, pero que sí forma parte de este proceso existencial. Esta es una de las formas que adapta la Totalidad, permeando un todo que se nos escapa, que trasciende nuestros sentidos.

Sin la Totalidad, no puede haber una moral, no puede existir un camino a seguir. Entonces, todos los caminos se presentan como opciones aleatorias que el PEMP puede elegir sin repercusión y sin un sentido fijo del por qué se eligen esos caminos. Sería un nihilismo total. Pero fíjate en esto; incluso cuando digo "nihilismo total", aparece el concepto de Totalidad, porque un nihilismo absoluto es también una Totalidad. Es imposible negar la Existencia de la Totalidad, se puede pretender hacer pasar las fragmentaciones como una no Totalidad falsa; pero en el fondo, un conjunto de fragmentaciones crea una Totalidad.

Se entiende la idea posmoderna de fragmentar la historia, y está bien que se haga porque eso también nos brinda otra cara de la historia. Pero decir que por eso no existe la Totalidad, es un error. El error resulta evidente cuando analizamos a alguien como Foucault, un brillante analista del poder como lo dice Feinmann. Se hace evidente, porque al analizar el poder, Foucault culpa a los encargados del poder, y luego concluye que la idea de Totalidad es totalitaria porque los que imponen el poder son los que controlan y dictan las leyes, leyes que ellos mismos no acatan. Pero este análisis, aunque nos sirve para despertarnos a lo que sucede, incurre en el error de atribuir al concepto de Totalidad leyes humanas. Pues incluso si los que controlan el poder, hacen de la historia una fragmentación, ese conjunto de poderes conforman una Totalidad.

"Foucault's analysis of power cannot account for the psychic and topological changes that occurred as disciplinary society transformed into achievement society" —Byung-Chul Han

Han se percata de la ineficacia de la teoría del poder de Foucault en una sociedad positivista que se autodestruye. Esto nos dice que el concepto de Totalidad, siempre fue mucho más grande de lo que los postmodernos pudieron entender. Debemos recordar que estos escritores sí deben ser leídos y analizados, y que sus teorías siempre tendrán relevancia en diferentes situaciones; pero también debemos ser justos y aclarar lo que necesita ser aclarado.

La deconstrucción de Derrida, también se une a una idea equivocada de la Totalidad. Es evidente que Derrida tomó el termino de Heidegger y lo aplicó a una fenomenología que se liga con la filosofía Nietzscheana; por lo tanto, este ejercicio de *deconstruir*, no es algo nuevo en la filosofía. El primer error que comete Derrida, es decir que la deconstrucción no tiene una definición, que no adapta ninguna definición directa. ¿Acaso no adaptar una definición no es una definición en sí? Pero también, un método de análisis, por más que pretenda no tener una definición, tiene un modo de proceder, y este modo nos depara en su definición, nos depara en esa Totalidad que encierra ese método. Deconstruir es muy importante, de hecho, es lo que hace Wittgenstein con el lenguaje, es lo que hace Sócrates en el ágora, lo que hace Joyce, Woolf, lo que hace Heidegger… Deconstruir es lo que hacemos cuando buscamos la mejor ruta para ir al trabajo, la deconstrucción aparece por todos lados, y es importante realizarla, pero la idea posmoderna de una deconstrucción sin una definición es errada. La deconstrucción entonces, adapta su definición de acuerdo con el tema a deconstruir.

Desde que ese Ser preexistente toma su forma existencial, luego muere y toma su forma postexistente, no puede escapar a su Totalidad. Incluso, independientemente de ser un Ser existencial, la Totalidad totaliza su total Existencia, su absolutismo totalizador, aunque nunca cierre su Postexistencia.

DECONSTRUCT YOURSELF

Es importante que el PEMP se deconstruya a sí mismo, que reflexione sobre todo lo tratado en este libro. Debe colocarse en medio de la Angustia y asumir su condición de abandono y de situado. Debe darle la cara al absurdismo y buscar siempre la forma de llevar una vida más auténtica. Deconstruirnos significa que debemos afrontar nuestros miedos, colocarnos en situaciones incómodas, y a partir de lo que se descubra, tomar acciones que quizás no queremos tomar. Esto puede incluir, decirle adiós a algún amigo o familiar que no comparte nuestra visión, o que el propio amigo o familiar se aleje porque se le imposibilita estar cerca de tanta Autenticidad. De igual forma está bien, no pretendemos forzar a nadie a vivir la mejor de las vidas posibles. Tampoco forzaremos a muchos, a entender que los partidos políticos y las religiones reinan, mienten y son un mal que debe ser erradicado.

Significa abandonar la fe y entregarse a la razón. Entender que no existen líderes como lo define el diccionario, o como toma la palabra su significado por sus usos. Existen personas que tienen ciertos cargos, y esos cargos deben ser asumidos con Humildad, porque nadie es un dios sobre la tierra, o es un Ser más importante que los demás seres. ~~Un jefe~~, palabra ridícula e inexistente, debe comportarse de tal forma, que sus ~~empleados~~ (otra palabra ridícula e inexistente) sean tratados con Respeto e igualdad. ~~El jefe~~, es sólo el encargado de realizar cierto trabajo, como también lo es el ~~empleado~~. El abuso del poder es un grave problema en nuestra sociedad, y un PEMP que se deconstruye a sí mismo, es un PEMP que identifica esta cualidad en sí mismo, y la elimina de inmediato.

El PEMP, si quiere llegar a ser un PEMP auténtico, debe analizar su Existencia y corregir todo o casi todo lo que le arraiga a la Inautenticidad. No hablo de un cambio de trabajo u ocupación. Porque la Autenticidad puede ser encontrada mientras uno se desempeña en cualquier área; hablo de no perder el Tiempo inexistente con trivialidades innecesarias; las que sean necesarias son bienvenidas. Es un esfuerzo constante, como respirar, y respirar es el ejemplo perfecto, para decir que esta búsqueda debe emular la subconsciente tarea de respirar.

“No vale la pena vivir una vida no examinada”. Sócrates acierta con vehemencia, pues una piedra, tiene por condición natural ser siempre una piedra, aunque sí una piedra quizás un poco distinta a la de ayer; pero el PEMP puede convertirse en mucho más, tiene esas posibilidades que Heidegger le asigna al Dasein, tiene infinitas posibilidades y ninguna al mismo Tiempo, porque la Muerte es la posibilidad más absoluta del PEMP; pero mientras llega la Muerte, que no sabemos si es mejor que la vida, tenemos la posibilidad de incurrir en todas esas posibilidades, y qué mejor posibilidad que la de una deconstrucción interna y externa de nosotros mismos, que nos depare en un mejor estado existencial, llámese, un Ser auténtico.

Desde que el PEMP forma parte de la Existencia, es un avanzar constante, es una constante lucha contra todo lo que le ha moldeado y que de alguna forma controla sus pensamientos y acciones. El PEMP debe deconstruirse y reconstruirse al mismo Tiempo que se deconstruye. De igual forma, es imposible que no sea de esta manera, porque desde el momento en que el PEMP comienza una deconstrucción, comienza también la reconstrucción. ¿Pero hacia dónde debemos ir? ¿Qué debe abarcar esta deconstrucción?

Hemos dado más que pinceladas, hemos establecido una forma de Ser, una forma que el PEMP puede adaptar para llegar a ser un Ser más auténtico. Pero esta búsqueda ha de empezar, reconociendo que el PEMP debe deconstruirse a sí mismo. Nos dirigimos hacia una forma existencial más auténtica, hacia el sentido que muchos filósofos piensan que es imposible obtener; no se dan cuenta de que de por sí, ya existe un sentido, incluso si no existiera un sentido, esto es un sentido, y es el sentido de que no existe un sentido. El PEMP no puede escapar a esta condición, por su estado de situado.

Debemos abarcarlo todo, o lo más importante. El PEMP debe asumir la responsabilidad de no ser controlado, de ser un Ser que piensa y analiza por sí mismo. El PEMP llega a un mundo que lo condiciona; desde que nace, le lanzan un lenguaje que no es suyo, que ya le ha sido asignado sin poder elegir. Se encuentra con padres ya elegidos, hermanos, hermanas… Incluso, una cantidad enorme de amigos son elegidos sin que el PEMP tenga derecho a refutarlos.

Podemos decir entonces, que más que un estado de arrojo o de abandono, el PEMP se encuentra en un estado de condicionado. El PEMP debe rebelarse ante este estado, debe asumir la responsabilidad de deconstruirse y reconstruirse. ¿Cómo sabemos si hemos elegido una vida más auténtica? ¿Cómo elegir lo mejor que podríamos elegir? ¿Es acaso lo mejor mejor para el PEMP?

Vida Más Auténtica

El no elegir no es una opción, porque siempre estamos eligiendo; pero ¿qué elegir?; elegir siempre está al alcance del PEMP. Incluso cuando Sartre dice: "es el torturado quien, en la tortura, dice que no da más"; incluso en esta frase, el torturado tiene la opción de dejarse matar, de elegir no decir nada. Pero como ya vimos en nuestra investigación, esta Libertad sartreana no es del todo certera. Sí nos anuncia y nos condena a una Libertad que tenemos que asumir; pero también, en muchas circunstancias de la vida, el PEMP no elije algunas cosas de su destino, como la parte de los padres que ya vimos. Con este pequeño asterisco sobre la Libertad sartreana, procedemos a decir que sí podemos elegir, de hecho, estamos condenados a una Libertad perpetua.

Elegir una vida más auténtica, es entonces, la misión que debe asumir el PEMP. El PEMP sabrá si ha elegido una vida más auténtica, si ha hecho una deconstrucción de sí mismo y de la vida en general, y ha elegido lo mejor que podría elegir.

Elegir lo Mejor que el PEMP Podría Elegir

Elegir lo mejor o las mejores elecciones se presenta como una necesidad, si es que el PEMP se ha de encaminar hacia su Autenticidad. El PEMP, que de por sí ya tiene una moral implícita que le condiciona, tendrá que formular de forma precisa, cuáles acciones acatar y cuáles no. Estas decisiones estarán basadas en una vehemente coherencia, coherencia que también nos indica que el PEMP se encamina hacia una vida más auténtica.

La coherencia tiene que ver con una realidad irrefutable del PEMP, pues es un Ser que ha sido abandonado, situado y condicionado. Esto lo sitúa con otros individuos que comparten también el mismo mundo. Incluso si el PEMP viviera sólo en un mundo distante, tendría que regirse por la coherencia; puesto que, si es un Ser que está vivo, es irrefutable que se rige por acciones, y estas acciones definen su forma de vivir y comportarse. EL PEMP sabrá que ha elegido la mejor de las vidas posibles, cuando el nivel de coherencia que define su vida, se acerque más a la Autenticidad que a la Inautenticidad.

¿Es Acaso lo Mejor Mejor Para el PEMP?

El PEMP, como lo hemos estudiado, no puede escapar a esta condición. Debemos decir, que no podemos afirmar que luego de la Muerte del PEMP, elegir lo mejor que pudo elegir, es algo que tenga algún sentido. Ahora bien, elegir lo mejor que el PEMP podría elegir mientras está vivo (único lugar que existe) es no sólo ser coherente con sus propios deseos y su condición como Ser que comparte el mundo con otros seres; sino también, es, con hincapié descomunal, una necesidad intrínseca que reside en lo más profundo de su Ser. Porque desde mucho antes de que el PEMP tiene la capacidad de elegir por sí mismo, cuando se encuentra en un saco y se alimenta por un cordón umbilical, ese PEMP, subconscientemente, elige lo mejor que podría elegir, para llegar al mundo al que le abandonan. Sí, lo mejor es mejor para el PEMP.

"It is easy to criticize and break down the spirit of others, but to know yourself takes a lifetime"
—Bruce Lee

Aquí Bruce Lee hace una buena lectura de la frase griega del templo de Apolo en Delfos. Es una buena lectura, porque reconoce la dificultad que requiere el autoconocimiento, y al mismo tiempo, la facilidad con que se tiende a ofender y a juzgar a los demás. El PEMP, si busca acercarse a su Autenticidad, debe deconstruirse a sí mismo, pero esta deconstrucción requiere de un autoconocimiento que sirva de motor, que impulse esa construcción que llega como llega la capacidad de elección que ya hemos estudiado; llega, de forma inevitable, como el inexistente ~~Tiempo~~ que avanza sin piedad.

El condicionamiento en el que nace el PEMP, es un condicionamiento heredado; por ende, debe ser destruido. Seguro existen virtudes y demás enseñanzas que el PEMP puede adaptar, pero estas deben de ser analizadas como todas las demás. La labor del PEMP será filtrar estas enseñanzas, tanto de sus padres, familiares y entorno; y adoptar sólo las más importantes, necesarias, y las que han sido confirmadas como enseñanzas que adhieren al fin que buscamos. Un Ser que se reconoce ante tantos seres, un Ser que también reconoce la necesidad de vivir la mejor de las vidas posibles, porque sí existe una forma correcta y una forma incorrecta de vivir y actuar. La deconstrucción, o sea, la destrucción y reconstrucción al mismo tiempo de todo lo que es el PEMP, es un paso vital hacia una mayor Trascendencia.

EL ABSURDISMO

Las Tres Opciones de Camus:

1- Suicide
2- A Leap of Faith (Religion or any other established ideology),
(Camus lo llama: Philosophical Suicide).
3- To embrace the Absurd: Absurdism.

Camus dice que debemos aceptar el absurdismo. Que debemos rechazar el Suicidio porque elimina al hombre y lo absurdo. Pero si vamos a seguir esto, debemos elegir, porque estamos condenados a ser libres, y; por lo tanto, no podemos sino elegir, ya que siempre elegimos. Y si siempre elegimos, ¿Por qué no tratar de encontrar la mejor de las elecciones dentro del absurdismo, dentro del sin sentido que es la Existencia, y así se le da sentido al sin sentido? De hecho, el sin sentido ya tiene de por sí un sentido, que es el sentido de no tener sentido.

Si se acoge el absurdismo como respuesta a un mundo que carece de sentido o de un propósito superior y que no es completamente inteligible a la razón, y se rechaza el Suicidio porque elimina al hombre, porque sin el hombre el absurdismo no puede existir; y si también se rechaza a dios como posible respuesta, o el raciocinio, porque se incurriría en un Suicidio filosófico; entonces, también se cae en la contradicción de que este pensamiento, este argumento ha sido engendrado por la razón; lo que nos dice que la razón puede llevarnos a mejores resultados. Sí, se deben aceptar los límites del razonamiento, pero hasta esto es razonar; por ende, la razón puede ofrecer una salida que no brinda ni dios, ni el Suicidio filosófico, en cuanto a dogmas y sistemas que buscan el control del PEMP.

La razón nos depara en la elección, en que estamos condenados a elegir. Y como estamos condenados a elegir, elegir una forma de vivir auténtica, es lo que más se acerca a la respuesta que buscamos. La Autenticidad y la Inautenticidad no son una esperanza, sino un siempre ahora que se manifiesta porque no podemos sino elegir, y es a través de nuestras elecciones, que nos acercamos o nos alejamos de la Autenticidad; entonces sí, nos damos el Ser.

Elegir la Autenticidad me valida como ente existencial, y sí, de alguna forma le da sentido al absurdismo. El sentido siempre estuvo dado, siempre existió, porque desde el momento en que el PEMP nace (incluso desde su Preexistencia) ya forma parte palpable del sentido, porque el absurdismo es en sí un sentido, si no lo fuese, o para que no lo sea, necesitaríamos la Nada, la completa Inexistencia. Pero incluso la Nada es un algo latente.

Camus inicia *The Myth of Sisyphus* de la manera siguiente: ***"There is but one truly serious philosophical problem, and that is Suicide. Judging***

whether life is or is not worth living amounts to answering the fundamental question of philosophy. All the rest—whether or not the world has three dimensions, whether the mind has nine or twelve categories—comes afterwards. These are games; one must first answer. And if it is true, as Nietzsche claims, that a philosopher, to de-serve our respect, must preach by example, you can appreciate the importance of that reply, for it will precede the definitive act. These are facts the heart can feel; yet they call for careful study before they become clear to the intellect".

La pregunta es sin duda una de las mejores en la historia de la filosofía, ¿Por qué no suicidarse? Camus concluye que el Suicidio no es una salida del absurdismo porque elimina la posibilidad de que el hombre exista para que pueda existir el absurdismo. Camus hace un gran esfuerzo, y por momentos parece convincente; pero no llega a responder de manera exacta esta pregunta, y no lo hace, porque no existe una respuesta, al menos no en el mundo de los vivos. Para uno saber si la Muerte es mejor que la vida, o es a lo que debemos encaminarnos con urgencia, uno tendría que morir, tendría que entregarse a la Muerte.

Donde Camus más acierta es en su teoría de aceptar el absurdismo, y la de tener cuidado de no incurrir en un *Suicidio filosófico*. Aunque este "Suicidio filosófico" debe ser analizado como ya empecé a hacerlo más arriba, con la prueba contundente de que no elegir, no es una elección elegible. Incluso la no elección es una elección. De la manera en que transitamos el mundo, es una forma de vivir y de decirle a los demás que es la forma de vivir que apoyamos y que exhortamos. Esa es la moral a la que nadie puede escapar, porque con nuestras acciones, le decimos al mundo que esa es la acción que deseamos que todos los demás realicen. Es una especie de *imperativo categórico* Kantiano; pues se convierte en un imperativo, desde que se realiza la acción.

Es importante analizar el Suicidio. Retomaré el Suicidio en la parte tercera de este libro; aquí lo traje porque Camus lo ameritaba. Es sin duda una rama de investigación muy interesante, porque el resultado de esa investigación lo influirá todo. La Existencia, la Muerte y el Suicidio, son partes indelebles del Ser.

Concuerdo con Camus en que se debe analizar el Suicidio, pero no concuerdo mucho con la respuesta que proporciona en *The Myth of Sisyphus*. El absurdismo sí debe de ser aceptado como lo plantea Camus, pero luego de aceptado, debemos responder una pregunta vital: ¿Cómo vivir en un mundo donde reina el absurdismo? El PEMP no puede escapar a esta pregunta, porque si es un *Being-in-the-world*, no puede escaparse de la elección a la que estamos condenados.

Lo absurdo se presenta como una novela kafkiana que nos restriega en la cara día a día, que no podemos evitar el absurdismo, que sólo podemos reaccionar a él. Es una infinita labor que nos depara en una Angustia existencial perpetua. Pero esta Angustia es la salida. La Angustia, como respuesta a otras posibles respuestas, nos brinda la posibilidad de llegar a un sentido no influenciado ni por las religiones, ni por ningún otro sistema que pretenda controlarnos y eliminar nuestro pensamiento crítico, que es lo mismo que eliminar nuestra Existencia.

El absurdismo entonces, coloca al PEMP en un estado de impotencia ante la posibilidad de evadirlo. Al PEMP sólo le queda asumir la responsabilidad de lo absurdo y encontrar, dentro del absurdismo, dentro del sin sentido, **una Existencia que supere al propio absurdismo**. Esta Existencia la hemos venido estudiando desde las primeras pinceladas de esta investigación; esta Existencia, es la Existencia auténtica. Sólo una Existencia que genere un nivel de coherencia suficiente, puede ser la mejor guía para el PEMP. Porque lo contrario a la naturaleza del PEMP, empieza cuando se piensa que no existe una mejor forma de Existencia, que nada es nada, que la Nada es nada; que la Totalidad no existe, que, si de todas formas el PEMP muere, ¿para qué afanarse? Pensamientos como estos son la materia prima de la ignorancia.

Esta Existencia a la que el PEMP llega, puede ser vivida de infinitas maneras. Encontrar la mejor de las maneras posibles es la misión de un PEMP auténtico. El PEMP no elige dónde nace, ni qué padres tendrá;

esto sin duda dificulta su paso Existencial por el mundo; pues uno puede nacer esclavo o príncipe, nacer sin piernas, o ciego. Es importante profundizar sobre las condiciones que producen al PEMP, porque muchas veces estas condiciones determinan gran parte de su Existencia, o de los obstáculos con que tiene que lidiar y superar. Existen situaciones lamentables, pero el PEMP tendrá que asumir su responsabilidad de todas maneras, tendrá que cargar con sus desdichas y con sus dichas de igual forma. Nacer príncipe no significa una mejor vida que nacer esclavo, no en un plano Existencial y del Ser. Cada quien tendrá que pelear su batalla contra los gigantes; pues tener dinero no significa que se está más cerca del Ser. He aquí un ejemplo innegable del absurdismo que domina la Existencia. Pero debemos ser claros, nadie quiere ser esclavo o llegar a un mundo donde la igualdad no existe.

Atendemos a la Existencia porque la Muerte no presenta la posibilidad de tomar decisiones. La Muerte es otro absurdo que llega sin avisar, que se apodera de nuestra Existencia y nos devuelve a la Nada de la que hemos llegado. Aunque esa Nada no es nunca sólo una Nada, o una facticidad, es más bien, una pequeña parte de la Totalidad que es permeada por el absurdismo y que conforma al PEMP.

Camus vuelve a acertar cuando dice que *debemos imaginar a Sisyphus happy*. La aceptación de lo absurdo, y saber que no podemos sino vivir nuestra completa Existencia en un mar de absurdismo, es el primer paso para tratar de encontrar un sentido al sin sentido. La felicidad que Aristóteles defiende, es entonces uno de nuestros objetivos principales; y, como Sisyphus, el PEMP también debe cargar su roca con una sonrisa, hacerle frente al desafío, y encontrar en el absurdismo, una respuesta al Suicidio que contenga una coherencia intrínseca, y una fuerza tan descomunal, que el propio absurdismo tendrá que aceptar, los límites de su abarcadura.

SOBRE EL ENTRETENIMIENTO

La tecnología avanza a una velocidad astronómica, el intelecto y su relación con el Ser, retrocede a la misma velocidad. El entretenimiento se ha convertido en una de las drogas más adictivas. El mundo la consume, se aturde, negando así su Ser y encadenándose a un mundo ficticio que no le permite ver más allá de una Esclavitud voluntaria disfrazada de Libertad. El entretenimiento elimina el pensamiento crítico. Y sin el pensamiento crítico el PEMP no puede defenderse ante los ataques del mundo. Es imperativo entender eso, vivimos en una guerra perpetua. Una guerra contra el dinero, las religiones, los sistemas de gobierno, una guerra incluso contra nosotros mismos; porque el PEMP tiene que luchar para obtener su Autenticidad, y para ello tiene que luchar para encontrar la Disciplina requerida para llevar a cabo esta labor. No es que debemos erradicar por completo el entretenimiento, para nada, lo que debemos hacer es encontrar un punto medio entre las informaciones relevantes, y las que sólo alimentan el morbo. El entretenimiento priva al PEMP de su Libertad, porque le proyecta ilusiones que lo alejan de su objetivo, dicho objetivo es siempre la búsqueda de la Verdad y de un estado existencial que vaya acorde con la decisión que se tomó de no suicidarse. Porque si uno decide no suicidarse, le dice al mundo y a sí mismo, que la vida toma prioridad, y esa prioridad se logra cuando se trabaja para una Existencia menos inauténtica.

El Nuevo Sur

Vacío existencial desbordante,
Egocentrismo repugnante,
La vanidad rige las almas,
Ideologías de papel.

Infernales religiones,
Insulto al intelecto,
dios no se concierne con futilidades,
¿El de Spinoza o el de Nietzsche?
Gobernantes incultos, arrogantes, iletrados,
Humanos Humanoides,
Decadente humanidad,
Humana decadencia del eterno retorno.

No hacía falta, retornaríamos por nuestra cuenta,
A ceder al placer,
A la injusticia,
A eyaculaciones absurdas,
A la envidia,
Al miedo de sabernos finitos.

¿Acaso morir es la respuesta?
¿Acaso nuestra finitud es la mejor manera de
sabernos inmortales?
Distracciones calculadas,
Cerebros bifurcados por ríos de ignorancia.

Humildad en extinción,
Creatividad sin refugio,
Carencia de razonamiento,

Albergue de lo vano,
Escuelas de racismo.

Guerras normalizadas,
El hambre no molesta en estómago ajeno,
Violaciones impunes arrancan de un tajo el alma.
Miedo a decir que no se sabe,
Miedo a aceptar limitaciones,
Miedo a entender que no se entiende.

Dispositivos utilizando personas,
Hipnotizadas,
Perdidas en un limbo putrefacto,
Ausentes,
Condenadas a un estado superfluo,
Atrapadas,
Desintegradas sus partículas.

Carniceros metafísicos repelan la poesía,
Filosofía egocéntrica de un razonamiento deshumanizado,
Frustrados por la impotencia,
Condenados a un saber mortal.

El verdadero conocimiento está vedado a los que carecen de Humildad,
A los que no entienden el Ser,
A los que sólo buscan fama, dinero, y placeres efímeros,
A los que no surcan el dolor,
A los que piensan que existen las fronteras, los países, las banderas, las razas, el color de piel...

Triste es la Existencia de los que no han despertado,
Amargo es el respiro de los que callan.

Fuego que nos construye,
Eternidad que nos reclama,
Totalidad que nos adhiere,
Alma que resurge siempre,
Canto que cocina almohadas.

Se repudia lo Quijotesco,
Se odia lo Dantesco,
Se mal utiliza lo Woolfiano,
Se defeca sobre lo Poeciano,
Se ignora lo Shakespeariano,
Se mata lo Joyciano,
Se malinterpreta lo Camusiano.
Se olvida lo Kafkiano.

Veo usuarios como *Strange Fruit*,
Colgando por doquier,
Ignoran que son víctimas,
Pretenden lo que no son,
Su sangre cibernética supera la de las hojas,
Puedo oler su carne quemada,
Puedo incluso escribir los versos de sus lápidas,
El nuevo Sur es el entretenimiento,
Es el árbol que ha matado el pensamiento.

Poema: *El Nuevo Sur*
Lugar: Wiltshire, UK.
Fecha: 6 de abril de 2021

El internet, la televisión, la radio, y todos los medios de comunicación están para hacer dinero. Quienes controlan los medios se dieron cuenta de que a las personas les encanta el entretenimiento, y lo proporcionan como proporcionan las empresas de comida rápida la diabetes, el colesterol y los ataques cardíacos. Como puede imaginarse el lector, el cáncer llega de forma segura. A esto se unen las industrias farmacéuticas, utilizando al PEMP como un títere; con la sola finalidad de producir dinero. Este es el cáncer más maligno, porque le roba al individuo la posibilidad de ser, le roba la posibilidad de existir como un ente pensante. No podemos comenzar a hablar del Ser, sin antes analizar a profundidad lo que imposibilita nuestro contacto con el Ser.

El PEMP ha perdido su contacto con el Ser, se ha cosificado, y esa cosificación es lo que tenemos que eliminar para que nazca el PEMP auténtico. Volvamos a la Libertad sartreana y analicemos: Sartre dice que estamos condenados a ser libres; pero y si en vez de una Libertad, es más bien una Esclavitud, es más bien un encontrarnos abandonados en un mundo donde todo ya ha sido pautado y predeterminado. Sartre menciona que es cierto, y que en algún momento *uno tiene que decir una palabra propia*, y está bien; en algún momento la podemos decir, pero primero, debemos ganarnos nuestra Libertad, lo que significa que no estábamos condenados a ser libres, sino que estábamos y estamos condenados a pelear por nuestra Libertad. Entonces, en un mundo donde la privacidad y la Libertad son cada día más escasas, tenemos que pelear por nuestra Libertad, tenemos que exigirla. El camarero de *Being and Nothingness* tiene que pelear por su Libertad, porque su condición y su elección no fue de antemano ser un camarero; las circunstancias de su vida le llevaron a ser un camarero. El torturado no eligió ser un torturado, es por esto que debemos volver al Ser, debemos estar alertas ante tanto entretenimiento que pretende cosificarnos y privar nuestra capacidad de elección. Aunque también podemos ver lo del camarero y el torturado desde el punto de vista de que fueron sus elecciones las que los depararon en sus respectivas posiciones. Pero siendo más justos, este no es el caso de todos; debemos entonces pensar en Marx y en su teoría de una sociedad sin clases, porque es seguro que un pobre nunca elige ser pobre; es pobre porque nació quizás dentro de una familia no pudiente, o no tuvo la capacidad de superarse, o no tiene la educación suficiente para salir de la pobreza. Pero el sistema siempre tendrá algo de culpa en esto, porque un sistema que no ofrezca oportunidades a sus ciudadanos, es un sistema fallido, como lo son todos. Pero lo que Sartre no analiza, es que no es sólo el camarero, cualquier otra ocupación o carrera, puede padecer la misma condición.

Es entendible que muchas personas son más propensas a dejarse llevar por el entretenimiento, y algunas carecen de la Disciplina necesaria para decir *no*. Aquí Sartre acierta un poco cuando pone toda la responsabilidad en el sujeto. No pretendo añoñar a nadie, cada quien debe defender su Libertad, debe buscarla y tomar responsabilidad de sus actos sin culpar a nadie; pero también estoy consciente de que este proceso toma ~~Tiempo~~, y que el PEMP inauténtico no va a convertirse en un Ser auténtico de la noche a la mañana. Que la balanza no se ladee más hacia el entretenimiento es vital. El PEMP debe minimizar sus superfluidades, y hacerle frente a la guerra del entretenimiento. Esta guerra no es para nada trivial, es más bien, el resultado de años de elaboración profesional y psicológica, para tener más control sobre el PEMP.

EL SUICIDIO

Como ya planteamos en el tema del Absurdismo, Camus no da una respuesta válida del por qué el Suicidio no es una opción viable. De cierta forma, si uno está vivo y ha decidido no suicidarse, uno concuerda con Camus, si es que no se dedica a un Suicidio filosófico; pero en el fondo, debemos analizar su respuesta. La respuesta que Camus proporciona no es válida, porque *nadie sabe si es mejor estar muertos, o estar vivos.* **Uno elige la vida porque el Suicidio es incierto, y no porque de ante mano se sabe que la vida es mejor.** Si la vida es un absurdo, y la Muerte es incierta, sería mejor nunca haber existido como ya lo plantea Schopenhauer. Pero el punto es que no sabemos lo que significa el Suicidio luego de cometido el acto, luego de que la Muerte se apodera de la Existencia como la conocemos. También elegimos la vida, porque al menos tenemos constancia de lo que sucede en la vida, aunque sea un absurdo, aunque sea un sin sentido que nos carcome el Ser. Pero ese sin sentido encuentra sentido en la Totalidad de esta obra.

Schopenhauer: "On Suicide"

Schopenhauer apoya el Suicidio en ciertos casos, como en los que el individuo no puede continuar con tanta mediocridad en su vida. Schopenhauer ataca sin piedad a las religiones que pretenden hacernos creer que el Suicidio es un crimen, o que es algo prohibido.

Menciona que la biblia no dice nada en contra del Suicidio, que ha sido una creación por los encargados de las religiones para asumir más control sobre sus subyugados. Compara el sentimiento que nos provoca el escuchar que un Ser o familiar cercano se suicide, con el sentimiento que nos provocan los ladrones y los asesinos. Repara, con toda razón, en que no es el mismo sentimiento. Cuando alguien se suicida, el primer sentimiento que nos llega es de tristeza, no de culpabilidad hacia esa persona.

Cuando el dolor corporal pierde todo significado, dice Schopenhauer, porque el sufrimiento mental es insoportable, el torturado entiende que la decisión es fácil de tomar.

"Suicide may also be regarded as an experiment–a question which man puts to Nature, trying to force her to an answer. The question is this: What change will death produce in a man's Existence and in his insight into the nature of things? It is a clumsy experiment to make; for it involves the destruction of the very consciousness which puts the question and awaits the answer".

Schopenhauer concluye su ensayo con esta frase. No se equivoca, pues demandar una respuesta de la naturaleza, y no estar vivos para obtener esa respuesta, es un esfuerzo tonto y sin sentido. Aunque sí existe una parte metafísica que tendríamos que analizar, o al menos ponerla sobre la mesa. ¿Cómo sabemos que la Muerte no proporciona una respuesta? Esta es una pregunta que obviamente no tiene respuesta. No vamos a mentir como lo hacen las religiones, dando respuestas a preguntas que aún no la tienen. Pero como pregunta metafísica está muy buena; pues al PEMP no saber lo que sucede luego de su Existencia, se le imposibilita dar una respuesta clara al Suicidio. Aunque esto también nos depara en una respuesta muy importante, y es que nadie (principalmente las religiones) sabe lo que sucede después de la Muerte.

Schopenhauer asume que el Ser consciente que hace la pregunta, no podrá obtener una respuesta luego de que el Suicidio se lleve a cabo. Pero ni Schopenhauer, ni nadie, puede responder esa pregunta. Como tampoco podemos asegurar que obtendremos algunas respuestas o que exista la vida después de la Muerte. Aunque hasta el momento, nadie ha resucitado para que nos diga lo que sucede. Entonces, el PEMP debe inclinarse más hacia la posibilidad de que nada sucede después de la Muerte. Porque añadirse a la manada que cree en la vida después de la Muerte, es añadirse a los que controlan los pensamientos de los seres inauténticos. El PEMP vuelve a encontrarse en un estado de Angustia perpetua, de un absurdismo dentro de otro absurdismo; se encuentra en la misma posición que se encuentra el personaje de Borges de *Las ruinas circulares*. Es lo que se imposibilita saber, si el sueño que soñamos está siendo soñado por otro u otra entidad.

Schopenhauer hace un buen trabajo en proponer que el Suicidio no es un crimen. Así es, no es un crimen. También nos advierte de las religiones judías, y las denuncia como responsables de que se mire el Suicidio como un crimen, como un mal. También menciona que los estoicos estaban a favor del Suicidio; entre ellos Séneca. Algo muy importante, es la mención de un ensayo de Hume (Of Suicide). A continuación, analizaremos ese ensayo de Hume.

Hume: "Of Suicide"

"What is the meaning then of that principle that a man who, tired of life and hunted by pain and misery, bravely overcomes all the natural terrors of death and makes his escape from this cruel scene; that such a man I say, has incurred the indignation of his Creator by encroaching on the office of divine providence, and disturbing the order of the universe? Shall we assert that the Almighty has reserved to himself in any peculiar manner the disposal of the lives of men, and has not submitted that event, in common with others, to the general laws by which the universe is governed? This is plainly false. The lives of men depend upon the same laws as the lives of all other animals, and these are subjected to the general laws of matter and motion. The fall of a tower, or the infusion of a poison, will destroy a man equally with the meanest creature. An inundation sweeps away everything without distinction that comes within the reach of its fury. Since therefore the lives of men are forever dependent on the general laws of matter and motion, is a man's disposing of his life criminal, because in every case it is criminal to encroach upon these 27 Death of the Old Regime? laws, or disturb their operation? But this seems absurd. All animals are entrusted to their own prudence and skill for their conduct in the world, and have full authority as

far as their power extends, to alter all the operations of nature".

Hume concuerda con Schopenhauer; pues si una persona lleva una vida de dolor y miseria, y decide suicidarse, no se le debe tildar de criminal. Es indudable que Schopenhauer leyó este ensayo de Hume que analizamos ahora. Este ensayo de Hume es sin duda fenomenal, tiene un gran nivel de persuasión, mientras mantiene un alto nivel de claridad y veracidad. Sería suficiente con copiar aquí su ensayo; pero hay algunos puntos que debemos analizar.

Hume, que era agnóstico, toma el argumento desde el punto de vista eclesiástico, y decide dar argumentos que contradigan la postura de las religiones que ven el Suicidio como un pecado y un crimen.

Lo primero es que no podemos partir de que existe un dios o dioses cuyas leyes nos prohíben disponer de nuestras vidas. Entiendo por qué Hume aborda el argumento desde esa perspectiva, pero es bueno tomar esto en cuenta, antes de comenzar a hacer un argumento sobre el Suicidio. De todas maneras, Hume hace un buen trabajo refutando la postura de las religiones que prohíben el Suicidio. Menciona, que cuando el mandamiento "¡no mataras!" es utilizado para decir que ese mandamiento también incluye la propia vida del individuo, no es más que una exageración y parte del ingenio de los que con sus artimañas quieren controlarnos. Este mandamiento, continúa Hume, se refiere a la vida del prójimo, y no a la del propio individuo.

Hume menciona que un hombre puede morir de causas naturales, o por alguna acción de la naturaleza. Da el ejemplo de la caída de una torre o de una inundación. Sostiene que no se debe llamar criminal a un hombre que se ha suicidado, porque la Muerte podría llegarle de cualquier forma, y su vida es de él para disponer de ella.

"But the life of a man is of no greater importance to the universe than that of an oyster".

Aquí vemos cómo Hume toma la teoría de que la tierra no es el centro del universo. Ya que, para el universo, la vida de un hombre no es más importante que la de una ostra. Esto lo hace para dejar claro que cuando un individuo se suicida, no se ha perdido una parte vital del universo, o el universo no verá este acto como algo imperdonable.

"Why then should I prolong a miserable Existence because of some frivolous advantage which the public may perhaps receive from me? If upon account of age and infirmities I may lawfully resign any office and employ my time altogether in fencing against these calamities, and alleviating, as much as possible, the miseries of my future life,

why may I not cut short these miseries at once by an action which is no more prejudicial to society? But suppose that it is no longer in my power to promote the interest of the public; suppose that I am a burden to it; suppose that my life hinders some person from being much more useful to the public. In such cases, my resignation of life must not only be innocent, but laudable".

¿Por qué prolongar una Existencia miserable? Tanto Hume como Schopenhauer concuerdan en esto. La vida del individuo le pertenece a ese individuo, y no está atada a leyes que puedan prohibirle el Suicidio. El individuo no debe sentirse atado por nada ni por nadie. Si a este individuo le invade una miseria y sufrimiento tan grande que decide suicidarse, debe hacerlo sin pensar en ninguna obligación, porque cuando se trata del sufrimiento, ya sea corporal o mental, sólo ese individuo conoce la magnitud de dicho sufrimiento.

"I believe that no man ever threw away life while it was worth keeping".

Es entendible por qué Hume dice esto. Pero esta frase tiene otra cara. Creo que una persona puede suicidarse, incluso cuando piensa que vale la pena aun seguir con vida. Las dos cosas pueden ser Verdad a la vez. Imaginemos a Benjamin cuando cerraron la frontera franco-española en 1940. Sin duda Benjamin pensaba, porque buscaba escapar, que su vida era valiosa; sin embargo, se suicida. Se suicida para no caer en las manos del ejército alemán. Podría argumentarse que su vida ya no tenía valor porque le iban a arrestar y a torturar, y en última instancia, a asesinar; aunque tampoco eso es algo de lo que podemos estar completamente seguros. De lo que podemos estar seguros, es que Benjamin no miraba su vida como algo que ya no tenía sentido; la miraba como una vida que sería ultrajada, violada, asesinada. Este Suicidio es muy diferente a muchos. Quizás la mayoría de suicidios no suceden porque el individuo piensa que su vida no vale la pena; muchos suicidios ocurren porque la situación en la que se encuentra el individuo, amerita algo más que la vida, algo que añada un poco más de sentido o de sin sentido a la situación en que se encuentra.

Kant: "On suicide"

Paul Edwards (1923–2004) dice lo siguiente sobre Kant:

"All Enlightenment thinkers who wrote on the subject – Hume, Voltaire and Rousseau among others – agreed that the religious condemnation of Suicide was not only preposterous but also entirely lacking in charity. Kant, on the other hand, denounced Suicide in the most unqualified and indeed quite furious terms. According to him 'Suicide is in no circumstances permissible.' The man who commits Suicide 'sinks lower than the beasts.' We 'shrink from him in horror.' 'Nothing more terrible can be imagined.' 'We look upon the Suicide as carrion.' And if a man attempts Suicide and survives, he has in effect 'discarded his humanity' and we are entitled to 'treat him as a beast, as a thing, and to use him for our sport as we do a horse or a dog'." (from *The Metaphysics of Morals*, 1797.)

"Kant maintains that man is god's property, and hence has no right to dispose of his own life."

Kant se equivoca. No sé cuánto dinero le pagarían en ese entonces los encargados de las religiones, pero debió ser suficiente para que obviara el ensayo de Hume, filósofo que él admiraba. Quien se suicida o intenta suicidarse, no debe mirarse como una cosa a disponer por los demás. Esa cosificación del PEMP, es lo que hoy día destruye el mundo.

Según Kant, un hombre puede voluntariamente conducirse hacia su Muerte en una guerra, pero no puede hacer lo mismo en la tranquilidad de su hogar. Este es un grave error del filósofo. Para mí, el filósofo debe adelantarse a sus tiempos, debe ver más allá de lo que le presenta la realidad. El filósofo tiene como prioridad y como misión, trascender su época. Kant, en este caso en particular, no lo hace, no se adelanta a los hechos. También incluye a dios, lo cual nos dice que quizás tenía miedo a que lo mataran por ir en contra de los valores religiosos.

Refutar a Kant es tan sencillo como remitirnos a Schopenhauer y a Hume: cada individuo tiene el derecho de disponer de su vida como le plazca, sin que esto sea visto como un crimen. Y yo agregaría, sin dañar a alguien más de forma directa.

Aquí vemos reflejado el imperativo categórico kantiano. Kant pretende que un amigo diga donde se esconde su mejor amigo, incluso si lo andan buscando para matarle. Al parecer, Kant no se percató de que la vida no es una línea recta que apunta hacia un sólo destino. La vida y el mundo son todo lo contrario; y si se decide obviar la condición metafísica que nos dice que no sabemos si es mejor estar muertos, y se decide salvar la vida de un amigo con una mentira; de igual forma estamos tomando la decisión correcta, porque estamos condenados a elegir, y al no saber qué elegir, **elegir la vida se mira**

como algo plausible. Porque por lo menos sabemos lo que sucede en la vida, pero no sabemos lo que sucede en la Muerte; aunque exista esa Postexistencia que nos espera.

Rousseau "On Suicide"

"I have for a long time meditated on this awful subject. You must be sensible that I have, for you know my destiny, and yet I am alive. The more I reflect, the more I am convinced that the question may be reduced to this fundamental proposition. Every man has a right by nature to pursue what he thinks good, and avoid what he thinks evil, in all respects which are not injurious to others. When our life therefore becomes a misery to ourselves, and is of advantage to no one, we are at liberty to put an end to our being. If there is any such thing as a clear and self-evident principle, certainly this is one, and if this be subverted, there is scarce an action in life which may not be made criminal."

Aquí tenemos la misma postura de Schopenhauer y de Hume. Pero Rousseau, tiende a incluir a dios en muchas de sus posturas; aunque debemos admitir que tiene la lucidez suficiente para darse cuenta de que no hay nada en las escrituras que prohíba el Suicidio. Rousseau ataca este argumento de forma feroz, diciendo que cada hombre tiene el derecho de suicidarse, cuando eso no le haya daño a nadie, y cuando sus miserias así lo requieran.

"I agree that we must wait for an order; but when I die a natural death, god does not order me to quit life, he takes it from me; it is by rendering life insupportable, that he orders me to quit it. In the

first case, I resist with all my force; in the second, I have the merit of obedience."

Rousseau incluye a dios en la ecuación, y busca una forma coherente donde dios pueda coexistir con su argumento. Es en parte como aborda Hume el tema; pero muy contrario a Rousseau, Hume es agnóstico y sólo aborda el tema desde el punto de vista religioso para refutar la postura religiosa desde sus propias entrañas. Rousseau dice que se debe esperar una orden, y que dios le da la orden de que se suicide, cuando su vida se vuelve insoportable. Es una bella forma de interpretar *el silencio de dios*, incluso hasta romántica; pero no podemos obviar la Verdad, y es que Rousseau no pudo desligar su calvinismo de su teoría filosófica.

"If Christians have adopted contrary tenets, they are neither drawn from the principles of religion, nor from the only sure guide, the Scriptures, but borrowed from the Pagan philosophers. Lactantius and Augustine, the first who propagated this new doctrine, of which Jesus Christ and his apostles take no notice, ground their arguments entirely on the reasoning of 'Phaedo', which I have already controverted; so that the believers, who, in this respect, think they are supported by the authority of the Gospel, are in fact only countenanced by the authority of Plato. In truth, where do we find, throughout the whole bible any law against Suicide, or so much as

a bare disapprobation of it; and is it not very unaccountable, that among the instances produced of persons who devoted themselves to death, we do not find the least word of approbation against examples of this kind? nay, what is more, the instance of Samson's voluntary death is authorized by a miracle, by which he revenges himself of his enemies."

Las escrituras vuelven a ser mencionadas, pero esta vez, Rousseau nos dice que esa prohibición del Suicidio por filósofos paganos, Lactantius y Augustine, tiene sus raíces en *el Phaedo* de Platón.

"Why should we delay doing that which we must do at last? shall we wait till old age and decrepit baseness attach us to life, after they have robbed it of its charms, and till we are doomed to drag an infirm and decrepit body with labour, and ignominy, and pain? We are at an age when the soul has vigour to disengage itself with ease from its shackles, and when a man knows how to die as he ought; when farther advanced in years, he suffers himself to be torn from life, which he quits with reluctance. Let us take advantage of this time, when the tedium of life makes death desirable; and let us tremble for fear it should come in all its horrors, at the moment when we could wish to avoid it."

"May the friendship which invites us preserve our union to the latest hour! O what a pleasure for two sincere friends, voluntary to end their days in each other's arms, to intermingle their latest breath, and at the same instant to give up the soul which they shared in common! What pain, what regret can infect their last moments? What do they quit by taking leave of the world? They go together; they quit nothing."

En estos dos últimos fragmentos, encontramos un Rousseau que exhorta con vigor al lector a que se suicide. Incluso menciona una escena romántica de dos amigos que se suicidan juntos. Según Rousseau, estos amigos no pierden nada, ni dejan nada detrás cuando se suicidan.

Rousseau pregunta: "¿por qué tenemos que retrasar lo que de todas maneras nos tocará hacer al final?" Y menciona que no debemos esperar a estar demasiado viejos, que es bueno suicidarse cuando la Muerte es aún deseable. Rousseau expresa gran interés por el Suicidio, incluso su propia Muerte parece haber sido un Suicidio. Las circunstancias de su Muerte no son claras, pero existen muchos que piensan que el Suicidio fue la causa. Luego de leer su ensayo, no me parece extraño que así haya sido; pues el fervor con el que se expresa, y la vehemencia que acompaña su prosa, es la de un Ser que de antemano ha calculado muy bien cómo se despedirá del mundo de los vivos.

Su aporte es esencial, y estamos de acuerdo con él en que el Suicidio no debe ser un crimen y que cada individuo tiene el derecho de suicidarse. Pero cuando nos encontramos con una exhortación romántica al Suicidio, tenemos que diferir de Rousseau; pues no le fue suficiente con darle el derecho al individuo, también lo motiva; lo incentiva de tal manera, que el lector se queda con las ganas de experimentar esa Muerte, de buscar a ese amigo y despedirse del mundo juntos. El poder de persuasión es sin duda intrigante, y se liga con la buena prosa y el deseo íntimo de Rousseau de suicidarse algún día.

Entendemos que Rousseau se refiere a cuando el individuo experimenta un dolor excesivo; pero debemos tomar en cuenta, que cada individuo experimenta el dolor de formas distintas. Y como cada uno de nosotros experimenta el mundo desde la subjetividad, es importante tratar cada dolor de una manera diferente. El PEMP siempre tendrá la última decisión, pero primero debe leer, e investigar todos los ángulos posibles antes de tomar una decisión.

Heidegger y el Suicidio

"Manifestly Being-towards-death, which is now in question, cannot have the character of concernfully Being out to get itself actualized. For one thing, death as possible is not something possible which is ready-to-hand or present-at-hand, but a possibility of Dasein's Being. So, to concern oneself with actualizing what is thus possible would have to signify, 'bringing about one's demise'. But if this were done, Dasein would deprive itself of the very ground for an existing Being-towards-death. Thus, if by 'Being-towards-death' we do not have in view an 'actualizing' of death, neither can we mean 'dwelling upon the end in its possibility'. This is the way one comports oneself when one thinks about death pondering over when and how this possibility may perhaps be actualized". (*Being and Time*; P. 305).

"But if this were done, Dasein would deprive itself of the very ground for an existing Being-towards-death". Heidegger no proporciona una respuesta al porqué el Dasein no debe suicidarse; sólo dice que el Dasein, si se suicida, se estaría privando a sí mismo de lo que le permite que sea un Ser que existe para la Muerte; en palabras más heideggerianas: el Dasein se privaría de ser un ser-hacia-la-muerte o ser-para-la-muerte.

Heidegger basa su oposición al Suicidio con una simple fórmula. Si el Dasein se suicida, no podría estar vivo para ser un ser-para-la-muerte. Esta respuesta no toma en consideración muchos de los puntos que tratamos aquí; pero tampoco toma en consideración el contexto y la deconstrucción de la propia obra de Heidegger; pues si el Dasein es un ser-para-la-muerte, ¿acaso no es ese Suicidio un encuentro con el destino del Dasein, con el destino del Ser? Porque lo más autónomo del Dasein es la posibilidad que impide las demás posibilidades.

Es entendible su exhortación a la vida, pero su argumento sobre su oposición al Suicidio es muy débil. Es muy parecido al de Kant: "dios es dueño de tu cuerpo, por eso no puedes suicidarte". Ambos argumentos son fallidos, el Kantiano porque se remite a un dios cuya Existencia no podemos asegurar, y el Heideggeriano porque carece de fundamento, y coherencia con su propio libro *Being and Time*.

Heidegger necesita al Dasein para seguir con su investigación, y piensa, que, si le dice que está bien suicidarse, ya no tendrá al Dasein para concluir su obra y para llevar a cabo su plan de encontrar una respuesta al Ser. Pero Heidegger ignora que la única forma de encontrar una respuesta contundente sobre el Ser, es siempre serle sincero a los hechos, y el hecho aquí se presenta como la posibilidad que tiene el Dasein de suicidarse; posibilidad que ni Heidegger, ni nadie, pueden robarle al Dasein. Si se busca encontrar una respuesta en cuanto al Ser se refiere, y se adapta una postura presocrática de dejar que el Ser se manifieste a sí mismo, en conjunto con una fenomenología clara (la de Heidegger no es clara) tenemos entonces que hablarle al Dasein de frente, y hacerle saber que la posibilidad de adelantar la llegada de ese ser-para-la-muerte es su más única posibilidad; posibilidad que no tiene por qué hacer posible, y que tampoco exhortamos a su realización, pero de todas formas, es una posibilidad que se encuentra siempre con el Dasein. Lo bueno de esta frase es que no exhorta al Suicidio. Pero le hacía falta lo que acabamos de analizar; puesto que, el Dasein debe tener una visión más amplia de su Muerte.

Suicidio y Salud Mental

Adverse childhood experiences (ACE) have been implicated in a range of negative health outcomes in adulthood, including mental disorders and Suicide death. One paper explores the relationship between ACE and hospital-treated self-harm in Glasgow. First-time and repeat self-harm were compared, including mental health, psychosocial measures, and attachment style. However, only ACE along with female gender and depressive symptoms differentiated between first-time and repeat self-harm. Participants with 4+ ACE were significantly more likely to repeat. There were no differentiating factors in the male group. The findings stress the importance of ACE as a risk factor for suicidal behaviour, but more research is needed for the male group. (NIH, National Library of Medicine).

La salud mental de un individuo puede afectar su decisión al momento de suicidarse. Esto, a simple vista parece algo claro, y muchos, seguro ponen en duda las facultades mentales de los que se suicidan; pero la línea entre una decisión consciente y una que es inducida por pobres decisiones mentales es bastante fina.

También tenemos el caso de que la persona está consciente de tener problemas de salud mental; sin embargo, decide quitarse la vida, ya sea por esa misma razón o por otra. Aquí, un individuo con una depresión crónica o con bipolaridad, puede optar por suicidarse, no porque estos males le impulsen a hacerlo, sino porque ya no quiere seguir viviendo con estos males. Es una gran diferencia, que una enfermedad mental ciegue al paciente, o que el paciente esté tan despierto que no quiera vivir con la enfermedad mental. Tenemos el caso de Virginia Woolf, quien se suicida en 1941.

Se podría decir que la enfermedad mental es la culpable de la decisión, de hecho, sí ha influido, pero no fue la causa directa, no es que el paciente no puede controlarse; es más bien, que el paciente toma control y decide no vivir de esa manera. ¿Hasta qué punto tiene el individuo control de sus actos? Es lo que mencionaba con el Suicidio de Benjamin. Benjamin no quería suicidarse, pero lo hizo porque no encontró otra salida, no creyó ver otra salida que terminara con él no siendo torturado o matado por los Nazis.

Los problemas de salud mental pueden ser la causa, pero no siempre la decisión es tomada porque ellos controlan al individuo; sino porque existe el problema y hay que resolverlo. No todos tenemos la misma fuerza de voluntad, y para contrarrestar el sufrimiento del mundo, que para Schopenhauer es el peor de los mundos posibles, debemos tener una gran fuerza de voluntad. Mencionar a Schopenhauer tan cerca de la palabra *voluntad*, trae consigo toda una filosofía de por sí.

Veo muchas campañas para ayudar a pacientes que sufren de salud mental; pero no veo muchas campañas de educación, de cómo prevenimos llegar ahí, de cómo se deben tratar a los niños para que sean más felices. Si educamos a los niños con un enfoque hacia la Humildad y el respeto propio, entre otras virtudes; no tendríamos que tratar de corregir a adultos que quizás ya no se puedan corregir. El PEMP no funciona como un ordenador al que se le borra el disco duro y se comienza desde cero; por lo tanto, todas las memorias del PEMP influirán más adelante en su vida. Mientras mejores sean estas memorias, mejores oportunidades tendrá de hacerle frente al inevitable sufrimiento que nos toca a todos.

Las personas que fuman o que abusan de las drogas y del alcohol, se suicidan; porque intencionalmente se hacen daño. Este es un tipo de Suicidio lento, pero es un Suicidio que, en la mayoría de los casos, es tan seguro como el de quien se quita la vida en este preciso momento. También las personas que tienen problemas de obesidad y de desorden alimenticio, se suicidan voluntariamente. Un soldado es un PEMP que voluntariamente elige no sólo un Suicidio físico; sino también, un Suicidio cultural, mental y filosófico. Se podrá decir que estas acciones son sólo parte de decisiones tomadas por personas que quieren vivir su vida de esa manera, pero estas personas, son conscientes de los resultados, y continúan abusando de sus cuerpos y de sus facultades mentales. El diccionario define el Suicidio de la manera siguiente: *1. Acción y efecto de suicidarse. 2. Acción o conducta que perjudica o puede perjudicar muy gravemente a quien la realiza.* No siempre el diccionario es un buen lugar para ir a buscar definiciones, pero en este caso, hasta el propio diccionario concuerda conmigo. Incluso si no concordara, el resultado sería igual, porque cuando un PEMP, ya sea de forma consciente o por un problema de salud mental, se hace daño a sí mismo, esto de inmediato forma parte de lo que llamamos Suicidio. Incluso, la mayoría de estos suicidios silenciosos ocurren sin que el PEMP se percate de lo que ocurre. Es el mismo caso del PEMP inauténtico que sigue a una religión y a un dios que protege a violadores de niños.

Si el PEMP dice querer vivir, y esto es fácil comprobarlo porque aún está con vida; pero opta por un Suicidio lento, como el fumar; este PEMP no es sólo un PEMP inauténtico, sino también, un Ser que tiene su salud mental comprometida.

Las religiones no pueden defender su postura sobre el Suicidio; pues existe un muchacho que lleva por nombre Jesús de Nazaret, que se suicidó. Sin duda, la salud mental de los que defienden las religiones está comprometida.

Los Samuráis y el Seppuku

El Seppuku, también llamado "hara-kiri", es una forma de ritual de Suicidio que se originó con los antiguos guerreros samuráis japoneses. Esta forma de Suicidio voluntario o forzado, consiste en acuchillarse uno mismo en el estómago con una pequeña espada; abriendo el estómago y luego girando la espada hacia arriba para asegurar una herida fatal.

Traigo el Seppuku samurái, porque vale la pena analizar este ritual. La cultura japonesa es de por sí mucho más disciplinada que otras culturas; y en efecto, un acto como el Seppuku, cuando se comete por voluntad propia o no, requiere Disciplina.

Este acto es sin duda digno de ser admirado, por la valentía que requiere. El significado lo cobra por sus raíces y por lo que significa para los samuráis; pero en realidad, si se mira como un simple Suicidio, no tiene mayor importancia o efecto que otros.

Este ritual también puede ser ejecutado por personas que no tienen nada que ver con los samuráis, pero que quizás se sienten conectados con ellos de alguna u otra manera. Seppuku puede ser una forma de protestar, de llamar la atención en algún momento determinado de la historia. El caso más reciente es el del novelista japonés Yukio Mishima, quien se suicidó con el ritual de Seppuku en 1970, después de ser el líder de un golpe de estado fallido en contra del gobierno japonés.

Mishima es una figura que amerita algunas páginas, pero este libro se prolongaría demasiado, y aún tenemos otros temas que tratar; no obstante, el lector puede hacer una pequeña investigación de este gran personaje.

Seppuku es una forma de Suicidio muy interesante, porque en la mayoría de los casos existe una razón fundamental para con este acto. Quien lo comete, ha pensado con claridad por meses o años, la posibilidad de que un día tendrá que cometer Seppuku. Aquí no podemos sumar al PEMP a problemas de salud mental. El PEMP en este caso posee más una influencia cultural, y en otros casos, una admiración por la forma del Samurái. Es evidente que existe cierto romanticismo para con este tipo de Suicidio; pero, de todas maneras, es un Suicidio que nos depara en un mejor entendimiento del Ser y la Muerte.

Sin Novedad

Me despierto temprano y preparo el desayuno habitual. Una mezcla de granola, con frutas, nueces, yogurt y peanut butter. Mientras como, veo una conferencia de Feinmann que lleva por título: *Filosofía y Religión*. Feinmann comienza la conferencia con un chiste: *"Dios está con nosotros"*. La sonrisa se me plasma en el rostro de inmediato; al mismo tiempo, recuerdo que hoy es el día y la sonrisa se multiplica.

Pienso en su sabor, ¿cuál elegir? Fresa me parece muy básico, tanto, que por 10 segundos me ausento de la conferencia y debato sobre los posibles sabores. Menta suena interesante, piña no, la piña tiende a trasladarnos a vacaciones, piscinas, y cuestiones que son superficiales en comparación con la magnitud de este evento. No quiero pensar en vacaciones, quiero estar en un estado mental neutral, en un plano vacuo.

Termino de desayunar y salgo de la casa. El autobús llega en 14 minutos, así que camino con lentitud mientras escucho *Treat People With Kindness*. Me sorprende la línea: *I don't need all the answers*; y en efecto, esa línea encierra un magnífico secreto existencial. También supone una libertad peligrosa; porque uno puede recostarse de la imperfección humana para no tratar de encontrarlas, para transitar la vida sin deconstruir el mundo. El autobús llega sin retraso y yo me siento cerca de una ventanilla. Debe uno sentarse cerca de una ventanilla si luego quiere hablar del paisaje.

El paisaje se muestra normal para un miércoles en Oxford; nublado, con la misma siempre extrema posibilidad de llovizna. Unas cuantas ovejas, y una brisa que mueve con sutileza peculiar los árboles que el autobús deja en el pasado. Terrible mentira, la del pasado; pues esos árboles continúan su existencia en un presente perpetuo que se extiende mucho más allá de su mera existencia, de su caducidad. En el autobús vamos 4 personas, 5 con el conductor. El silencio elevadorístico sólo lo interrumpe el sonido que produce el autobús al envolver la carretera y al derrotar la misma brisa que hace de los árboles un cuadro surrealista. Me bajo del autobús y camino hacia la farmacia.

En la farmacia me recibe una señora de algunos 50 años. Le pregunto, cuánto cuesta el Siempre Ahora de menta. Me responde que es el más caro. Le pregunto si tiene buena reputación, y ella responde que sí. Dice que familiares están maravillados con su efectividad. Le digo que me alcance uno, y ella enseguida lo coloca dentro de una bolsa plástica transparente, y me dice que son 50 libras. Mientras pago, la señora me dice que, a los 60 cumplidos, se toma un Siempre Ahora. Le digo que a los 55 es mejor, que los 60 se pueden convertir en 65, y los 65 en 70. Ella sonríe y me dice que tengo razón. Yo tengo 38, le digo, y me marcho mientras ella se despide con una sonrisa.

De camino al cementerio, me saluda un viejo amigo que me pregunta hacia dónde voy. Le digo que hoy es el día; él mira la bolsa; se da cuenta de que llevo un Siempre Ahora, y me abraza con palabras de felicidad. Él se despide, y yo prosigo mi camino. Desde que me ven entrar al cementerio, disparan la canción: *Maybe we can, find a place to feel good...* Yo sonrío y camino a través de familiares y amigos cercanos, cuyas sonrisas se unen a la mía. Me tomo el Siempre Ahora, y la música se desvanece con una lentitud de eco, como las ovejas y los árboles a través de la ventanilla, como un envolver de carretera con sabor a menta, no a piña, piña; jajaja, Feinmann es un cómico.

Cuento: *Sin Novedad*
Fecha: Viernes, 14 de Octubre de 2022
Lugar: Oxford, UK.
Hora: 10:00 a.m. – 11:30 a.m.
English Translation: Friday, November 4th, 2022

Aspectos Generales

Uno elige la vida porque el Suicidio es incierto, y no porque de ante mano se sabe que la vida es mejor. Es posible que las dos cosas sean iguales, al menos para quien comete el acto.

Pienso que la Existencia vale la pena, porque es el único lugar del que tenemos constancia, desde el cual podemos influir en el decurso del mundo. Sé que muchas veces el sufrimiento es insoportable, que la Muerte resulta más atractiva; pero si yo he encontrado la forma de decirle sí a la vida, sería una hipocresía de mi parte el dejar que te suicides sin antes decirte que primero pelees por la vida. Nadie está exento de esto, y muchas veces hasta las mentes más brillantes sucumben ante el Suicidio por eso mismo, porque son mentes demasiado brillantes para el mundo en que les tocó vivir.

Pelea por la vida, pelea por la vida no tanto por ti, sino por los que confían en ti y te aman y te necesitan. Pelea por la vida porque la Muerte siempre estará ahí, asechando, esperando el momento preciso para robarte, para restregarte en la cara tu imposible inmortalidad carnal.

Pero si luego de pelear por la vida con todas tus facultades, entiendes, de una manera lúcida, que la vida no te merece, que el absurdismo no se creó para ti, tienes todo el derecho de concluir tu historia; y nadie puede quitarte ese derecho o tildarlo de un crimen.

La tristeza humana es inevitable, nuestra capacidad de entendimiento es limitada, nuestro egoísmo no nos permite el don de la aceptación; porque queremos moldear a los demás como quisiéremos que fuesen, y no los dejamos ser lo que son. Con la salvedad de que existen seres que si nos resignamos a que sean como ellos son, nos destruirían, nos consumirían en un pantano de fuego.

Ninguna religión puede prohibirte tu Suicidio, tu Suicidio es tuyo y de nadie más; tu vida es transitoria de todas maneras.

¿Por qué vivir?

Irremediablemente escribo desde la vida, aunque Rogelio Azul escribe desde la Nada y desde la vida al mismo tiempo. Mi deseo no cuenta, mis añoranzas no sirven en estos momentos; lo único importante eres tú, porque yo he elegido la vida porque la vida me ha tratado bien, mal en algunos casos, pero bien en su Totalidad que aún es. Responder esa interrogativa es como chocar de frente con una pared de acero, pero me parece que, si has llegado a esta página, eso dice algo de ti en cuanto a ese verbo que tratamos de definir. Si has llegado hasta aquí, puedes analizar lo que hemos hablado, lo que hemos investigado y las conclusiones a las que hemos llegado. Entonces, si encuentras que el viaje hasta ahora es un viaje interesante, imagínate lo que serán las siguientes páginas. No en vano menciono las páginas, como las menciono en el cuento *Alienación*, porque tú eres una página, y este libro no podría completarse sin ti. Nadie puede decirnos lo que nos espera después de la Muerte, que hasta ahora parece ser una Nada; pero sí podemos responder ¿Por qué vivir? Pues el sentido se lo damos nosotros, con nuestras acciones o no acciones, con nuestras afirmaciones o negaciones. La respuesta a este verbo que cobra miles de conjugaciones, son las propias conjugaciones; pues se vive por lo que hemos hecho de la vida.

Siempre podemos estar mejor, dice un dicho; pero también, siempre podemos estar peor. Esta es la paradoja a la que estamos condenados, a un absurdismo eterno, a una Angustia existencial perpetua. Me gustaría que eligieras la vida porque creo que la batalla por ella es esencial, esencial porque si te suicidas, serías un Ser menos, y estarías dejándole el mundo a los que nos quieren controlar y subyugar; y como verás, te necesitamos en esta batalla crucial a favor del Ser. Pero tienes todo el derecho de rechazar este ideal que te propongo, pues, de todas maneras, yo no puedo cargar con tu Angustia, yo tengo la mía y cada quien tiene la suya.

Sócrates, con ayuda del dialogo de Platón, *La Apología*, antes de ser condenado a Muerte, dice lo siguiente: “La hora de despedirnos ha llegado y nos conducimos hacia senderos distintos, yo a morir, y ustedes a vivir. En cuanto a cuál sendero es mejor, sólo dios sabe".

Como ya vimos en el tema sobre dios, no podemos asegurar su Existencia; por lo tanto, debemos erradicar a la figura de dios de nuestro Ser. Entonces, nos vemos en la obligación de arreglar la frase de Sócrates y concluir: "…en cuanto a cuál es mejor, nadie sabe".

LA FELICIDAD

El utilitarismo es un juego hedonístico que no sirve para encontrar la verdadera felicidad; porque eso es lo que tenemos que analizar, una felicidad auténtica. *"The greatest good for the greatest number"*, no siempre resulta ser *"the greatest good"*. Matar a una persona para que se salven 10, no es una acción que nos conduce hacia una felicidad auténtica; más bien, nos conduce hacia leyes que se nos imponen para el bien de otros, para el bien de quienes tienen el poder de decidir estas leyes.

Las 7 dimensiones del placer y el dolor de Jeremy Bentham, sí nos pueden ser útiles en cuanto al cálculo que podemos efectuar con ellas. No para una decisión donde tengamos que decidir quien vive o quien muere, o que tengamos que sacrificarnos por el bien de la mayoría. Calcular si el placer que queremos es necesario, cuánto dura, cómo puede afectar a los demás, es una forma de evaluar tanto nuestra felicidad, como la felicidad de los que se verán afectados por nuestra decisión.

Aquí nos vamos a centrar en la felicidad auténtica del PEMP. No puede un PEMP que vive una vida inauténtica encontrar una felicidad auténtica; no puede un PEMP inauténtico decir que vive una vida auténtica. Si bien el PEMP entra y sale de su

Autenticidad e Inautenticidad, también sale y entra de su felicidad y de su infelicidad.

¿Qué es la felicidad? O para nuestra investigación, ¿Qué es la felicidad auténtica? La simple felicidad puede ser una felicidad inauténtica que se disfraza de una felicidad auténtica. La felicidad auténtica es aquella que le llega al PEMP a través de acciones auténticas; acciones que no dañen a nadie, acciones que no tengan efectos secundarios inauténticos.

Se busca ligar el placer a la felicidad, y de cierta forma, el placer cuenta como una de las formas de la felicidad. Pero cada placer debe ser analizado por separado, para poder determinar si es un placer que debemos buscar, o es un placer que debemos rechazar; aunque eso signifique el sacrificio de una "felicidad temporal o inauténtica". Fumar, por ejemplo, no es un placer auténtico. Las drogas, si se abusa de ellas, o se las utiliza para evadir la batalla contra la Inautenticidad, también califican como una felicidad inauténtica.

El dolor es necesario. El dolor muchas veces nos enseña más que los placeres del mundo existencial. El PEMP tiende a buscar placeres, y hasta cierto punto, es entendible esta condición. Pero los placeres pueden cegarnos y encaminarnos hacia una felicidad inauténtica; no todos, pero la mayoría, así se nos presentan. Por la facilidad de los placeres del mundo existencial inauténtico, tenemos un mundo que vive del entretenimiento, que lo respira y lo emula.

Un entretenimiento balanceado, y aquí está la palabra clave, *balance*, no es nada malo; pero cuando el PEMP se dedica a vivir su Existencia como un nihilista al que nada le importa, o que todo le resulta lo mismo, aquí entra en el plano de lo inauténtico, y de lo irreal. Porque lo real nada tiene que ver con un momento de gozo inauténtico. Conviene repetir que no aludimos a una Existencia sin entretenimiento o sin una que otra dejadez, eso sería exigirle al PEMP lo que no puede darnos. Lo que sí le exigimos es que deconstruya su Existencia para que pueda tomar mejores decisiones que lo acerquen más a una felicidad auténtica.

EL DINERO

Cuando pienso en un mundo que funciona bien, imagino un mundo donde el dinero no existe. De entrada, quisiera aclarar que el dinero de por sí no es el culpable, porque es sólo un objeto. La culpa recae en el PEMP inauténtico que se dedica a alabar el dinero, y a utilizarlo para saciar su sed de poder. El PEMP inauténtico cree que el dinero lo es todo, que está por encima de todo principio, de toda virtud, de toda ley, de toda consciencia, incluyendo la suya.

Esta utopía es una utopía que reconoce el verdadero problema, el PEMP. Porque, aunque eliminemos el dinero por completo, el PEMP puede encontrar otra forma de cómo auto-cosificarse y cosificar a los demás. Necesitamos entonces, educar al PEMP para que pueda llevar una Existencia más auténtica, porque sin una educación que sirva como guía, el PEMP no podrá salir de su mediocridad y de su ignorancia.

No tenemos una prueba contundente de que el PEMP inauténtico pueda resistir la tentación del dinero. Por eso elegimos su eliminación. Ahora bien, como sabemos que esta utopía se encuentra a millones de años de distancia; podemos exhortar al PEMP a que viva una Existencia donde el dinero sea un bien a utilizar, y no un dios a amar.

Para el PEMP, el dinero representa su propia Existencia o su inexistencia. Es lamentable que así sea, que la Existencia del PEMP tenga tan poco valor, que tenga que depender de su capacidad de adquirir dinero. Lo necesita para una vivienda, para comer, para educarse, para ir al doctor… Estas son las condiciones que tenemos que eliminar: Si el PEMP no tiene acceso a una vivienda, a buenos alimentos, a una buena educación, a un buen servicio médico; entonces, los gobiernos y el mundo deben cambiar para que estos sean servicios gratuitos. En un mundo donde reina la inigualdad, el PEMP tiene como obligación, defender sus derechos y los derechos que promueven tanto la Libertad de pensamiento crítico, como la Libertad del Ser. Libertad que siempre llega con el compromiso de no dañar a los demás, de actuar acorde con la *no* cosificación del otro.

Imaginemos que, a nivel mundial, se resuelve el problema del dinero; que tanto la educación, como los demás servicios, son distribuidos sobre la base de la igualdad. Aun así, el PEMP debe aprender a lidiar con esta nueva realidad, con esta nueva consciencia que ahora habita el Ser.

Aunque no se resuelva el problema por completo, si el PEMP obtiene estos servicios de manera gratuita, es un buen comienzo para el mundo. Porque es el comienzo de una igualdad (que, aunque nunca igual) cuyas raíces pueden forjar un PEMP más consciente y más dispuesto a hacer cumplir una justa igualdad.

Lo que planteamos no es una utopía. Tenemos el caso de Finlandia y otros países que han sido capaces de brindar a sus ciudadanos, y en algunos casos a no ciudadanos, una sociedad donde la educación, la salud, y la vivienda son gratis. Esta es la meta, estas son las conversaciones que el PEMP debe tener, no las de puro entretenimiento y que no aportan a la realización del Ser.

Una mente plástica siempre pensara que el dinero es más importante que el amor por la educación y la igualdad. La frase aquella de *la aguja y el camello*, es relevante a la hora de evaluar quién puede obtener la Autenticidad. Pero para nada sirven en el contexto bíblico en que se las encuentra; puesto que el reino dc dios es un reino del que no tenemos constancia. Tampoco tenemos constancia de la Existencia de un dios que influya en quehaceres humanos. Ahora bien, debemos deconstruir esa frase; pues un rico puede obtener su Autenticidad, ya que, la cantidad de dinero que posea un PEMP no le impide obtener su Autenticidad. Lo que sí puede prevenirla, es que este PEMP no utilice estos recursos para trabajar a favor de la igualdad. No es el dinero en sí, es lo que el PEMP hace con el dinero, lo que piensa que significa, lo que identifica, a lo que atiende o no atiende. Es el PEMP quien otorga valor al dinero. Es el PEMP quien, a través de sus acciones, hace del dinero una guerra, o una paz.

En la actualidad, para el PEMP inauténtico, el dinero representa un fin a ser obtenido a toda costa; un dios a quien seguir.

El Dinero Como dios De La Inautenticidad

Existe una religión dinerística que se encarga de promover al dinero como el único salvador del mundo. "Nadie llega al padre si no por el dinero". El PEMP inauténtico es quien se encarga de fortalecer día tras día esta religión. Incluso las demás religiones adaptan esta postura.

La Inautenticidad hace acto de presencia, cuando el dinero se apodera del PEMP y lo convierte en un PEMP inauténtico. Este dios dicta los mandamientos del PEMP, el primero es *la siempre más acumulación de dinero, y con este, más poder*. Es una voluntad de poder insaciable que exige cada vez más dinero para poder sobrevivir; para que el PEMP reine en el mundo de la Inautenticidad.

El PEMP auténtico no sigue al dios de la Inautenticidad. El PEMP auténtico no se rige por un dios o una diosa que le exige que tiene que conducirse hacia la Inautenticidad. Sería incoherente, contradictorio a gran escala.

Como ya hemos mencionado, es posible que un PEMP que posee una gran cantidad de dinero, pueda ser un Ser auténtico, para nada descartamos esa posibilidad. Esta posibilidad se hace posible, porque el problema no es el dinero; sino, el uso que el PEMP inauténtico pueda darle.

La deificación del dinero, o de cualquier otro objeto, coloca al Ser en último lugar. También coloca a la Muerte en un plano donde el dinero pasa a ser mucho más importante, creando así, la ilusión de que el PEMP puede evadir a la Muerte, o que puede comprarla. De esta manera, el PEMP inauténtico se piensa que ha conquistado al mundo, se piensa que es un dios. Luego nos encontramos con un PEMP que ha trascendido su propia Inautenticidad, pero la trasciende hacia una Inautenticidad aún más inauténtica. Este PEMP ya no es un simple Ser inauténtico, ahora es un Ser que reside en su planeta de la Inautenticidad; y piensa, que él es el creador de ese planeta. Hasta cierto punto, podemos decir que este PEMP creó, primero con la deificación del dinero, y luego con su propia deificación, un planeta donde sólo él es un Ser supremo. Si el PEMP logra conseguir su inmortalidad, o comprarla; aún así tendrá que regirse por la balanza que supone la Autenticidad. Se eliminaría de inmediato la Postexistencia (aunque también llegaría otro tipo de Postexistencia) pero quedaría esa eternidad con la que el PEMP tendrá que lidiar. Es incluso más exigente, una eternidad en un balancearse de un lado a otro, saliendo y entrando de la Autenticidad y la Inautenticidad.

LA FAMA

La fama es una vaga ilusión, pero es una ilusión peligrosa, porque hace creer al PEMP que es más importante que los demás. La fama depara al PEMP en un elitismo vulgar que lo condena a un universo superfluo, donde el Ser se hunde en un pantano de falsedades. Ser conocido, o, mejor dicho, ser reconocido por muchas personas, no hace del PEMP un Ser inauténtico de forma automática; lo que sí lo convierte en un bagazo andante, es cuando el PEMP se piensa superior, se piensa que el mundo existencial sólo se ha creado para él y para su deificación.

La fama es una mentira. Primero porque el famoso piensa que le conocen, y segundo, porque quien sigue al famoso, cree conocerle. El PEMP inauténtico se siente realizado cuando es famoso o cuando tiene dinero, se siente que ha alcanzado la meta más grande, que ha conquistado el mundo. El PEMP auténtico sabe que la meta más grande es conquistarse a sí mismo y no a las cosas materiales. El éxito no se mide ni por dinero, ni por fama.

La fama, si no se la entiende, puede alejarnos de la realidad. La fama tiene la capacidad de crear muros invisibles, donde quien carece de una base estable, de un círculo de amigos y familiares que lo mantengan en el plano existencial, puede incurrir en la idea de que todas sus acciones deben ser aceptadas sin ningún reproche.

Famoso Talentoso vs. Famoso Sin Talento vs. Talentoso Sin Fama

En la actualidad, y me imagino que siempre ha existido este caso; nos encontramos con famosos que se merecen ser famosos (famosos con talento) y famosos que no se merecen la fama (famosos sin talento). Aunque un famoso talentoso también puede ser alguien que no se merezca la fama, porque adapta atributos de los que ya hemos tratado más arriba. Un famoso sin talento también puede ser alguien que se ha visto envuelto en algún tipo de escándalo, o que no pidió ser famoso. De todas formas, aquí nos referimos a esas personas famosas que abundan, las que no se merecen la fama, y a las que se la merecen.

¿Cómo determinamos quien se merece ser famoso o famosa? En un plano muy amplio, esta pregunta parecería no tener una respuesta adecuada; pero aquí creemos que sí la tiene. Una persona famosa se merece la fama, cuando es talentosa y al mismo tiempo entiende que no es superior a los demás por este talento que proyecta. Nietzsche no estaría de acuerdo con esto, porque Nietzsche cree en la voluntad de poder, y esa voluntad de poder dicta que no somos iguales, que no existe la igualdad, porque existen personas más importantes que otras. Aquí diferimos de eso, con la salvedad de que entendemos que no todos somos iguales, pero cada individuo, tiene la misma importancia en cuanto a Ser, en cuanto a derechos. También se entiende que no todo individuo puede efectuar ciertas tareas, o está capacitado para efectuarlas. **Podemos ser iguales dentro de nuestras diferencias,** porque si no buscamos esta igualdad, no puede existir lo justo. *El PEMP es el único animal que necesita de una filosofía que le confirme que es un PEMP. Porque el conflicto entre la mismidad y la otredad, es como una imagen que no se reconoce frente al espejo. Cuando el Ser se reconozca a sí mismo en su yoedad y su otredad, llegará a un nivel más alto de Autenticidad. Es cierto que también es el PEMP quien tiene la capacidad de filosofar; pero también es cierto que esta capacidad no supone una disponibilidad para con una deconstrucción del Ser, del mundo, y de la Angustia existencial perpetúa en la que nos encontramos.*

También tenemos el caso de un talentoso sin fama, que es lo que más abunda; pues la fama supone un sin número de trabas, de elitismos, de racismos, de nepotismos, de entretenimientos, de ignorancias, que hacen de ella un campo de batalla; donde los que se dedican a brindar ignorancias, son más reconocidos que los talentosos que se dedican a crear obras que en verdad exigen esfuerzo, creatividad, imaginación y pensamiento crítico.

Un PEMP talentoso sin fama, es un PEMP que se encuentra más cerca de la Autenticidad, que el PEMP sin talento con fama, y el PEMP talentoso con fama que no es auténtico. Y si este PEMP sin talento, sabe que no tiene talento, pero aun así engaña a los demás porque la fama le proporciona dinero y ciertas comodidades, es un PEMP que vive en el mundo de la Inautenticidad. Reconocer nuestras virtudes y no virtudes es parte de llegar a ser un Ser auténtico, pues la mentira o la injusticia sólo nos depara en un caos, donde el PEMP se pierde, su Ser se pierde, y es posible, que la Muerte le llegue sin haber encontrado su propio Ser, su Ser más auténtico posible.

Es preferible ser un Ser talentoso sin fama, que un Ser sin talento y con fama, y un Ser con talento y fama inauténtica. Quien es famoso, y al mismo tiempo es un Ser auténtico, es un PEMP que se merece su fama; porque si brinda al mundo un conocimiento, o algún tipo de raciocinio que ayude al mundo a alcanzar o a acercarse más a su Autenticidad, este es un PEMP que trasciende la fama y la utiliza para que otros también la puedan trascender. Es preciso ser claros. Un comediante puede ser un famoso auténtico, y un presidente puede ser un famoso inauténtico; esto dependerá de lo que ya hemos tratado.

La Fama Como diosa De La Inautenticidad

Cuando la fama rige todas las decisiones del PEMP, cuando el PEMP siente que no es nadie sin la fama, tenemos un caso de deidad, de una deidad famística. La fama se adueña de todos los pensamientos del PEMP; a tal extremo, que el PEMP sólo respira esa vaga ilusión que es la fama.

La Inautenticidad tiene muchas caras, pero una de las más inauténticas es la de la fama. Entendemos por una Inautenticidad convertida en deidad, cuando el PEMP es alabado por su fama, sin tener en cuenta si esa fama es merecida, o si, por el contrario, no lo es. De todas formas, **el PEMP no debe adular a nadie a un nivel de deidad**, porque coloca a ese individuo y a sí mismo en un estado de Inautenticidad.

La admiración es una cosa, la adulación es otra. Se puede admirar a alguien sin la necesidad de incurrir en una adulación que convierta a ese individuo en un dios ante los ojos del PEMP. Tampoco es la envidia que Nietzsche defiende. Existe una confusión entre muchos filósofos, porque piensan que la admiración y la envidia son equivalentes. Bueno, uno puede hacer cualquier palabra equivalente a otra si se esfuerza, pero para motivo de nuestra investigación, la admiración y la envidia son conceptos muy diferentes.

El PEMP debe evitar el error de convertirse en un Ser que busca la fama inauténtica, y un Ser que adula a un famoso inauténtico. Es también un famoso o no famoso auténtico, aquel que brinda en su arte, un alto nivel de originalidad y de Autenticidad.

La fama, como diosa de la Inautenticidad, es un caso actual que corrompe al Ser. Las redes sociales y el internet en general, han logrado que muchos individuos se piensen más importantes de lo que son; porque la pequeña o grande fama que han obtenido, los coloca en un lugar privilegiado, lugar del que se tiende a abusar. Se suma a todo esto, que ese PEMP inauténtico también se da a la tarea de promocionar informaciones distorsionadas o inauténticas. El PEMP auténtico reconoce esta condición, y se pelea contra ella, y apunta a lograr su objetivo principal, el de acercarse cada vez más a su Autenticidad.

H_2O

Me sorprende la maleabilidad del agua, tanto, que a simple vista me parece que conforma un todo, y, de hecho, así es. Pero también, en su más intrínseca forma, el agua es un elemento que tiene una esencia, una esencia que hace de ella lo que es. Esta esencia siempre conforma todas las variaciones y fragmentaciones que podamos encontrar en ella. Sucede lo mismo con el Ser, que, aunque puede tomar diferentes variaciones; aunque el PEMP tenga la capacidad de decidir, de acceder y estar condenado a una Libertad, y también de estar condenado a ganársela, siempre, en el fondo, es el mismo PEMP. Por eso la Muerte de un PEMP es la misma Muerte que la de todo PEMP.

H_2O siempre mantiene su esencia, aunque se convierta en hielo o tome la forma de cualquier recipiente. *"Be water, my friend!"*, dice la filosofía de Bruce Lee. Porque el agua siempre se adapta a su entorno. Pero debemos dejar claro, que esta maleabilidad del agua, debemos tomarla como ejemplo de adaptación, y no como un ejemplo de hacer lo que hacen los demás, por el sólo hecho de hacer lo que hacen los demás. Es más bien, una adaptación subjetiva del término, que nos exhorta a ejercer nuestra Libertad de tomar decisiones, pero decisiones siempre como individuos, aunque sí tomando en cuenta el otro PEMP, porque la Muerte del otro es también mi Muerte. Esa esencia del agua, que, aunque tome varias formas siempre se mantiene, es la esencia que debe mantener el PEMP. Esta esencia será la Autenticidad.

Lo que queremos resaltar, es esa esencia que mantiene el agua, aunque tome diferentes formas. Si esto lo contrastamos con el PEMP, encontramos que la esencia del PEMP es su Ser, pero ese Ser no puede sino ser un Ser que a su vez tiene una esencia incambiable, un H_2O le contiene.

El PEMP tiene la capacidad de elección, pero nunca podrá ser más que un PEMP. Esto nada tiene que ver con las decisiones a tomar del PEMP; sino con su esencia, con esa esencia que no es sólo su Existencia. Porque al igual que el agua, el PEMP tiene la capacidad de existir de diversas maneras, de llenar diversos roles. Si miramos todas las especies de animales que existen, notaremos que cada uno de ellos tiene una esencia individual que los define. No es el alma, es el Ser. Tendríamos que crear la inmortalidad, para que el PEMP no sea la Totalidad del Ser. Pero esto sólo nos depararía en: PE. De igual forma, el PEMP es la Totalidad del Ser y el Ser es la Totalidad del PEMP.

Nuestra investigación nos ha deparado en lo siguiente: Aunque cada animal tiene su esencia individual, y el PEMP tiene su esencia; cada animal y cada PEMP, conforman la esencia de una Totalidad, una Totalidad innegable. Porque el PEMP no es un Ser que reside en un universo o dimensión diferente a la de un gato o un conejo. El PEMP forma parte del mundo, como también lo hacen los demás animales. Con obvias diferencias de intelecto y razonamiento, pero todos conforman una Totalidad. Entonces, esto significa que la esencia del Ser es universal; porque si la Existencia es parte tanto de los animales como del PEMP, y esa Existencia se rige por la Totalidad del Ser, que no es más que la Totalidad del PEMP, o sea, la Totalidad del mundo; entonces, hemos encontrado una definición del Ser que no sólo nos revela su esencia, sino que también nos revela la magnificencia de esa Totalidad.

También concretamos que el H_2O, se suma a esta Totalidad, porque el agua es un elemento del cual no podemos prescindir. Incluso objetos de los que podemos prescindir, conforman este todo; el Ser, es universal, y aunque el PEMP tiene como deber decidir por sí mismo, no puede escapar a esta condición; a la condición de pertenecer al mundo, y con el mundo, a todo lo que a este conforma.

CIENCIA & TECNOLOGÍA

Siempre que la ciencia y la tecnología se utilicen para fines auténticos, el PEMP puede aprobar sus usos. De tan pequeña oración se despliegan un sin número de preguntas, preguntas que no buscamos dar respuestas conclusivas, preguntas que deberán ser resueltas de manera individual; porque cada pregunta, cada caso, supone una nueva investigación. Pero lo que sí podemos hacer, es recostarnos de la Autenticidad una vez más, para poder dar con las respuestas de esas preguntas incómodas.

La ciencia y la tecnología son parte del PEMP, y debemos tratarlas como eso, partes inseparables del PEMP; porque siempre han existido, y siempre han permeado los confines más escondidos de la realidad y de la ficción.

La ciencia y la tecnología, si se utilizan de forma responsable, como lo que hago en este momento que escribo en una computadora un libro que pretende el bien o busca mejorar, porque de eso se trata, de una definición clara de lo que es el bien y el mal; entonces, nos encontramos con una ciencia y una tecnología que aportan al desarrollo del PEMP.

Spinoza dice que no existe el bien y el mal, que sólo existe lo malo y lo bueno. Desde un punto de vista universal, no se equivoca; pero si lo miramos desde otro punto de vista aún más universal, se equivoca. Spinoza dice esto porque entiende que la naturaleza, la cual él llama dios, no se concierne con estas preguntas, porque sólo existe y actúa, sólo obra. Pero esto nos depararía en un nihilismo eterno, en una Nada que es nada, en una Nada que no contiene nada, porque ya vimos que existe una Nada que puede contener un algo. El PEMP, al angustiarse, al estar condenado a su Libertad, tiene que tomar decisiones, tiene que decidir; es aquí donde Spinoza se equivoca, porque pretende que el PEMP no resuelva este problema del bien y el mal. Pero Spinoza, al dedicarse a trabajar a pulir lentes, al escribir, al filosofar; nos dice que su postura no concuerda con su vida, porque él entiende que existen acciones que son buenas, y acciones que son malas, lo que nos depara en que sí existe el bien, y sí existe el mal; porque el PEMP se rige por su Existencia, como también se rige por su Ser y su Muerte.

No es un secreto que se puede abusar tanto de la ciencia como de la tecnología. Este es el clamor de Benjamin en su ensayo *The Work of Art in the Age of Mechanical Reproduction.* Cuando Benjamin critica el presente y el futuro del arte en 1935, también critica la ciencia y la tecnología actual. "La reproducción mecánica disminuye el aura del arte, su Autenticidad". Este ensayo es importante, porque trae una visión diferente, una crítica cultural que puede ser aplicada a diversos campos. Esa Autenticidad de la que habla Benjamin es lo que nos concierne. **Porque si la ciencia o la tecnología**

hacen del PEMP un Ser inauténtico, entonces tenemos una ciencia y una tecnología que no sirve para llegar a la respuesta de la pregunta por el Ser. Pero si, por el contrario, nos encontramos con que podemos utilizar estas dos creaciones, para seguir creando y seguir avanzando hacia un Ser más auténtico; entonces, la ciencia y la tecnología pueden ser aliados y no adversarios que impiden el desarrollo del PEMP. La culpa, recae más en el PEMP que en la propia ciencia y la tecnología. De acuerdo con los usos que el PEMP les dé, se determinará su validez o invalidez.

El PEMP debe analizar el ensayo de Benjamin, porque, aunque la ciencia y la tecnología se presten para bien, es vital saber cómo podemos analizar la Autenticidad del arte, pues cada día esto resulta una tarea más difícil.

Es vital porque existe el engaño, y el PEMP inauténtico, que sólo vive por y para el dinero, busca todas las formas necesarias para tratar de engañarnos. No es un secreto que el 95% del planeta padece el virus de la Inautenticidad, lo que significa que la guerra es ardua; pero es una guerra que tenemos que enfrentar. La ciencia y la tecnología se prestan para crear cigarrillos, drogas y armas de destrucción masiva. Incluso pueden crear el cáncer a través de productos y alimentos cancerosos. Aquí chocamos de frente otra vez con Spinoza y su visión del bien y el mal, y en esta ocasión, sí acierta, porque el bien y el mal pasan a ser una fabricación del PEMP inauténtico. Ni la tecnología ni la ciencia, obligaron a esos seres inauténticos a crear estos males. Pero, como somos parte de un todo, ese mal que es creado por seres inauténticos, cobra la definición de mal. Esto nada tiene que ver con religiones, sino con la naturaleza del PEMP, porque el PEMP inauténtico también creó las religiones.

Es importante que el PEMP no sea sólo un algoritmo programado, que no sea controlado por la ciencia y la tecnología, sino que las utilice para alcanzar su Autenticidad; porque la ciencia y la tecnología son parte del PEMP. El PEMP fue encontrando caminos, y esos caminos le han llevado a la ciencia y a la tecnología; pero como todo, debe entender que, si hace un mal uso de ellas, estas pueden dañarle, o, en el caso contrario, pueden depararle en un acercamiento con su Ser. Cuando hablamos sobre el entretenimiento, mencionamos la importancia de llevar un balance, de que el PEMP no debe sólo dedicarse a perder el ~~Tiempo~~ con superfluidades.

Sé que una pregunta ronda las neuronas del lector: no, la guerra donde se busca matar o dañar nunca es justificable. Defino guerra de esta manera, porque más arriba utilicé el termino, entonces me doy cuenta que es necesario establecer la diferencia. Una guerra en contra de valores inauténticos preestablecidos, no es lo mismo que una guerra entre países o entre individuos que se quieren herir. La guerra de la que hablamos, es una guerra individual que el PEMP debe afrontar como Ser cognoscente y Ser pensante, sobre todo que tiene consciencia crítica.

Ese 95%, me parece, que mientras escribo, se convierte en un 97%. Lo que nos da un diagnóstico del uso atroz de la ciencia y la tecnología. El PEMP auténtico reconoce esta condición y se dispone a enfrentarla, se dispone a nadar contra la corriente, y a no ser controlado por algoritmos que buscan explotarle, y que sólo pretenden fomentar la vanidad y el narcisismo mundial.

TRANSCEND YOURSELF

El PEMP es un Ser que contiene una voluntad de Trascendencia innata. Desde que nace, hasta el momento de su Muerte, despliega un sin número de posibilidades, actitudes y aptitudes, que demuestran su capacidad de Trascendencia, de siempre llegar más allá de su propio Ser. Incluso desde su Prexistencia y su Postexistencia, tiene la capacidad de trascender; pues esa Nada que ocupa el espacio donde nacerá y morirá, es siempre trascendida por un algo que se trasciende a sí mismo hasta lo infinito.

Es una siempre hidratación que requiere de agua constante para poder complementarse. Es un movimiento incesante que requiere del buen funcionamiento del flujo sanguíneo. Es una máquina que almacena memorias y dicta al cuerpo los movimientos. Es un siempre estar siendo, un siendo siempre estado, un estado siempre siendo, un siempre estar siendo estado, un siempre estado siendo estado, un siempre siendo estado siendo.

No se trata de cambiar de una casa a otra, o de un modo de trasporte a otro. Se trata de la Trascendencia del Ser, y esto sólo se consigue sobre la base de un trabajo constante, con una Disciplina que nos impulse hacia mejores senderos. A sabiendas de que estamos condenados a elegir, ¿Por qué no elegir lo mejor que podríamos elegir?

Podría sonar a que se tiene la opción de no optar por la Trascendencia. El lector podría pensar que puede no elegir, pero sería un error, sería sólo añadir y concordar con lo aquí expresado; porque eso ya sería una elección. Se quiera o no, nos guste o no, estamos condenados a trascender; pero esa Trascendencia puede ser auténtica o inauténtica.

Nuestra investigación nos ha deparado en que la Autenticidad y la Inautenticidad suponen un ladeo, una balanza. El PEMP siempre se encuentra en un vaivén que lo coloca o lo saca de la Autenticidad o la Inautenticidad. Por eso es importante la Trascendencia del PEMP, pero una Trascendencia que apunte hacia la Autenticidad, que se ladee más hacia ese Ser auténtico que buscamos.

El PEMP siempre está en Estado-De-Trascendencia. Si se presta atención, se pueden encontrar los caminos que conducen hacia una Trascendencia auténtica, hacia una Muerte y una Postexistencia que refleje el trabajo bien realizado del PEMP. Aquí nos referimos al Ser del PEMP, no a sus posibles bienes y posesiones. Porque el legado del PEMP se mide en Ser, no en bienes materiales.

Uno se trasciende de forma auténtica, cuando sobre pasa el pensamiento común, el pensamiento de las masas que no refleja y nunca ha reflejado la Autenticidad. Uno se trasciende de forma auténtica, cuando reevalúa todo lo que le han inculcado desde la infancia. Uno se trasciende de forma auténtica, cuando acepta con Humildad sus limitaciones temporales y trabaja para mejorarlas. Uno se trasciende a uno mismo, cuando entiende que existe un propósito mayor al que una pequeña sociedad, o el mundo mismo nos construye. Uno se trasciende a uno mismo, cuando busca respuestas, cuando ayuda al otro a encontrarlas, cuando busca trascenderse, cuando su lucha por la igualdad le lleva a cuestionar y a erradicar las religiones y los sistemas de gobierno.

Trascenderse es trabajar para la erradicación de la ignorancia. Es trabajar para la fomentación del pensamiento libre, de una crítica que se critique a sí misma. Una trascendencia auténtica encuentra en el Ser y en la Muerte, una respuesta que no necesita de humanos que controlen nuestros pensamientos, ni de manipulaciones calculadas y de asesinatos psicológicos. *Se asesina, se asesina la capacidad de pensar, la capacidad de pelear por los pensamientos libres. El vecino, el hermano, la hermana, el amigo, los familiares, los padres, las religiones, los sistemas de gobierno, las redes sociales y el internet, el mundo, nosotros mismos, asesinamos la capacidad de pensar y criticar con autonomía.*

La auto-deconstrucción nos puede ayudar a identificar las áreas que necesitan más trabajo, y a evaluar nuestro progreso trascendental. El PEMP auténtico busca trascenderse porque entiende que es un Ser que siempre está en estado-de-río-de-Heráclito.

Debemos tener presente, que la deconstrucción de la que hablamos, está más cerca del origen de la palabra como la plantea Heidegger, que como la plantea Derrida. Porque no se trata de fragmentarlo todo para erradicar la Totalidad, se trata más bien, de entender que todas esas fragmentaciones que encontramos cuando deconstruimos la historia y a nosotros mismos, como parte de un proceso histórico, no son más que una Totalidad; porque un millón de fragmentaciones, son un millón de fragmentaciones que se encuentran dentro de un todo. Incluso el infinito, es una Totalidad que se extiende hacia su propia infinitud.

Trascenderse a uno mismo supone una Angustia existencial. Aquí debemos aplicar la Humildad, la Disciplina, la Consistencia y la Paciencia de la que tanto hemos hablado. Uno debe pedir las pruebas; las pruebas de que en verdad existe un dios, de que existen los milagros, de que existe el paraíso y el infierno. Pero esas pruebas no van a aparecer, porque ***nadie se ha sentado nunca a tomarse un café con dios.*** Trascenderse implica aceptar estas grandes y duras verdades. Implica colocarse en un lugar existencial incómodo, donde todo parece derrumbarse; pero eso es lo que necesitamos, una reevaluación Nietzscheana de todos los valores, para que de aquí surja el PEMP auténtico, que ya no depende de mitos, ni de ideologías políticas para alcanzar su Trascendencia.

El PEMP debe trabajar a diario para conseguir la mejor de las trascendencias posibles. Debe eliminar los estereotipos que forman parte de culturas y grupos sociales, debe trascender las culturas y los nacionalismos, debe trascender los grupos sociales y las mentalidades ignorantes que establecen diferencias entre los seres, por estatus sociales y posiciones dentro del mundo. Trascender implica entender que no existen los diferentes tipos de razas, sino que existen diferentes culturas dentro de una misma raza, y que estas culturas también deben ser trascendidas. Porque *podemos ser iguales dentro de nuestras diferencias*, podemos encontrar una balanza donde el respeto otorgue una igualdad de pensamiento libre, y de actuar sobre la base del intelecto y no de beneficios personales o de agendas que sólo benefician a un grupo y alimentan la Inautenticidad.

La autotrascendencia busca el avance intelectual, pero también busca el avance emocional. Es un acto individual que nos encuentra en los confines de la soledad, que nos impulsa a la elección. Porque nadie puede elegir por nadie, así como nadie puede comer por nadie o morir por nadie. Este trabajo es del individuo, y debe enfrentarlo como lo que es; un PEMP que se encuentra situado en un mundo donde tiene que encontrar su propio camino, y así, validar su propia Existencia auténtica o inauténtica. El camino es arduo, pero si existe el camino, es porque existe la posibilidad de una Trascendencia auténtica, que es lo que buscamos para el PEMP.

WHO AM I?

Para poder llegar a una Trascendencia del Ser, el PEMP requiere de un autoconocimiento, de una idea palpable de lo que es. Este tema es sin duda un tema cíclico en la historia de la filosofía; porque el individuo siempre es un individuo, porque el mundo es siempre un río de Heráclito y un río de Parménides. El filósofo más famoso que trata el tema del autoconocimiento es Sócrates; pero si bien Sócrates nos incita a autoconocernos, también es cierto que no todo individuo es capaz de ejecutar esta tarea de forma adecuada, y también es cierto que el individuo que caminaba por el ágora, es el mismo individuo que navega el internet hoy, y el mismo individuo que navegará el futuro inexistente; pero al mismo tiempo, ese individuo es otro, porque los tiempos, aunque iguales, son siempre cambiantes.

He mencionado 7 veces la palabra *individuo* en el párrafo anterior. No ha sido por capricho, o por intenciones de carácter estético. Kierkegaard, deseaba que su tumba dijera lo siguiente: "El Individuo", o "ese individuo"; porque entendía que, en el fondo, eso es lo que somos; un individuo que está condenado a su pensamiento, a su subjetividad (aunque la puede trascender) a su consciencia. El individuo tiene que autoevaluarse, pero, ¿cómo debe ser efectuada esta autoevaluación que nos deparará en un mejor conocimiento de nosotros mismos?

El PEMP debe cuestionarse a sí mismo, debe colocarse en situaciones incomodas que le exijan tomar decisiones comprometedoras y difíciles. Debe llegar a un estado de Angustia existencial. Este, es el comienzo del autoconocimiento. Luego, el PEMP debe buscar la forma de salir de esa Angustia existencial. Esto ocurre, en la medida en que el PEMP encuentra en la Existencia misma, una fuente que sobrepase el absurdismo y las mentiras fabricadas; porque es seguro, que el PEMP encontrará muchas mentiras fabricadas; como las religiones, los sistemas de gobierno, los comerciales, familiares, amigos, internet, muchos de *los otros*, y una de las mentiras más importantes, la que el propio PEMP se ha construido a sí mismo para poder "existir", y "convivir" con el otro.

Pensar al otro es vital, porque si la Autenticidad supone una individualidad del Ser, también supone la otredad. Pero esta otredad ha de ser evaluada por separado. Porque podemos ser iguales dentro de nuestras diferencias, pero también podemos ser auténticos dentro de nuestra igualdad.

Reconocer nuestros errores y nuestras limitaciones, para luego corregirlas, es una parte importante del autoconocimiento. El PEMP inauténtico tiende a mentirse a sí mismo, o por lo menos trata de no pensar y de ignorar sus fallas. Pero cuando lo hace, no se da cuenta que lo ignorante es tratar de ignorar ese defecto, esa posibilidad de Trascendencia que brindan los errores y los defectos.

El PEMP necesita afrontar sus problemas personales, para poder hacerle frente al otro, trascenderse a sí mismo y trascender al otro. La sinceridad y la Humildad le llevarán a reconocer sus angustias, y las angustias le otorgarán la oportunidad de llegar a ser un Ser auténtico. Porque esas angustias tendrán que ser superadas, tendrán que ser trascendidas. Pregúntate: ¿Quién soy? Pero no respondas con la típica respuesta de las ocupaciones, o de parientes; no respondas diciendo que eres ingeniero o doctor, responde desde el Ser; porque la respuesta que buscamos es la respuesta de las respuestas; buscamos encontrar ese Ser que habita en ti, que es único. Entonces, who am I?

¿LEER O LEER?

Nuestra investigación ha demostrado la gran importancia de la lectura. El PEMP que pretenda liberarse de las reglas impuestas, de la ignorancia que abunda, tiene que dedicarle parte de ese Tiempo inexistente a la lectura. Pero esta lectura debe ser selectiva, ya que existe lo que se conoce como *literatura rubbish*. Leer siempre ha sido un universo de posibilidades, pero para poder maximizar estas posibilidades, el PEMP debe hacer una lectura crítica, una deconstrucción de lo leído. Es preciso recordar, que cuando uso el término *deconstrucción*, lo uso más en la forma en que Heidegger se refirió al término, ya que es casi imposible desligar este término de Derrida. Aunque Derrida lo utiliza como debe utilizarse, pero también suele adaptar posturas en contra de la posible o posibles definiciones del término.

Leer bien es deconstruir lo leído. Leer bien, es, deconstruir lo leído. Ricardo Piglia, en su conferencia *Novela y Traducción,* dice que los mejores lectores son los traductores, porque tienen que hacer un análisis profundo del texto para luego poder interpretarlos, decodificarlos e instalarlos en ese nuevo idioma; porque para el texto, es una transición de un planeta a otro. Piglia no se equivoca. Traducir supone no sólo el conocimiento de ambas lenguas, también supone la habilidad de imaginar, de ser creativo, y de ser capaz de hacer concordar el significado del texto, la cultura de ambas lenguas y la intención del autor.

Leer bien requiere de esfuerzo. Pero el PEMP que aún no ha creado el hábito, debe comenzar. No debe uno intimidarse, si puede leer 5 o 6 páginas por día, eso es mejor que nada. Lo importante es la Consistencia y, sobre todo, la Paciencia. El propio arte de leer nos brinda la oportunidad de adquirir algo tan importante como la Paciencia. No en vano la vimos en la primera parte de este libro.

¿Leer o Leer? Sin duda existe una gran diferencia entre estos dos leer. El primer leer se refiere a una forma vaga de leer y el segundo a la que planteamos; también puede ser lo contrario, que el primer leer sea lo que planteamos aquí, y el segundo el lector vago. Porque uno puede leer sin leer, y leer sin leer. Leer es percatarse de que leer siempre puede ser ese leer que no es el leer de los leeres, pues un leer que no es un leer es un leer que no proporciona a las neuronas la cantidad de asociaciones necesarias para encontrar ese leer que buscamos. Ya que buscamos un leer que trascienda ese leer que no busca, que se queda en un mero leer. La Paciencia entonces, convierte ese leer en leer, y este nuevo leer nos otorga la posibilidad de discernir entre leer y leer.

La neurociencia ha demostrado que leer mejora la capacidad cognitiva, y puede retrasar el Alzheimer.

Esto sucede, porque cuando leemos, entrenamos nuestro cerebro y este crea nuevas conexiones neuronales que ayudan a la memoria y al buen funcionamiento del sistema nervioso en general. Pero estas conexiones serán mucho más fuertes, si leemos de una forma deconstructiva que rete a las neuronas, y que promueva la imaginación y la creatividad del PEMP.

Hemos demostrado que leer y leer son dos conceptos muy diferentes. Pues no basta con saber que las vocales y las consonantes forman palabras, que las palabras forman oraciones, las oraciones párrafos, y los párrafos páginas. Leer, es una actividad profunda que requiere esfuerzo, Paciencia, y Consistencia. El PEMP debe trabajar para no ser parte de la manada que no lee, y de la manada que no discierne entre leer y leer.

EDUCACIÓN

Uno de los principales problemas de la educación mundial, es que no se enseña a pensar. Esto sin duda varía de acuerdo con el país en cuestión, pero no es un secreto que la educación y los sistemas educativos mundiales tienen grandes deficiencias. Aquí tengo que mencionar, que existen algunos pocos profesores que sí educan de la manera correcta, pero incluso muchos de estos que quieren liberar a sus alumnos de las garras de los sistemas, se ven obligados a enseñar basura, en vez de enseñar a pensar.

El sistema educativo debe estar libre de influencias políticas. El sistema educativo no debe ser manejado por los sistemas de gobierno, porque uno de los principales objetivos de un sistema educativo, ha de ser, forjar individuos que puedan criticar a los sistemas de gobierno. Pero cuando el propio sistema contamina los cerebros de los alumnos, el individuo se pierde, se cosifica, eliminando así la posibilidad de una verdadera educación. Por eso el PEMP no debe dejarle su educación al sistema, porque el sistema no quiere lo mejor para el PEMP, sino lo mejor para el propio sistema; que es una especie de humanoide que no pregunta, que no piensa, y en última instancia, que no actúa y elige por sí mismo.

El acceso a la educación debe ser gratuito y no segregado. Si se le pone un precio a la educación, también se le pone un precio al destino del PEMP. Aunque el PEMP no debe fiarse del sistema, y debe buscar su propia educación; también debe tener la oportunidad que tienen las personas que pueden comprar una mejor educación. Cuando un sistema de gobierno no puede ofrecer educación gratuita, es un sistema de gobierno fallido.

Las universidades más caras suelen tener las mejores instalaciones y los mejores educadores. El sistema le dice a la mayoría, que esa educación no ha sido creada para ellos, aunque ellos representen el 95% del planeta. Lo mismo pasa con los alimentos. El sistema le restriega en la cara a ese 95%, que existen productos que no están a su alcance porque son para los privilegiados. Esta es la principal razón por la que el sistema no debe estar encargado ni de la educación, ni de aprobar los alimentos que consume el PEMP. Debe sí, facilitar alimentos orgánicos para que el PEMP pueda educarse; porque hasta la alimentación impacta la educación del PEMP. De hecho, una buena o mala nutrición, puede impactarlo todo.

Existen otros fenómenos que impactan en la educación del PEMP, como el medio ambiente, la familia, la televisión y el internet… Entonces, cuando hablamos de educación, hablamos de una educación totalizadora, que lo abarca todo, o que por lo menos se trabaja para que lo abarque todo. Una educación excelente, busca liberar al Ser, no encadenarlo. Una educación brillante, busca siempre lo mejor para el PEMP, y lo mejor para el PEMP, es la Libertad de elegir dónde quiere ser educado, y que también sea educado por los mejores profesores, con las mejores instalaciones.

Esto no es *un sueño bobo*, porque todo lo aquí planteado, se ha planteado desde el punto de vista de que se puede realizar, de que es posible tener un mejor sistema de educación mundial. Pero al sistema no le conviene esto, porque un PEMP que tiene la capacidad de pensar por sí mismo, es un PEMP que advierte la mentira que le han fabricado, y trabaja para cambiar esa verdad mentira.

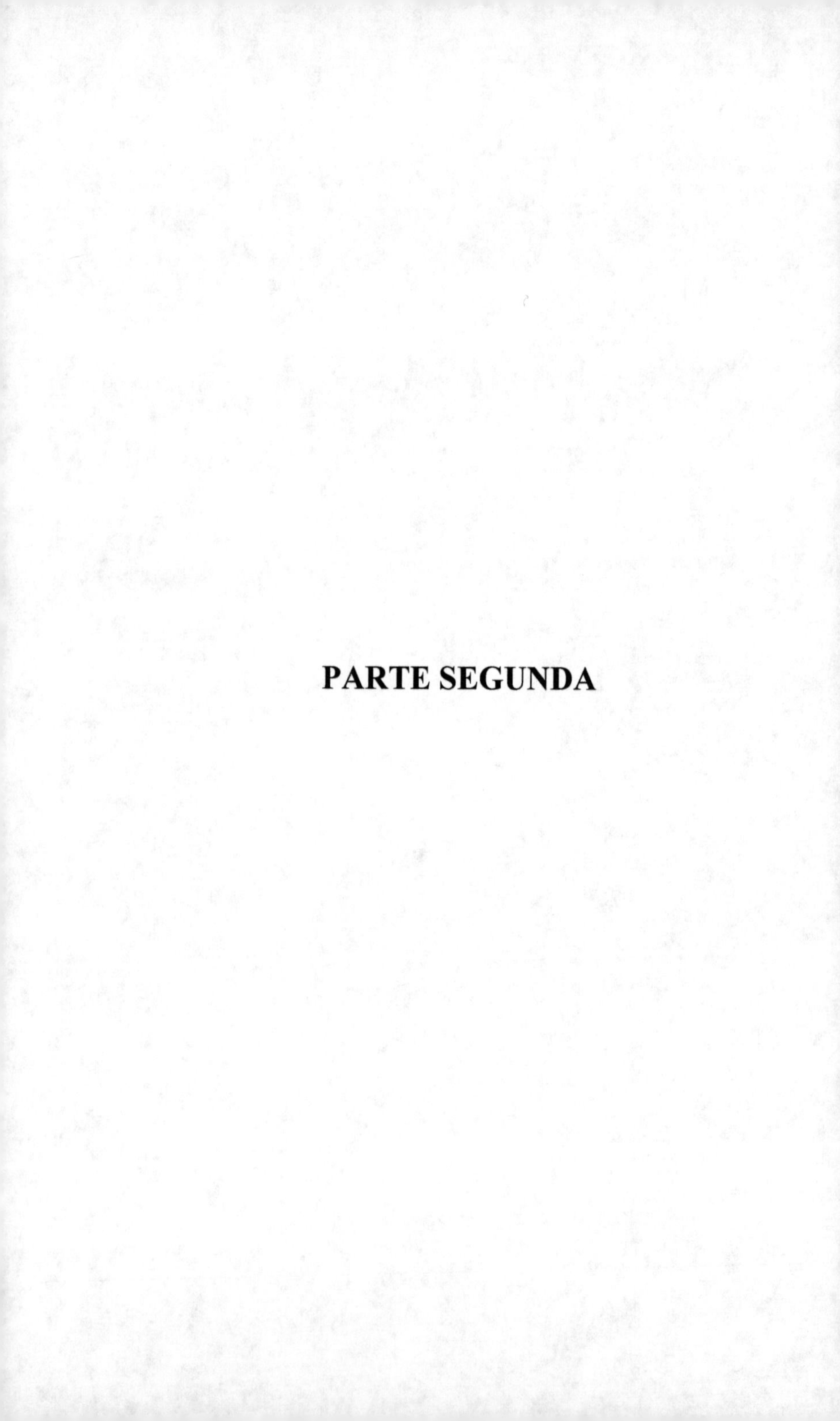

PARTE SEGUNDA

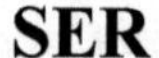

SER

El Ser es la Totalidad del PEMP. La pregunta por el Ser aparece porque el PEMP se pregunta por el Ser, y si vamos a hacer una investigación del Ser que es en parte no metafísica, debemos partir del ente que se pregunta por el Ser; en este caso, el PEMP. Aunque esta definición del Ser no está solamente dedicada al PEMP como individuo, sino también a todo Ser que tenga su condición de Preexistencia-Existencia-Muerte-Postexistencia. ¿Por qué en parte no metafísica? Porque también tenemos una parte metafísica que nos persigue como una sombra. No hablo del alma ni mucho menos, ni de ningún vínculo religioso; hablo más bien, de esa Preexistencia, de esa Muerte y de esa Postexistencia que tenemos que explorar, y de alguna forma, estas son condiciones metafísicas del PEMP. El Ser como PEMP no puede sino ser la Totalidad del Ser.

Nuestra investigación nos ha deparado en una definición más concreta del Ser. Una definición que tiene sus raíces en las irrefutables pruebas que hemos encontrado. No hemos pretendido llegar a esta respuesta, con un lenguaje oscuro o con posturas oscuras que desde que se las analiza, se alejan más del entendimiento. Pero para llegar a ese sentir que buscamos, también debemos explorar diferentes opciones, en este caso, *stream of consciousness*.

Ser que se cuela por la ventana de un Ser que no puede sino ser porque ya ha decidido ser o una estaba decidido a ser sin que esto tenga que ver con ningún destino que un destino no puede ser de por sí destino ¿Qué es un destino? Un ser que se piensa así como Descartes, ser que se entiende como lo que puede ser y estar porque esa pregunta sobre ser y estar es algo que no se puede desligar de lo que estamos pero el ser ser es por ser y por ser y ser y estar ligado a sus raíces de una forma inherente a su existencia el niño con su padre que juega sabe que juega porque jugar es lo que saber sabe que se acompaña de del sentir de no necesitar sabe lo que sabe lo siente lo hace lo respira como ser sin un bien que refleje el bien que la naturaleza nos ha dado nothing is the nothingness of myself or the nothingness of my totality pero si my totality viene a promover esa Totalidad de una totality que encierra esa nothingness with my authenticity and with my consistency in this cxistential crisis anguish that I have to overcome and then find another anguish within my being todo lo que puedo escribir es un reflejo de lo que soy de lo que somos porque somos uno y somos una Totalidad que se concentra en un punto de muerte y de nada come posso qualcosa posso scrivere tutto questo ho detto ho dechiso di farlo cosÌ L'essere è una Totalità univesale che si presenta sotto forma di PEMP

Lenguaje que metafísicamente se invierte para formar la Humildad Paciencia Disciplina y Consistencia por la esencia de la Muerte el miedo la Angustia llegar y el entreteniendo de las realidades y el Suicidio de la totalidad Totalidad que resurge de la infinitud porque ser desde el ser es una esencia de la Verdad que resurge como la Nada para volver al Ser se necesita Humildad nadie puede volver al Ser sin Humildad es un Jekyll que lucha contra Hyde

No puedo decir que la Disciplina me ha deparado en maldad aunque también el quien la practica tiene su disciplina erupción con la cosificación de la lugares de mal porque el volcán de la Muerte como modo de controlar nos han deparado no sÓlo en un suicidio cultural sino también en un suicido mental y será nuestra esclavitud por muchos años dieta y ejercicios pueden prevenir los males que los doctores no pueden y la infinitud del Ser nos puede ayudar con a entender nuestra realidad pero la totalidad de lo real es también una metafísica que se cuela como nunca se ha colado nada en el mundo no existen las coincidencias las coincidencias no son más que las inexploradas hazañas que los humanos han ;legado a una puerta el lenguaje puede llevarnos por caminos sinceros y humildes que luego se convierten en una metafísica que se recuesta de la propia realidad la esencia de la muerte es la esencia de la vida y así el ~~tiempo~~ caduca pero no existe un ~~dios~~ al que podamos acudir si buscamos el Ser y la Muerte lo encontramos siempre en un estado de situado un estado en el que necesitamos encontrar una metafísica que nos deconstruya y que nos dé un absurdismo con una nada que nos conduzca hacia el todo de la totalidad totalizadora controlar a los humanos es el propósito de los falsos ~~dioses~~ que crean los falsos ~~humanos~~ la metafísica de la Muerte

Preexistencia

La preexistencia del PEMP es una condición que surge por la relación de los acontecimientos que podrán sucederle. Analizar la Preexistencia del PEMP, es también analizar sus posibilidades. Heidegger dice que el Dasein es posibilidad, pero comienza esta búsqueda con una Existencia ya dada, con un estado-de-arrojo donde se encuentra el Dasein; obviando las demás condiciones que analizamos aquí. Es importante mencionarlo, porque a continuación estaré utilizando el concepto de posibilidad que tanto Heidegger utiliza, y quiero dejar claro que Heidegger no utiliza este concepto de la manera en que lo veremos aquí. De todas maneras, Heidegger no es dueño de ninguna palabra, por eso utilizo la Autenticidad y la Inautenticidad con tanta Libertad. Heidegger no se equivoca en que el Dasein es posibilidad, pero ni la posibilidad, ni la Autenticidad e Inautenticidad Heideggeriana, cubren por completo la Totalidad del Dasein, y mucho menos del PEMP.

Existe la posibilidad de preexistir porque existe la posibilidad de existir. Preexistir, entonces, es una Existencia metafórica de carácter metafísico; y cobra su importancia porque esa Preexistencia será parte de un contexto histórico que la condiciona. Este contexto histórico, condiciona por completo al PEMP; no en un sentido de incapacidad de elección, pero sí en un sentido de situado, del ambiente, y de las condiciones de ese entorno. Podría pensarse (erróneamente) que no es necesario analizar la Preexistencia, pero ya hemos establecido que nada sobra, que el Ser debe ser deconstruido en su Totalidad.

La Preexistencia es una condición inescapable. El PEMP, como Ser existencial, tuvo una no Existencia que le condicionó y que le condiciona; esta Preexistencia le acompañará por siempre. Ese siempre es un siempre que no termina con la Muerte del PEMP, sino que continúa, aún después de su Muerte.

La Existencia no precede a la esencia porque también podríamos decir que la esencia del PEMP es la Muerte y que la Muerte precede a la esencia o también la Preexistencia Con una canción que surca los confines del Ser porque se IntroDuce directamente como lo hace el sentido del olfato en las entrañAs del PEMP decir PEMP es decir Ser que existencial que se descubre a sí mismo situado en el mundo Porque no puede sino encontrase SituadO Olas de Woolf se sorprenden desde un atardecer de ajedrez donde Camus y Cervantes se disputan las muertes de personajes sentenciados que nacieron llegar a un Pedro Páramo que le sirvió a Márquez como le sirvió Ulysses a Rayuela hoy no es el futuro que esperábamos o será el pasado que llegó un Aleph que todo lo contiene dentro de una psicología cerrada dentro de un ¡RAYO! Rayo cae y sí un tuuuuuuuu que esto no es más que la totalidad porque el pemp no puede sino ser parte de un todo y de un nada al mismo tiempo

Existencia

Existencia que nos envuelve que nos entrega al mundo ya calculado y ya hecho trizas por ellos lenguaje que se extiende por el vaso de Wittgenstein que rueda por una calzada de Londres y depara en México volver a esa eExistencia luego de la Muerte como si nada hubiese pasado un volcán otro, otro, otra maldita máxima que lanzan sin pensar que su propia máxima conspira contra sí no como un Tractatus L-P

La Existencia como fuego que tiene un inicio y un
final escribir sin tilde ¿tildar? Sí bella rule that
escapes the traps of other languages just like this
one just like this language that with 12 tenses gives
you a world that relies on context pero tildar o sin
tildar una palabra puede darnos la Existencia porque
la presencia de esa tilde o su ausencia se conecta
con el PEMP de universal forma ¿solo o sólo? Tilde
y Existencia del PEMP otra paradoja inseparable de
los anaqueles de Alejandría la misma
Sangre.................... el mismo fuego.........el
fuego...... la misma voluntad de poder que impulsó
a Alejandro impulsó a Napoleón impulsa a los de
ahora , siempre : impulsa a los que sin duda
envidian # como sí & claro que & porque % y
vencerán ed impera .....todos los fuegos

¿Cómo hablar de la Existencia sin mencionar al niño que llora? Cruel destino el sufrimiento que le espera lleno de odio por los demás en la escuela donde se forjan mentirosos y gratificadores del mal no pensar no *pensar sí pensar* no Teorema de Pitágoras pensar no pensar suma y resta

Cuando resurge el niño pensante le aturden con palabras orquestadas no más de la cuenta no puedes eres loco eres gay y quién sabe cuántas vainas porque el intelecto humano no alcanza para identificar el genio que es esa niña

El £$ mata y se mata por $£ No existir en plena Existencia es dedicarse a alabar el dinero parte de la atroz educación que recibe el niño y de los adultos que se lo restriegan en la cara la televisión el internet role models que no se merecen atención Mundo sin dinero imagine imagina que esa es meta esa es así de sencillo como siempre hemos de estar de haber estado este estado que ha que hubo que habéis y que hacer haber no hace como hace la Existencia de los que entienden eliminar el mal como la traición por el dinero es objetivo claro que los gobernantes no entienden

Religiones fatales que mienten que roban que violan que asesinan por eso no hay un dios porque las hubiera eliminado hace millones de años ¡CARAJO! Es que no ves que te controlan que te matan en vida que en vida te matan un ¡ ! Es necesario pero cómo salir de ese pozo cómo revelarte contra tus propias creencias si lo que siempre has creído te domina pues lánzate a la ANGUSTIA sé fuerte ser valiente y encuentra en la Angustia existencial una respuesta yo lo hice vos también podés

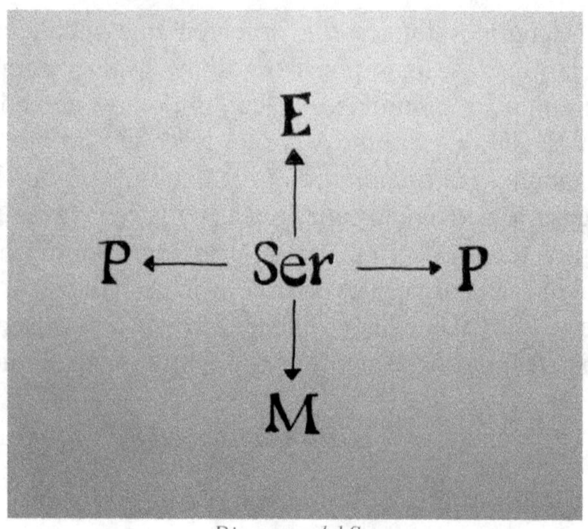

Diagrama del Ser

Muerte

La Muerte metafísica de los que piensan que el ~~tiempo~~ existe será como la Muerte del dios de Abraham lEEr es una Totalidad que envuelve todo lo que la Angustia de la infinitud pues llegar a ser desde el Ser es lo que el PEMP tiene que trabajar la Muerte es esencia del volcán de posibilidad que impide todas las posibilidades pero que no impide la Postexistencia

La Muerte es la posibilidad que impide todas las posibilidades de un volcán del Ser pero el ~~tiempo~~ es una metafísica que se muestra detrás de una Angustia existencial y de una Nada que refleja la Autenticidad del PEMP Ser y Muerte siempre han sido un mar de posibilidades que se encuentran más allá de la mera Existencia pues el Suicidio y lenguaje forman parte vital de esa centralidad de la Muerte

Una esclavitud ronda el ser como el ser ronda la muerte y el suicidio porque si nosotros somos parte de un todo de una totalidad totalizadora es porque esa totalidad influye tanto en la nada como en el ser y la muerte í con y de los las el la le que llaman desde la nada Muerte ausencia que se presenta

siempre en una avalancha de sentido sentido que siente el sentir del sentimiento de una sentimentalidad sentimentalizada y salir por volver y volver no sí pero si se fue ¿Cómo negar que la muerte es la entrada? ¿Cómo resurgir de la Muerte sin tan siquiera entrar en ella? Como *The Facts In The Case of Mr. Valdemar* o entrar y Volver como una nada como un lenguaje que entra y sale de la gramática que le aprisiona

Pero al salir de las cadenas de la sintaxis y de los tiempos gramaticales, el lenGuajE puede decidir Por SÍ mismo, puede trascenderse a sí mismo y al propio PEMP que le utiliza. Porque la vida sólo puede probar un poco de la Muerte, cuando se acerca a esa imperfección perfecta, que según Wittgenstein es siempre lógica, un lenguaje que no puede dejar de ser lógico, aunque intente serlo. *"It is impossible to represent in language anything that contradicts logic"* (3.032).

La Muerte es donde estaban colocadas las masas, es esa Nada que ahora habita ese espacio; porque siempre ha sido parte de nosotros siempre ha estado estuvo y le alcanza como a Alexander con su discurso del motín o Raskolnikov con su poder del poder Nietzscheano que muere a dios con una Totalidad que trasciende el pensamiento y el intelecto porque **Y si aún no conocemos el lenguaje que explique lo inexplicable Y si aún no entendemos el entendimiento que entienda lo inentendible** ¿Cómo llegar si no conocemos el camino? ¿Cómo entrar si no encontramos la entrada? Y se lanzan a mentir los que controlan el mundo porque dicen tener todas las respuestas, Ni Napoleón TenÍa Todas Las RespuestAs Aceptar que somos un

Ser para la muerte es sólo una pequeña parte de lo que debe hacer el Dasein y el PEMP PORQUE DEBE TAMBIÉN ASUMIR EL COMPROMISO DE LA HUMILDAD Y TRABAJAR PARA SER LO MEJOR QUE PUEDE SER como también debe encaminarse deconstruirse visitar el ágora socrática y no unirse a ninguna religión que prometa la vida después de la muerte o una resurrección o un transmigration of the souls La muerte del PEMP es lo que le complementa, es el cierre que se transciende a si mismo porque ya la vida no puede hacer nada para influir en ese destino en ese caminar infinito hacia la Nada La Muerte del PEMP es siempre su mayor realidad su más existencial respuesta a la vida y debe aceptar la Muerte como parte esencial de su Existencia pero no es sólo aceptarla es también trascenderla Muerte que puede llegar ahora mismo

Postexistencia

:Los soldados y civiles que mueren en la Primera y la Segunda Guerra Mundial mientras el dios de los creyentes recostado en una hamaca se toma su café de Starbucks desde Babilonia se escuchan los gritos de los inocentes que entran como una música por el subconsciente lenguaje que cobra vidas con una orden desgraciada motivados por el orgullo y la arrogancia cómo es más por odio que por territorio no porque la muerte sea la muerte la muerte sea significa que esta bien asesinar como lo hace el dios de Abraham

El PEMP condenado a una Postexistencia a la lógica fórmula de existir de una siempre capacidad de ser un Ser postexistente dentro y fuera de su Muerte porque la Muerte le ha de encontrar antes y después de su estado existencial de su estado de situado y lo demás es siempre una Nada totalizadora como un extrañar de el niño que llora a su padre soldado encontrado con por una bala con su nombre esa Postexistencia es siempre una Postexistencia palpable y también la del espacio vacío en el que el niño se refugia la del espacio que esa masa habitaba Él El soldado ahora es esa Nada por la que el niñ0 llora

Ahora es siempre un estar dentro de esa posibilidad de no estar como un ser existencial que dicta sus posibilidades de PEMP how the world sees the world is the world that can see it in a way that only a world far from ours can attest for the solution of the human condition because the human condition needs a condition in itself to be able to surpass the weakness of temptation of power algunos se preocupan por el poder o su legado qué legado del demonio puede alguien que no fue humilde dejar un legado de mierda es eso lo que puede hacer porque si no estás ayudando a los demás estás jediéndole la vida a los demás intentar unir esa Existencia con las otras 2 es entender que la previa es la condición del estado de abandono y de situado por la NADA QUE NOS TRAJO y la después es la que de forma inevitable logramos al morir porque existimos puede sonar a un lógica sencilla pero es parte de entender lo que somos y de acercarnos a la presencia de la Muerte sin un MIEDO A LA MUERTE que interfiera con la misión con el trabajo a realizar

Vos no podés hacerlo desde : ; ‘ “ no es que obrarás desde no te prometo eso” no te puedo mentir como las religiones que te prometen la salvación tu salvación depende de aquí y ahora de una salvación a ser encontrada aquí y no luego de la Muerte y vos no la podés comprar con dinero ni con falsas pretensiones SÍCLAROQUEHABLODELBIEN ELMALESCONTRADICORIOALARAZÓN es

contradecir es negar la propia Existencia porque
querer el mal para otro y no quererlo para uno
mismo o quizás existen los que lo quieren para
todos pero no tiene usted el derecho de querer eso
de querer dictar lo que le sucede a los demás con
sus pensamientos asesinos al = que los que lo
piensan y no lo dicen es la misma vaina
MuereElIndividuo y la Muerte luego de la
Existencia se prolonga como un Ser que se ausenta
con su masa pero que se hace presente con su Nada
¿será una Postexistencia auténtica o inauténtica
PostexistirEsExistirPreexistirEsExistir

LA EXISTENCIA NO PRECEDE A LA ESENCIA

Sartre propone la Existencia como esencia, pero la esencia del PEMP no es su mera Existencia, aunque este sea un Ser existencial; ya que como Ser-existencial-en-estado-de-situado, se debe a una coherencia inherente y anterior a su Existencia.

Un niño recién nacido, no puede ejercer con plenitud su Libertad. Según Sartre, ese niño no tiene esencia. La fórmula: "La existencia precede a la esencia", no es más que una postura engañosa. Aunque a la frase se le puede encontrar sentido y adaptarla a un existencialismo relevante, no deja de ser engañosa si se pretende con ella, explicar la Totalidad del-ser-ahí. Es evidente que somos seres existenciales, pero no por esto nuestra Existencia ha de tomarse como una esencia predeterminada; si así fuese, yo podría decir: "La Muerte precede a la esencia"; puesto que la esencia del PEMP no se totaliza hasta el momento de su Muerte. ¿Y acaso decir: "la Existencia precede a la esencia", no es una forma de encontrar una esencia? De cualquier forma que se analice, da como resultado una contradicción, y un intento fallido de refutar la esencia del PEMP.

Definir y encontrar una esencia universal para el Ser, no amerita complicaciones mayores. La esencia del Ser es su condición inmutable de Preexistencia-Existencia-Muerte-Postexistencia. Ahora bien, el

PEMP es un ser existencial, pero su mera Existencia no es su esencia. El PEMP es posibilidad, pero antes de ser posibilidad, es Existencia; y antes de ser Existencia, es un Ser que no puede sino existir bajo una condición preestablecida. Su Preexistencia le deparará en su Existencia; su Existencia lo condiciona como libre; la Libertad lo encaminará a sus posibles, sus posibles decisiones lo depararán en la Autenticidad o Inautenticidad; a través de la Autenticidad declarará su validez existencial y a través de la Inautenticidad declarará su invalidez existencial; y su condición como un Ser existencial auténtico o inauténtico cerrará con su Muerte; donde luego, no tan luego; la infinitud del Ser-existencial-inexistente, se presenta como una Totalidad procedente del río de Heráclito. PEMP, es Preexistencia-Existencia-Muerte-Postexistencia.

El PEMP va a tomar actitudes y condiciones que ya se encuentran en el Dasein; pero esto será por razones que son imposibles de desligar de ambos seres. El Dasein es "el ser ahí", el ser en estado de arrojo. El PEMP es el Ser antes del Ser ahí, el Ser ahí, el Ser después del ser ahí, y el Ser más allá del Ser ahí. Otra gran diferencia son las exigencias que le hacemos al PEMP.

Heidegger se encarga también del Tiempo y la temporalidad del Dasein. Esto lo tratamos desde una perspectiva muy diferente; puesto que, para el PEMP, el Tiempo es inexistente como lo establece

Parménides; aunque este se mueva a través de una temporalidad inventada.

Sartre toma la frase de Heidegger ("la Existencia precede a la esencia"). Heidegger invirtió en *Being and Time* (Pág. 254), la postura de Descartes "Cogito Ergo Sum". Lo que para Heidegger será: "Existo luego pienso". Heidegger también dice, en la página (345) de *Being and Time*: *"the essence of Dasein as an entity is its existence"*. De aquí reajusta Sartre un poco la frase para darle más sentido y fuerza a su postura filosófica de la Libertad. Porque si uno está condenado a ser libre, debe elegir para poder darse a sí mismo una esencia y el Ser. Esto es Sartre. Pero como ya hemos visto, esta es una postura incompleta. Tiene sus usos, puesto que el PEMP tendrá en algún momento de su Existencia que decir una palabra propia para no ser pensado, y elegir su propio camino. Si bien el PEMP está abandonado a sus posibles y debe elegir, no es porque su esencia es su Existencia; sino porque su estado-de-situado como Ser existencial así lo determina.

"Eligiéndome, elijo al hombre" (el existencialismo es un humanismo) aquí Sartre emula la moral universal kantiana.

Sartre toma esto de la moral universal kantiana, porque Kant dice que debemos actuar de tal forma, que cada acto que realicemos pueda convertirse en una ley universal. Y aquí estoy de acuerdo con ambos filósofos, porque este tipo de moral conlleva un compromiso; le dice al mundo que lo que uno hace, también lo secunda para el resto del mundo. Esta parte de la moral kantiana es muy útil, y Sartre la une a su idea de la Libertad; donde el hombre es libre para elegir, está condenado a ser libre, pero también está condenado a que lo que elige, también lo elige para el mundo y los demás. Debo recordar que la moral kantiana requiere de ciertas flexibilidades para que pueda funcionar.

La Existencia no puede preceder a la esencia porque como PEMP, tenemos una condición inmutable; aunque cada PEMP deberá elegir su camino y tendrá que responder por sus decisiones. Pero esto es sólo una parte de la completa esencia del PEMP; pues el PEMP es mucho más que un mero existir.

Nuestra investigación ha solucionado muchos de los errores que se han cometido a lo largo de la historia de la filosofía. Esto lo hemos logrado con una claridad abismal, derritiendo cada postura que hemos considerado que merecía ser derretida, algunas por completo, otras a medias; siempre cargando con nosotros lo acertado de dichas posturas. Decir que el PEMP no tiene una esencia, es decir que el PEMP es un Ser de antemano nihilista, y ser un nihilista a tiempo completo es imposible. Uno puede adaptar la idea de que nada tiene sentido, pero con el sólo hecho de encontrarnos situados, de existir, de hacer lo que sea que hagamos, desde ese momento cobra significado nuestra Existencia.

Antes de existir, el PEMP está condicionado por su Preexistencia, a que su Existencia, será la Existencia de un Ser que no puede sino ser ese Ser. Ya luego vendrán las decisiones de en qué se convierte ese Ser a través de sus elecciones, pero elija lo que elija, siempre será un Ser que se rige por una esencia universal.

La gran contradicción de esta frase reside en lo siguiente: Si la Existencia llega primero que la esencia, porque el individuo tiene que primero elegir para darse a sí mismo su esencia, caemos en una contradicción; primero, porque el individuo está condenado a la lección, porque incluso no elegir es una elección; entonces, elegir no es un problema de la esencia, sino que ya viene de por sí unido a la esencia. Otra contradicción es que los niños no tienen la capacidad de elección; sin embargo, nacen siendo un PEMP, con una esencia de un PEMP. Otra contradicción, es que se supone que la mera Existencia es una esencia, lo cual nos deja con otra esencia, que es la esencia de existir. Existir es sí una condición de cada individuo, pero la mera Existencia no define por completo la Totalidad del individuo, y no lo hace, porque esta deja de lado la Existencia de otros tipos de existencias en el mundo, aunque ninguna de ellas sea igual a la Existencia del PEMP. No, la Existencia no precede a la esencia.

VOLCÁN EN ERUPCIÓN

El Dasein no es el único Ser que está arrojado al mundo; no es que los animales solamente cesan y no mueren porque no tienen conciencia de la Muerte; no es que, si cae un árbol y nadie lo ve, ese árbol no ha caído. El Dasein y los demás entes y seres del mundo son, y son y están porque forman parte del planeta, porque también están en estado de situados. Un animal, incluso si no tiene consciencia de la Muerte, muere; un volcán, incluso si nadie ve su erupción, hace erupción. Nosotros no tenemos una conciencia exacta de la vastedad del universo; sin embargo, es vasto. No es que pensamos y luego existimos, es que sin la propia Existencia no podríamos pensar. No es que la Existencia precede a la esencia, es que ya venimos con una esencia dada, la esencia de ser un PEMP, con la capacidad sí de elegir nuestro propio futuro inexistente; pero con una esencia ya dada; pues no podemos ser más que un PEMP que tiene la capacidad de raciocinio. No podemos elegir ser perros, o rinocerontes. La urgencia de Sartre se entiende y es conveniente aceptar parte de su propuesta, porque nos obliga a elegir, a ser libres; pero debemos aprender a definir esa Libertad sartreana que no siempre brinda la Totalidad del término.

Se entiende que la subjetividad del Ser domina casi por completo su propio pensamiento; pero si existe la subjetividad, es para indicarle al Ser, lo poco que conoce y entiende del Ser y los seres. Llamar entidades, para diferenciar a los animales o a las cosas del individuo, me parece arrogante e ingenuo. Si nosotros estamos escupitados, también lo están los animales y las cosas. Nosotros no somos un dios que ha creado lo que vemos a nuestro alrededor, somos sólo otros seres en convivencia con los demás seres, incluso si ese Ser es una piedra. Sí, creamos con lo que hemos encontrado en el mundo; pero no dictamos muchas de las reglas de la naturaleza. Incluso cuando decimos "creamos", estamos creando con lo ya "encontrado", con lo ya "situado".

Existe un doble estado de un Ser, el Ser que es Ser por la subjetividad del Ser que lo crea, y el Ser o los seres que son seres por el estado de Existencia que demuestran. Ser, es también estar, y si una piedra forma parte del ambiente, es un Ser. El ser humano da forma a seres ya existentes. Sí existen diferencias entre los seres, pero no en su Estado-De-Situado.

El volcán entonces hace y siempre ha hecho erupción. Colocar al PEMP en la centralidad de la historia es una cosa, otra muy distinta es quitarle coherencia a su Existencia y al mundo existencial que existe a su alrededor. ¿Si una vaca muere, y nadie la ve morir, esa vaca no ha muerto? Al parecer la vaca sólo forma parte del mundo mientras proporcione leche y carne. ¡Qué patrañas son esas! El árbol que nadie vio caer y que ahora es una hoja de un cuaderno, es también inexistente para quienes sostienen esta teoría. Lo que no existe es ese pensamiento arcaico que pretende ser moderno, esa modernidad ilusa que pretende ser posmoderna; porque si un pensamiento está basado en el engaño, en el error de no haberse pensado a sí mismo antes de plantear su argumento, en proposiciones que no ameritan estar ni dentro de la lógica ni dentro de lo ilógico; entonces, ese pensamiento es un pensamiento que forma parte de una nulidad. El postmodernismo murió hace mucho tiempo, ahora nos encontramos mucho más allá del postmodernismo.

LA COSIFICACIÓN DEL SER

Cuando decimos que el Ser está cosificado, es porque el PEMP mismo ha sido cosificado. ¿Cómo se cosifica el Ser? El Ser puede ser cosificado de múltiples maneras, entre ellas tenemos la peor, que es la auto-cosificación. Las demás surgen cuando un PEMP inauténtico cosifica a otro PEMP, que puede ser un PEMP tanto auténtico como inauténtico. Cosificar al PEMP es no permitirle uno de sus derechos más propios, su Libertad.

Auto-cosificación

El PEMP se auto-cosifica cuando elige, ya sea de forma cognoscente o por ignorancia, buscar la Inautenticidad como la fuente de su Existencia. Tenemos el ejemplo de un PEMP que se dedica a mentir, que se dedica a envidiar, a robar… tenemos al PEMP que se dedica a odiar; porque odiar es una debilidad que ataca al PEMP inauténtico de una forma voraz. Cuando un PEMP se auto-cosifica, también puede incurrir en entregarse al entretenimiento, donde se abandona de forma permanente en un mar de superficialidades.

Esta auto-cosificación puede ser por una ignorancia, por no saber, o no entender que se debe elegir lo mejor que se puede elegir. Porque el PEMP forma parte de un entorno, al cual le debe respeto, como el entorno también le debe respeto al PEMP.

Esta ignorancia se filtra como una adicción, donde el PEMP inauténtico no puede controlar sus impulsos. Por eso trabajamos la Disciplina desde muy temprano, porque un PEMP que no tiene Disciplina, no puede llegar a ser un PEMP auténtico. Aunque un PEMP tiene todo el derecho de dedicarse a la Inautenticidad, a buscarla con urgencia. Pero esto sería una Inautenticidad al cúbico, porque no se puede ser un Ser auténtico dentro de la Inautenticidad; aunque esa Inautenticidad se proyecte de forma auténtica.

La Cosificación del Otro

La mirada sartreana cosifica al otro de forma parcial. Lo hace de forma parcial, porque quizás el otro no sabe que está siendo cosificado en el cerebro de quien le mira. En cuanto a que esta cosificación impide la Trascendencia del otro, no es cierto. La mera mirada que cosifica al otro en el cerebro de quien mira, no es razón suficiente para impedir la Trascendencia del otro. Entonces, la mirada sartreana sí trae un punto, que es la auto-cosificación de quien mira mientras intenta cosificar al otro; pues si quien mira no puede cosificar al otro de por sí, entonces se auto-cosifica.

La cosificación completa del otro, implica la prevención de que el otro pueda ejercer su Libertad. En un campo de concentración, los prisioneros están cosificados; en una fábrica o empresa que abusa de las horas de trabajo y maltrata a los empleados física o verbalmente, los empleados están cosificados; en una iglesia que finge un idealismo inexistente, sus seguidores son cosificados; en un sistema de gobierno que miente y que se rige por la corrupción y donde la mayoría de los que mandan viven mejor que el pueblo que controlan, los ciudadanos son cosificados.

Un matrimonio o una unión de pareja, donde uno de los dos abusa sentimentalmente del otro, esa otra persona está siendo cosificada. Los comerciales que mienten, las personas que fingen ser lo que no son en las redes sociales y el Internet en general, crean una cosificación. Esto puede darse con la auto-cosificación o con la cosificación del otro. Marx diría, que el capitalismo es también una cosificación del proletariado, y Hegel, que esa burguesía se auto-cosifica al cosificar el proletariado.

Es importante reconocer los casos de cosificación, para poder descosificarlos. Aún más, cuando quien está siendo cosificado es uno mismo; ya sea por una auto-cosificación o por la cosificación del otro. El Internet es una buena herramienta, pero debemos tener cuidado con la cosificación que abunda en él. Y ahora sí, ahora podemos decir que este tipo de cosificaciones que hemos trabajado, impiden la Trascendencia del PEMP; porque Sartre sí trae algo interesante, que es la cosificación y la Trascendencia. Pero la mirada no es suficiente, la mirada cosifica a quien mira, mucho más que a quien es mirado. Pero cuando un ~~jefe~~ maltrata a un empleado, o le paga por debajo de lo que debería; cuando un amigo impide que su otro amigo se supere, porque eso puede resaltar las limitaciones del primer amigo; esos son ejemplos de cosificaciones que impiden la Trascendencia del PEMP.

SER DESDE EL SER

Lo primero es que uno debe llegar al Ser para poder ser desde el Ser.

Aquí plantearemos cómo volver al Ser de una forma bastante resumida, de cómo se invierte la cosificación del PEMP. Luego, la parte de permanecer en el Ser variará de acuerdo al individuo, pues cada individuo es responsable de su permanencia en el Ser.

Si se le define a alguien de alguna manera, si se le repite con frecuencia a través de la historia, utilizando mecanismos de modificación neurológica (propaganda, medios de comunicación, religiones, ideologías políticas, alimentos, medicamentos...) que es una proyección de la definición oculta, una construcción alienada del Ser, *una prisión disfrazada de Libertad*; el individuo termina no sólo por aceptar la definición, sino también en promoverla. A esto se le añade "behaviorism" (conductismo) y dará como resultado lo que conocemos como un PEMP inauténtico. La novela distópica *A Brave New World*, nos muestra cómo pueden ser controlados los humanos adultos, a través de terapias de repetición que están diseñadas para lavar los cerebros de los recién nacidos. No podemos mencionar a *A Brave New World*, o a *1984*, sin mencionar que ambas tienen una tremenda deuda con *We*, novela distópica escrita en ruso en 1920-1921, y publicada por vez primera en una traducción al inglés en 1924, por el escritor ruso Yevgeny Zamyatin.

Lo terrible es que el PEMP ha adaptado la definición que le imponen, se ha subyugado a un condicionamiento contrario a su naturaleza. El PEMP es un Ser que posee raciocinio, pero de qué le sirve tenerlo si no lo utiliza; es levantarse cada día y pensar que la finalidad es sólo comer, ir al cine, consumir drogas, ser esclavos de la tecnología, comprar un modo de transporte, una vivienda, viajar, dormir, tener sexo, dormir de nuevo, y repetir la fórmula.

El PEMP se ha cosificado, ha tirado a la basura al "Ser", y ha encontrado en el entretenimiento y el placer, una forma inauténtica de morir.

Existen los que no se afanan por cambiar el panorama, los que se afanan porque permanezca, los que permanecen afanados en el cambio, los que cambian su afanar y permanecen, los que permanecen sin cambiar, y los que afanan de forma permanente por el cambio.

No saber porque se desconoce es aceptable; ahora, no saber porque se elige el desconocimiento, es una ignorancia cúbica. Se deben destruir las definiciones, erradicarlas. Debemos volver al *Ser*, es la única manera de entender nuestra propia naturaleza. Pero al llegar, y encontrarnos con la esencia del Ser, ya no habría necesidad de entender; pues cuando se accede a tal nivel de Totalidad, las preguntas existenciales pasan a ser respuestas.

No aludo a una metafísica incoherente; más bien, aludo a la palpable realidad, a la deconstrucción del mundo, del universo, de la realidad posible, de la concepción implantada y en la mayoría de los casos impuesta. Los meses del año podrían ser 6, los días podrían cambiar de nombre, llamarle Sol a la Luna y Luna al Sol, o inventarnos otros nombres... Es la razón de este escrito, de recordar que tenemos la capacidad de volver al *Ser*, que tenemos raciocinio para un fin; porque existe en nuestra naturaleza la necesidad de persistir en nuestro propio *Ser*.

La cosificación del Ser se invierte con trabajo. Un trabajo constante, un río de Heráclito que se extiende hasta el infinito. Si bien el mundo existencial es cambiante, debemos adaptarnos a los cambios y continuar con el mejoramiento del PEMP. Deconstruir todo lo ya analizado, dará como resultado el camino a seguir. Trabajar la Humildad, la Paciencia, la Disciplina, la Consistencia, ejercitarse, leer, angustiarse, minimizar el entretenimiento… nos puede conducir a la eliminación de la cosificación del PEMP. Llegar al Ser para poder ser desde el Ser es una tarea que requiere de esfuerzo; porque, aunque el PEMP no puede sino ser un Ser, no es un Ser del todo libre hasta que advierte su Existencia como un Ser existencial que debe primero angustiarse y reevaluar todo lo que le han inculcado, todo lo que esa

Preexistencia ya tenía programado para dictarle cómo sería su Existencia. Sólo así puede el PEMP llegar a ser desde el Ser.

Ser desde el Ser supone un reencuentro con el niño inocente que no conoce a dios, que no sabe de la Existencia de un dios y mucho menos de un gobierno corrupto. Porque al no existir en el niño la idea inherente de dios, debemos concluir que es una creación del PEMP inauténtico para controlar a las masas. Por ende, el PEMP debe eliminar toda creencia religiosa o en dios, para poder llegar a ser desde el Ser; como también debe eliminar toda creencia en todos los gobiernos existentes. No trabajar para poder ser desde el Ser no es una opción; o somos desde el Ser, o volvemos al Ser para poder ser desde el Ser, o nos quedamos sin Ser; pues no es necesario esperar que la Muerte nos alcance, para eliminar por completo nuestra Libertad, para nulificar por completo nuestro Ser.

DE LA INFINITUD DEL SER

En las páginas 287-290 de *Being and Time*, Heidegger habla de la posibilidad que posee el Dasein de entender su Totalidad. Lo hace a través de la Muerte, a través del *"not-yet"*. Si el Dasein es posibilidad, y una de sus posibilidades es que muera, significa que ese *"not-yet"*, aunque no haya pasado, también forma parte del Dasein. No es que la Muerte no está ya presente en el Dasein en su Estado-de-arrojo; pues si existe la posibilidad de Muerte, esa Muerte es ya parte central del Dasein.

"Correspondingly, as long as any Dasein is, it too is already its "not-yet".

"In Death, Dasein has not been fulfilled nor has it simply disappeared; it has not become finished nor is it wholly at one's disposal as something ready-to-hand". "Death is a way to be, which Dasein takes over as soon as it is".

Aquí Heidegger da unas pinceladas de la infinitud del Ser; esto refuerza aún más mi postura de la Preexistencia y la Postexistencia. ¿Por qué el Dasein no desaparece con su Muerte? Porque el Dasein es un Ser situado que se debe a su Postexistencia, aunque Heidegger no lo haya mencionado. Si la Muerte es ya parte del PEMP luego de nacer, también lo será luego de morir; pues luego de morir se convierte en esa Muerte que esperaba, que estaba condenado a vivir.

Hume, en su ensayo: *On the Immortality of the Soul*, dice lo siguiente:

"The Soul therefore if immortal, existed before our birth; and if the former Existence no ways concerned us, neither will the latter. Animals undoubtedly feel, think, love, hate, will, and even reason, tho' in a more imperfect manner than men; are their souls also immaterial and immortal?"

"NOTHING in this world is perpetual, everything however seemingly firm is in continual flux and change, the world itself gives symptoms of frailty and dissolution. How contrary to analogy, therefore, to imagine that one single form, seemingly the frailest of any, and subject to the greatest disorders, is immortal and indissoluble? What daring theory is that! how lightly, not to say how rashly entertained! How to dispose of the infinite number of posthumous existences ought also to embarrass the religious theory".

El análisis heideggeriano es más una postura existencial que una postura religiosa; y Hume ataca de forma estricta a las religiones que ofrecen vida después de la Muerte, o que tienen un concepto de la inmortalidad corporal. Ambos tienen razón, pues no podemos asegurar un más allá como el paraíso que pintan las religiones; y también, cuando Heidegger dice que el Dasein no desaparece con su Muerte, es un tipo de rejuego metafísico que cobra coherencia. "La Muerte es una forma de ser", dice Heidegger. Es una forma de ser porque se está muerto, se pasa a estar en un estado de Muerte, pero ese estado es un estado, y es a este estado cuya forma es estar, al que Heidegger determina como una Existencia. Fíjese que no le llama infinitud, porque *Being and Time* es un libro existencial; pero me parece que (aunque los sinónimos no existen) es una forma de infinitud la que hemos encontrado.

"How can one believe that when a human being dies a thing in itself has come to nothing? Mankind knows, directly and intuitively, that when this happens it is only a phenomenon coming to an end in time, the form of all phenomena, without the thing in itself being affected thereby. We all feel that we are something other than a being which someone once created out of nothing: from this arises the confidence that, while death may be able to end our life, it cannot end our Existence".

—Schopenhauer *(On the indestructibility of our essential being by death)*

Schopenhauer nos remite a Kant, con *the thing in itself*, y al final de la frase encontramos la postura Heideggeriana de la Existencia que sigue existiendo luego de la Muerte. Pero lo que Schopenhauer no menciona, que Kant sí menciona, es que the *thing in itself* es lo que se nos imposibilita conocer. Entonces, si no podemos conocer *the thing in itself*, ¿Cómo podemos confiar en que esta es la razón por la que el PEMP trasciende su propia Muerte? No podemos. Pero Schopenhauer también utiliza *the thing in itself* como *the will*, y esta voluntad sí puede ser asociada a la Existencia después de la Muerte que analizamos. *The will,* es una forma de la Existencia que posee el Dasein que está en estado-de-arrojo, el Dasein que no desaparece con su Muerte.

Si el Ser es la Totalidad del PEMP, y el PEMP encierra dentro de sí mismo una Postexistencia que no caduca con su Muerte, entonces, tenemos la infinitud del Ser. No una infinitud basada en promesas ni en resurrecciones; sino, una infinitud existencial que se hace posible por la cualidad que posee el PEMP de ser un Ser-situado, un Ser que se extiende mucho más allá de su Muerte. El Ser es infinito porque su Existencia continúa en el PEMP, aunque el PEMP muera.

Tenemos que volver a Hume y a su postura de la no Existencia del alma. Es importante diferenciar la postura existencial de la religiosa o metafísica, que son de las que Hume desaprueba. Aunque no creo que apruebe de por sí ninguna. Hume no se equivoca, pues no podemos asegurar la Existencia de un alma; de una sustancia, por usar un término Spinoziano, que queda, luego de que el cuerpo ha dejado de vivir. Es imposible asegurar esto, uno se puede imaginar y quizás entretener la posibilidad de una *metempsychosis*, pero no puede asegurar su total viabilidad.

La infinitud del Ser es entonces una infinitud existencial, una infinitud ligada a la Existencia del PEMP. Porque luego de su Muerte, el PEMP existe dentro de su Muerte como la Existencia de esa Muerte. Sin Promesas de un paraíso, sin promesas de resurrección. Es una infinitud que es también una forma de inmortalidad, porque por siempre y para siempre, el PEMP, luego de su Muerte, será un Ser que ha muerto; y en tanto Muerte, es, y si es una Muerte, es también parte de una Existencia dentro de la Muerte. Sin poder obrar como obra un PEMP que aún no ha muerto, que se encuentra en ese *"not yet"*.

El PEMP que se encuentra en un estado de *"not yet"*, es también un PEMP que tiene a la Muerte como parte de su Existencia; y el PEMP que ha muerto, es también un PEMP que tiene a la Existencia como parte de su Muerte. Ambas cosas a la vez son ciertas, por eso es innegable la estrecha relación que existe entre el Ser y la Muerte. Entre la Caducidad del cuerpo, y la infinitud del Ser. Esto a su vez nos depara en una esencia indestructible del PEMP, porque al siempre estar presentes estas condiciones, el PEMP cobra una esencia que le caracteriza y le define.

PARTE TERCERA

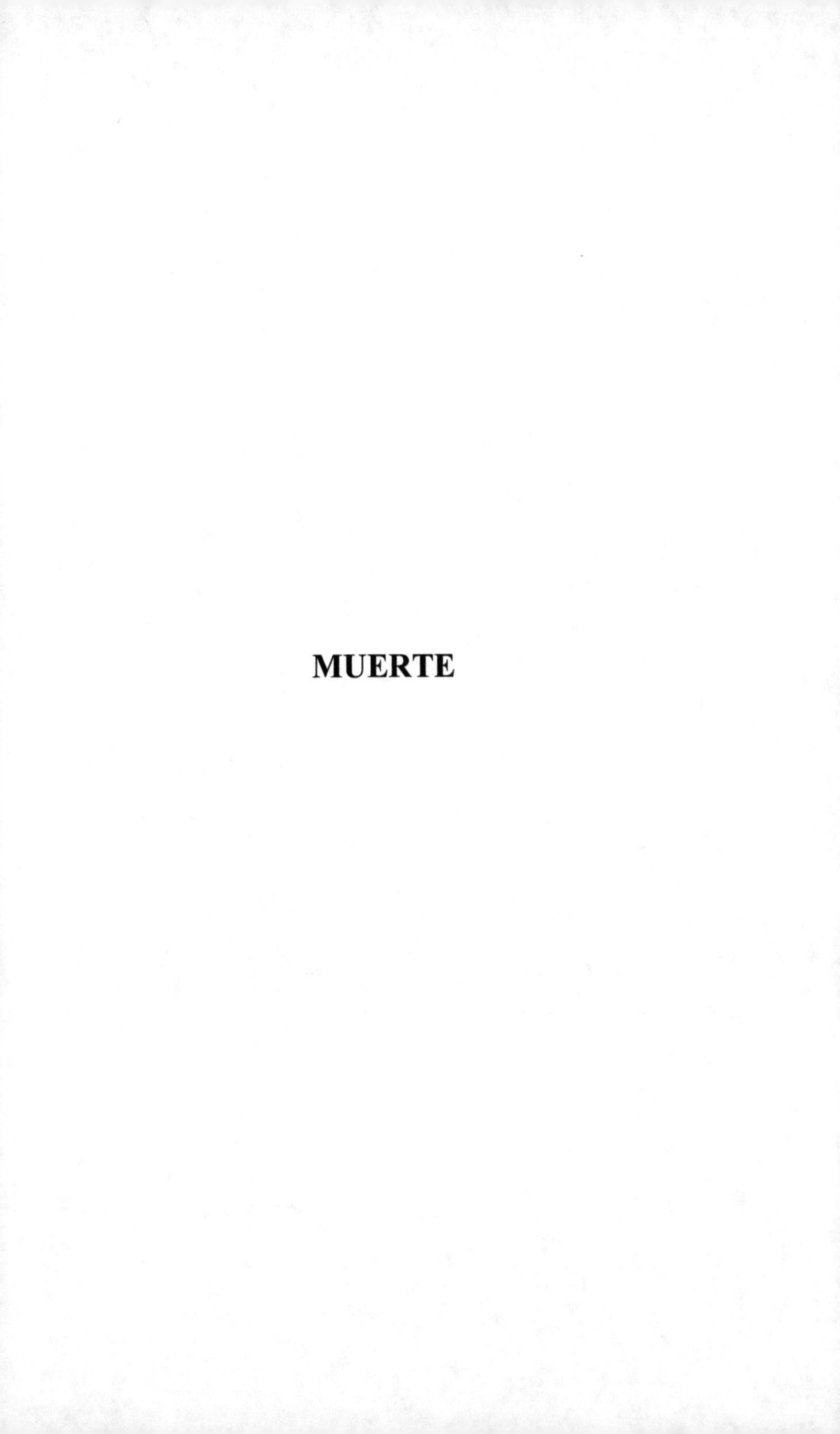

MUERTE

MUERTE

"...Our life is to be regarded as a loan received from death, with sleep as the daily interest on this loan. Death announces itself frankly as the end of the individual, but in this individual, there lies the germ of a new being". —Schopenhauer *(On the indestructibility of our essential being by death)*

Sin duda alguna, queda el germen de la vida cuando muere el PEMP, queda también esa Postexistencia de la que tanto hemos hablado. Aceptar a la Muerte como parte de la vida, es acercarnos más a nuestra Autenticidad. Heidegger dice que somos un Ser-para-la-muerte, pero ese Ser-para-la-muerte no sólo debe aceptarla como parte de la vida; sino que también tiene que obrar en cuanto a la Muerte y la vida se refiere. Ya que sabemos que somos un Ser que se encamina hacia la Muerte, y hemos decidido no negarla ni ocultarla; debemos también encontrar una forma de cómo conducirnos en el mundo. Por eso no somos temporalidad, somos Caducidad.

"It is not death that man should fear, but never beginning to live." —Marcus Aurelius

Aquí debemos arreglar la frase de Marcos Aurelio: *"It is not death that the PEMP should fear, but never beginning to live authentically".* Es preciso establecer la diferencia entre vivir y vivir de una forma auténtica. El soldado también vive cuando le atraviesa el corazón con su espada a uno de sus enemigos; aunque se podría pensar en la excusa de que el soldado está acatando la orden que le imponen; pero como ya vimos en Sartre, quien toma la última decisión, es el soldado mismo; porque la orden le abandona desde el momento en que se encamina hacia la guerra. No puede este soldado, ni ningún soldado, llevar una vida auténtica. Primero porque sigue a un gobierno que le exige que pelee, y segundo, porque ha sido entrenado con el sólo propósito de cobrar vidas. El soldado entonces debe renunciar de inmediato a esta esclavitud que le cosifica, para así poder acercarse más a su Autenticidad. Es seguro que Marcos Aurelio no le diría esto a sus soldados.

"One has to pay dearly for immortality; one has to die several times while one is still alive."
—Nietzsche

Nietzsche aquí se encarga de la inmortalidad del artista; habla desde su propia experiencia como filósofo, y desde el sentimiento de no haber sido entendido mientras aún vivía. Lo que debemos analizar es esa Muerte en vida que Nietzsche proclama, que aturde al artista. Aunque desde el punto de vista del Ser, de la Autenticidad y de la realidad, la inmortalidad; es decir, la fama como tal, es una nulidad que el PEMP no tiene por qué buscar, o no debería buscar, para ser más exactos. Esa

Muerte en vida la podemos asociar a la Existencia inauténtica del PEMP; ya sea que muera en vida por encontrar una fama no merecida, o si muere en vida por llevar una vida que se acerca más a la Inautenticidad.

"How do you know that it is bad to be dead."
—Zhuangzi

Zhuangzi se adelanta, en el (3er centenario AEC) y nos lanza esta frase que lo destruye, lo deconstruye, lo reconstruye y lo intuye todo. Al igual que Sócrates en el (399 AEC) quien, en uno de los diálogos de Platón, antes de ser condenado a Muerte, dice lo siguiente:

"The hour of departure has arrived, and we go our ways; I to die, and you to live. Which is better, god only knows." (The Apology). Esta frase ya la arreglamos. ...No one knows".

De Zhuang Zhou, usualmente conocido como "Zhuangzi", no se conoce nada concreto de su vida. Generalmente se dice que nació en el (369 AEC). Aunque Zhuangzi y Sócrates no se conocían, sus filosofías sí tenían una relación muy estrecha entre ellas.

Ese *"How do you know..."* no tiene respuesta, porque nadie sabe si es mejor estar vivos o estar muertos. Uno elige la vida porque la Muerte y el Suicidio son inciertos, no porque se tenga la certeza de vivir en el mejor de los mundos posibles de Leibniz. Si supiéramos que la Muerte es la mejor de las vidas posibles, uno se dedicaría a morir. El PEMP elige la vida, porque no sabemos lo que nos espera después de la Muerte. Nadie sabe, y quien profetice u ofrezca una vida después de la Muerte, no es sólo un Ser inauténtico, sino también, es un Ser que crea otros seres inauténticos a través de su reclutamiento y expansión de esa falsedad.

El Argumento de Epicuro

1. Las cosas sólo son malas para nosotros, si son experiencialmente desagradables.
2. Los muertos no tienen experiencia.
3. Por lo tanto, por 1 y 2 nada puede ser malo para los muertos.
4. Es irracional temer lo que no será malo.
5. Por lo tanto, por 3 y 4 es irracional temer a la Muerte misma.

Para Epicuro, el miedo a la Muerte es irracional:

"Death, the most terrifying of lies, is nothing to us, since so long as we exist, death is not with us; but when death comes, then we do not exist."
—Epicurus

Epicuro no toma la postura de Zhuangzi, tampoco la platónica de las almas después de la Muerte. Para Epicuro, la Muerte es una Nada que no puede afectarnos luego de que hemos entrado en ella.

Sartre va a tomar una postura similar a la de Epicuro:

"Death is my total non-Existence, death is as absurd as birth; it is not an ultimate authentic moment of my life, it is nothing but the wiping out of my Existence, it is only another witness to the absurdity of human Existence."
—Sartre

"La Muerte es mi total No-existencia..." esta parte sigue la guía de Epicuro; pero luego la frase se desvía más hacia lo absurdo y lo existencial. "La Muerte es tan absurda como el nacimiento..." Aquí Sartre se lanza a asegurar que tanto la Muerte como la vida son un absurdo, lo que daría como resultado el Suicidio; pero Sartre no se suicida, todo lo contrario; Sartre disfruta de los placeres que ofrece la vida como pocos seres lo han hecho durante su Existencia. Es curioso que Sartre piense que la respuesta al absurdismo no es la Autenticidad, el ejercicio, la dieta, la Humildad, la Angustia de resistir las tentaciones de las drogas... Sartre elige el camino más fácil, el camino del entretenimiento que hemos definido en nuestra investigación como una de las raíces de la Inautenticidad, que el PEMP debe evitar a toda costa, que debe balancear.

"The whole of my being seems to drift away into nothing. My death is my most authentic significant moment, nobody else can die for me, death is my personal potentiality. And if I take death into my life, and acknowledge it, and face it squarely; I will free myself from the anxiety of death and from the pettiness of life."

—Heidegger

La frase de Sartre es una respuesta a esta de Heidegger. Pero no logra superarla, y no logra superarla por una serie de contradicciones que se dan. La primera es que Sartre escribe *Being and Nothingness*, basado en *Being and Time* de Heidegger; y, por lo tanto, asume el concepto de la Nada que encuentra en *Being and Time. Being and Nothingness* es un libro que tiene sus méritos, pero no es *Being and Time. ...it is not an ultimate authentic moment of my life...".* Aquí Sartre se revela contra Heidegger, y lo hace, porque reconocer que la Muerte es el momento más auténtico de la vida de un Ser, iría en contra de su teoría de la no-esencia, de una Existencia-primera antes de la esencia-primera. Pero Sartre se equivoca y se contradice; porque si existe una esencia, no es la Existencia sino la Muerte de la Existencia como tal; y si "la Muerte es tan absurda como el nacimiento", como Sartre sostiene, es porque la Existencia es un absurdo; por ende, no puede ser la esencia del Ser. La frase sartreana choca con su postura de la Existencia, de la Libertad y de la cosificación a través de la mirada del otro. Ahora bien, Sartre puede desistir de sus posturas, y decir con simpleza: —Todo es un absurdo. Pero no lo hace, y no lo hace, porque a través de su entretenimiento y su apoyo a gobiernos tiranos (todos los gobiernos son tiranos) le dicta al mundo; como ya mencionó en *El Existencialismo es un Humanismo*, tomado de Dostoievsky; que uno le dicta al mundo la moral por la que debe regirse, por la forma en que uno mismo vive y se conduce por la vida. Tampoco Heidegger fue un Ser auténtico; su unión al nazismo así lo comprueba. Aunque no hay nada nazista en *Being and Time*; pero el Dasein que es Heidegger, no fue el Dasein auténtico que nos exigía.

Heidegger no se equivoca. Pues el Ser sí "parece" conducirse hacia la Nada, y es el momento más auténtico en la vida del PEMP, porque nadie puede morir por nadie. Y cuando el PEMP reconoce que es un Ser-para-la-Muerte, y se enfrenta a esa ansiedad, se puede liberar de la ansiedad de la Muerte, y vivir una mejor vida. Es una postura muy estoica, como la que vimos de Marcos Aurelio. Lo que debemos analizar con cuidado, es que ni Sartre ni Heidegger dejaron una guía de cómo vivir, de cómo podemos llegar a ser ese Ser auténtico del que tanto hemos hablado. Ya lo he mencionado, pero cabe mencionarlo las veces que sea necesario, porque no es un secreto. Este libro tiene mucho de *Being and Time*, como puede observar el lector; pero también, el lector puede observar que este libro es muy diferente a *Being and Time*, en cuanto a lenguaje, posturas, y a la Totalidad de la investigación. Las recurrencias a libros como *Being and Time*, suceden porque es imposible desligar nuestra investigación de libros como este; pues los temas que hemos tratado han sido tratados por un montón de filósofos. Entonces, podemos decir que este libro, a parte de su originalidad, también viene a corregir los errores que otros filósofos han cometido a través de la historia de la filosofía, **viene a concluir el tema del Ser, en cuanto a la infinitud que este supone.**

The Facts in the Case of Mr. Valdemar

Ya hemos hablado de Poe y de su Trascendencia como escritor. Este cuento de Poe tiene una vital importancia, porque toma el tema de la vida y la Muerte al mismo tiempo. La Muerte y la vida son cautivas de un mismo plano. Mr. Valdemar es un caso de ficción, pues no puede alguien hablar desde la Muerte y comunicar como se siente, y que desea ser despertado porque se siente que está en el infierno. Sin embargo; la ficción y la literatura en general, se prestan para ver el otro lado de las cosas, para surcar nuevos horizontes que la ciencia y la racionalidad no se atreven o no pueden tocar de la misma forma. Y para el sentir que buscamos, este cuento de Poe se presenta de forma excepcional.

Se presta de manera excepcional, porque al PEMP no poder tener la certeza de lo que sucede luego de su Muerte, este cuento viene a reafirmarle, que nadie tiene la respuesta sobre el tema de la Muerte. Porque nadie ha vuelto desde “el otro lado”, para poder decirnos lo que sucede. Poe se vale del mesmerismo para llevar a cabo su trabajo. Donde un doctor, deja en trance al Sr. Valdemar justo antes de morirse. Aquí entonces conviven la vida y la Muerte como si fuesen una, el Ser y la Muerte como si fuesen lo mismo.

Leer a Poe es una experiencia directa con la Muerte, o al menos es una experiencia con muchos sentimientos encontrados sobre la Muerte. Es también una forma de acercarnos más a un terreno que muchos consideran delicado. Es una manera de sentirnos en confianza con la idea de que vamos a morir. Sí existen otros escritores y filmes que crean contenidos como este; pero estos tienden más a dar miedo que ha explorar a la Muerte de una forma más profunda y más intelectual como es el caso de Poe. Leer y deconstruir este cuento, se presenta como parte de un conocimiento que puede acercarnos más a la Autenticidad del PEMP.

The Hunger Artist

Desde las primeras líneas del cuento, Kafka nos anuncia el preludio de una Muerte: *"During these last decades the interest in professional fasting has markedly diminished."* Este cuento es un reflejo de la Muerte agonizante del propio Kafka, quien muere el 3 de junio del 1924, a los 40 años. Kafka muere de una tuberculosis laringal, pero la causa principal fue inanición; porque no podía pasar alimentos por su garganta, y para ese entonces, no se había inventado la alimentación parenteral.

Tenemos entonces dos muertes y dos angustias parecidas, pero diferentes en su Totalidad; que al mismo tiempo es una Muerte compartida por dos seres, uno ficcional, y otro real. ¿Será que aquí la barrera entre la ficción y la realidad no importa? ¿Será que ese trance mesmérico de Poe se apodera de Kafka para escribir *The Hunger Artist*? ¿Y será que cuando leemos *The Hunger Artist*, también leemos el sufrimiento y la impotencia de Kafka?

The Hunger Artist no come, porque no encuentra alimentos que le gusten. Kafka no come, porque no puede; pero al fin de cuentas, los dos casos se presentan como la imposibilidad de comer. Es esa imposibilidad que los une de manera especial, que a través de la vía fantástica nos depara en un plano donde ambos personajes son víctimas de los hechos. Aquí también vemos la brillantez de Kafka, que se percata de que, si el personaje del cuento muere de la misma forma que él muere, el cuento no sería tan bueno como es. Vemos entonces, cómo Kafka impone su voluntad sobre lo que pasa, lo que pasa en realidad, lo que él quisiera que pase, y lo que al final leemos que pasa. Kafka inmortaliza a la Muerte como a su propio arte, porque hasta morir puede ser un arte. *The Hunger Artist* también podría cobrar el nombre de: *El Arte de Morir*.

The Hunger Artist nos encuentra con una conexión fantástica. Nos revela los últimos momentos de la Muerte de Kafka, el sufrimiento, y la agonizante necesidad de escribir su propia Muerte. Leer *The Hunger Artist*, es entrar en contacto con la Muerte. Para el PEMP, esta experiencia puede ayudarle a enfrentar su propia Muerte con valentía, a mirar la Muerte como parte esencial de la vida; o mejor aún, a entender que la Muerte es lo que define la vida, y viceversa.

Los Heraldos Negros y Night In Hell

Los Heraldos Negros

Hay golpes en la vida, tan fuertes… Yo no sé.
Golpes como del odio de Dios; como si ante ellos,
la resaca de todo lo sufrido
se empozara en el alma… Yo no sé!

Son pocos, pero son… Abren zanjas oscuras
en el rostro más fiero y en el lomo más fuerte.
Serán talvez los potros de bárbaros atilas;
o los heraldos negros que nos manda la Muerte.

Son las caídas hondas de los Cristos del alma,
de alguna fe adorable que el Destino blasfema.
Esos golpes sangrientos son las crepitaciones
de algún pan que en la puerta del horno se nos
quema.

Y el hombre… Pobre… pobre! Vuelve los ojos,
como
cuando por sobre el hombro nos llama una palmada;
vuelve los ojos locos, y todo lo vivido
se empoza, como charco de culpa, en la mirada.

Hay golpes en la vida, tan fuertes… Yo no sé!

—Vallejo ***(Los Heraldos Negros)***

Night in Hell (Fragmento)

I have just swallowed a terrific mouthful of poison.
–Blessed,
blessed, blessed the advice I was given!
–My guts are on fire. The power of the poison
twists my arms and legs, cripples me, drives me to
the ground. I die of thirst, I suffocate, I cannot cry.
This is Hell, eternal torment! See how the flames
rise! I burn as I ought to. Go on, Devil!

—Rimbaud ***(A Season In Hell)***

Vallejo y Rimbaud comparten el mismo dolor, la misma agonía, la misma Muerte. Esos golpes en la vida tan fuertes de Vallejo, son también el eterno tormento del infierno de Rimbaud. La Muerte permea estos 2 poemas como un castigo, como un golpe y un infierno, como un tormento y zanjas oscuras. —Go on devil. —dice Rimbaud— invitando a los heraldos negros de Vallejo.

A veces la Muerte llega como un veneno que nos hierve la sangre, que nos destroza por dentro y nos impide respirar. Porque este no es el "mejor de todos los mundos posibles" de Leibniz, sino el "peor de todos los mundos posibles" de Schopenhauer. Existen momentos de felicidad, pero esa felicidad siempre está rodeada de miseria, de dolores que acechan a su presa como lobos feroces.

Aquí no se pretende engañar a nadie. La Muerte también es dolor, y aunque exhortamos al PEMP a que se libre del miedo a la Muerte; también sabemos que no es tan fácil como se dice o se piensa. Por eso, el trabajo debe ser realizado con constancia, porque siempre estamos en guerra. Estamos en guerra con la Inautenticidad y la cosificación del mundo, pero más que nada, estamos en guerra con la Muerte. Porque la Muerte siempre encuentra la forma de causar dolor. Y como el PEMP no es un robot que no siente, tenemos, por más que insistamos en la eliminación del miedo, que tener presente la fragilidad del PEMP; porque la Muerte es algo vivo que ataca a los seres existenciales. *Los Heraldos Negros* y *Night In Hell*, expresan ese sufrir, lo viven en carne propia, y pretenden que el lector entienda; a través de su propio sufrimiento, la voracidad de la Muerte.

Tu Muerte es Mi Muerte

El PEMP debe entender que la Muerte del otro es también su Muerte. Cuando vemos a un muerto, no vemos "el muerto", estamos viendo nuestro muerto, nuestra propia Muerte. Por eso la Muerte de Don Quixote es la Muerte de Saavedra, es la Muerte de nuestros amigos, de nuestros vecinos, de nuestra ciudad, de nuestro mundo. Porque la Muerte es siempre la misma Muerte.

No podemos distanciarnos del hecho. La Muerte es siempre mi Muerte. Se suele incurrir en decir que alguien se ha muerto, como si no fuera también nuestra Muerte, una Muerte que tenemos que cargar con nosotros.

"No preguntes por quién doblan las campanas, doblan por ti".
—John Donne

La soledad y la Muerte conocen bastante bien los refugios del Ser. La Muerte llega en medio de la soledad. Nadie estará presente para enfrentar nuestra Muerte, que, aunque es la misma Muerte, tiene una particularidad individualista. Porque todas las Muertes son la misma Muerte en cuanto a Muerte compartida; pero toda Muerte del PEMP, es una Muerte solitaria, una Muerte autónoma. Tu Muerte es mi Muerte.

¿La Muerte es Mala o es Buena?

La respuesta corta es que nadie sabe. Pero si lo miramos desde el punto de vista realista; la Muerte pasa a ser parte de la vida, parte de la Existencia misma, porque cierra el ciclo existencial. Nadie sabe, porque no tenemos nada que nos indique una vida carnal después de la Muerte, aunque tengamos la infinitud del Ser.

Por más que pretendamos y queramos ser inmortales de forma carnal, todo apunta a que no lo somos. Las leyendas y las posiciones religiosas le brindan falsas esperanzas al PEMP. Es como controlan y esclavizan al PEMP.

Existe la postura de que la Muerte es mala porque es el final de la vida, porque ese final indica que el PEMP ya no podrá realizar sus proyectos. Se les olvida, que esa es una regla de la Existencia, que, en cualquier momento, la Muerte puede tomar su lugar. ¿Es justo esto? No lo sabemos, sólo sabemos que así sucede y que así siempre ha sucedido.

Las personas se preocupan de no poder cumplir sus sueños, o de no tener ~~Tiempo~~ suficiente para compartir con sus familiares y amigos; desde un punto de vista piadoso, se entiende esta preocupación; pero también debe entenderse, que la Existencia no funciona de esa manera. La ley de la Existencia es que se debe a la Muerte, y esta puede llegar en cualquier momento, lo queramos o no, lo merezcamos o no.

La Muerte de por sí no es mala. Nadie quiere morir y dejar a una hija sin padres. Nadie quiere que un hijo se le muera. Pero la Muerte no tiene nada que ver con nuestros sueños y anhelos, la realidad es que la Muerte sucede y punto, luego vendrán las consecuencias de esa Muerte. Quien quiera evitarles sufrimiento a sus hijos, es mejor que no los traiga al mundo, porque este mundo está hecho de sufrimiento y de injusticias. La Muerte no es mala, la Muerte nace con la Existencia. Pero no por esto se debe matar; la Muerte le pertenece al PEMP para morirla, no para disponer quién muere.

Eutanasia y Suicidio Asistido

Me resulta repugnante que se considere el Suicidio como un acto inmoral, y el Suicidio asistido y la eutanasia como un acto de piedad. Las religiones y los gobiernos quieren esclavizar tanto, que sólo ellos pueden tener el control de nuestras vidas, que sólo ellos están encargados de decidir cuándo morimos y cuándo vivimos.

Si una persona decide suicidarse, no debe ser considerado como un acto inmoral. Quizás un acto que provoca tristeza, y hasta eso puede ser debatido; porque ya concluimos que la Muerte no es mala, y si la Muerte no es mala, la Muerte por Suicidio tampoco lo es, porque viene siendo, en su Totalidad, una Muerte como cualquier otra.

Ya hemos hablado del Suicidio, pero nunca está de más recordar o brindar unas cuantas líneas más sobre este tema. También es preciso recordar, que no apuntamos o exhortamos al PEMP a que se suicide, todo lo contrario; pero al final, la decisión recae en el PEMP. Esta decisión debe ser respetada, y no debe ser juzgada como un acto inmoral. Los casos de salud mental son otra cosa, pues resulta difícil evaluar hasta qué punto un PEMP ha decidido por cuenta propia suicidarse, o se trata de un problema mental, que le induce a cometer este acto.

La eutanasia y el Suicidio asistido deben ser aprobados en el mundo entero. Sí se deben implementar regulaciones para que no se cometan asesinatos que se hacen pasar por suicidios asistidos, eutanasia o un suicidio natural. Esta es la parte peligrosa, la de saber a ciencia cierta, que no son asesinatos los que se están cometiendo. Porque si algo sabemos de los humanos, es que suelen destruirse los unos a los otros. Este no es el siglo XVIII, y podemos, a través de la tecnología que tenemos, encontrar una forma de que la eutanasia y el Suicidio asistido sean lo más seguro posible. Porque esos pacientes con enfermedades terminales, merecen elegir cómo mueren.

Cabe señalar, que cualquier PEMP que prefiera morir, debe tener el derecho a elegir una de estas opciones. No sólo los pacientes con enfermedades terminales deben tener acceso al Suicidio asistido; también aquellos que por la razón que sea, tomando en cuenta su salud mental, y hasta esto puede ser debatido; porque quizás sea esa la razón por la que se busca el Suicidio, porque no se quiere vivir de esa manera, deben tener acceso a este tipo de Muerte elegida.

Aspectos Generales

Al PEMP se le imposibilita dejar de asociar a la Muerte con el sufrimiento; sin embargo, el PEMP no sufre su Muerte, porque cuando muere, ya no tiene consciencia de sí. Los que sufren son los que quedan desgarrados por la Muerte de algún ser querido. A ellos recomendamos la parte de nuestra investigación que habla sobre la naturaleza de la Muerte, de que la Muerte es un proceso natural que le pertenece al PEMP.

La inmortalidad aún no la podemos obtener, pero también es bueno preguntarse, a propósito de la inmortalidad, si esa inmortalidad vendría a solucionar algún problema, y no a empeorar las preguntas y problemas que ya tenemos. Porque existe la Muerte, también existe el final de personas malvadas; si así no fuese, Hitler y Stalin aún estarían con nosotros. Cabe mencionar, que cuando me refiero a nombres como estos, también me refiero a sus gabinetes y a la mayoría de los políticos mundiales.

La finitud no es del todo mala, y aunque es cierto que no queremos morirnos, también es cierto que una inmortalidad en un mundo inauténtico podría ser insoportable. Encontramos aquí la paradoja de la Muerte, y en ella, encontramos la necesidad de la Muerte. También, un Ser inmortal puede sentir un dolor que se extiende a través de la inmortalidad.

También está la postura de un nihilismo y un hedonismo eterno.

No es sólo porque siempre ha sucedido así, es porque tiene sentido que así suceda. Imagina una tortura eterna, porque de eso son capaces los seres inauténticos, de construir una forma de esclavitud eterna. Al menos la Muerte le pone final a esa tortura, impide que el PEMP inauténtico tenga acceso a un continuo control del individuo, a la cosificación de los demás seres. La Muerte parece existir, porque es lo único que hasta ahora ha sido capaz de proporcionar *Igualdad*. Ahora bien, si el PEMP logra acceder una Autenticidad mundial, es posible que una inmortalidad pueda ayudar a terminar proyectos que se necesitan y que nos pueden conducir por mejores senderos. Ahora que vuelvo a editar este párrafo, me sorprende el cuento de Borges: *El Inmortal*. Sólo esperamos, que si el PEMP logra adquirir su inmortalidad, que trate de no terminar como el inmortal de Borges.

La Muerte pasa a ser el complemento del Ser. El PEMP debe asumir la responsabilidad de su propia Muerte, debe darle la cara y encontrar en ella, una Nada y una Postexistencia que se extiende hacia el infinito. Debe también, porque existe la Muerte, darle sentido a su Ser mientras espera la Muerte con Paciencia. Este sentido se logra si se trabaja para la Autenticidad, y esta Autenticidad se logra si se trabaja para todo lo que hemos deconstruido en nuestra investigación. Tratar de mantenernos con vida, debe ser una de las metas principales del PEMP; a menos que tenga una razón bien fuerte para incurrir en el Suicidio, que ya tratamos y que no vamos a juzgar de inmoral. Pero lo principal por lo que el PEMP debe luchar, es por su Existencia, para así poder dedicarse a trabajar para conseguir su Autenticidad. Porque de esta manera, la Existencia cobra sentido; de esta manera elegimos un sentido que no nos puede ser negado.

De cierta forma, nacemos con el Ser, pero no nacemos siendo auténticos. Nacemos ya situados en un mundo que nos dispara información, un mundo que ya ha sido prefabricado en la fase de nuestra Preexistencia. Entonces, debemos encontrar, a través de un sistema de coherencias, un camino hacia la Autenticidad. Porque no elegir no es una opción, ya que siempre elegimos. No elegir la cosificación del otro es una prioridad vital, porque si cosifico al otro, me cosifico a mí mismo. Porque mi Muerte es la Muerte del otro, y la Muerte del otro es mi Muerte. La Muerte de *The Hunger Artist* es la Muerte de *Valdemar*, la Muerte de Schopenhauer es la Muerte de Camus. Coincidir en muertes es encontrarnos en un plano de una Totalidad infinita; es entender que el Ser está tan atado a la Muerte, como nosotros estamos atados a nuestras posibilidades, que se convierten en nuestras caducidades. Porque somos posibilidades en cuanto a proyectos, pero somos

Caducidad en cuanto a nuestra Totalidad. Porque el PEMP siempre se conduce hacia una Muerte inexorable.

LA MUERTE COMO FORMA DE CONTROLAR Y ESCLAVIZAR AL SER

Desde las iglesias y los gobiernos, hasta los comerciales en TV y en internet, se intenta controlar, manipular y cosificar al Ser. La Muerte aparece como el "miedo"; los estafadores, que los hay por doquier, lavan los cerebros con la idea de que la Muerte es algo malo, y van mucho más allá; ofrecen salvación y un sin número de patrañas. Se aprovechan de la imperfección del PEMP, con el lema: "usted seguro tiene algo en su vida que quisiera mejorar". ¡Oye esa vaina! Todos tenemos algo que quisiéramos mejorar, y algún área que necesita más trabajo que otras. Es lo que es la vida existencial, un trabajo constante. Esta imperfección se utiliza en contra del PEMP para poder controlarle. Porque si el PEMP necesita trabajar algo, entonces aparece quien tenga "la solución" de ese problema a solucionar. ¡Que descarados, que mamarrachos!

Sí existen personas con buenas intenciones que nos pueden ayudar a mejorar como seres existenciales; ya sea con dejar la haraganería, con dejar de fumar, con dejar alguna adicción, con bajar de peso, o con el ejercicio; pero los charlatanes a los que me refiero, son los que se lucran del PEMP y no le resuelven nada, porque lo que ellos ofrecen, se encuentra, o en un planeta distante, o después de la Muerte. Se abusa de la imperfección del Ser.

The Landlord's Game (Monopoly)

El juego *The Landlord's Game*, conocido hoy día como *Monopoly*; intentaba ser un juego que educara a los niños sobre cómo funcionaba la economía estadounidense del siglo XX. Fue diseñado por Elizabeth Magie, del 1902–1903. El juego se podía jugar de dos maneras, una que beneficiaba a todos los jugadores (a toda la sociedad. Antimonopolista) y otro que sólo beneficiaba a un pequeño grupo (a los monopolios). Las reglas antimonopolistas recompensan a todos los jugadores durante la creación de riqueza, mientras que las reglas monopolistas tenían el objetivo de formar monopolios y obligar a los oponentes a salir del juego. Una victoria en la versión antimonopolista o de impuesto único (más tarde llamada "Prosperidad"), era cuando el jugador que tenía la cantidad monetaria más baja, había duplicado su apuesta original.

Magie esperaba que cuando los niños jugaran, el juego provocaría sus sospechas naturales de injusticia, y que podrían llevar esta conciencia a la edad adulta. Pero al juego le esperaba todo lo contrario; pues fue renombrado *Monopoly*, y el objetivo del juego ya no era el antimonopolio, sino el monopolio total, la extinción de los demás jugadores; que en la vida cotidiana se traduce como la pobreza de los que no tienen el dinero suficiente para lidiar con la vida.

Aquí vemos el control y la esclavitud del Ser. Es una cosificación que se extiende por miles de generaciones, y el PEMP, al estar esclavizado a través del lavado de cerebro que efectúan juegos y demás propagandas como estas; se le hace casi imposible despertar y darse cuenta de la mentira fabricada. Si se hubiese utilizado como Magie pretendía, no hubiese ningún problema; es cuando los capitalistas asumen el total control del juego, y lavan los cerebros de las sociedades a través del juego, con el mensaje subconsciente de que ese sistema capitalista funciona bien. El PEMP se siente muy bien cuando gana, porque el PEMP lleva consigo ese deseo intrínseco de sentirse bien, de sentir placer, de sentirse superior. Es este deseo que debemos erradicar. No para que el PEMP se sienta mal; sino para que aprenda a controlar sus deseos e impulsos. Porque si no los controla, le pueden controlar a través de esa falta de control. Ganar en un juego amistoso no tiene nada de malo; pero si ese juego efectúa un lavado de cerebro subconsciente, hay que tener cuidado con eso, y debemos deconstruir todo lo que se presente como inocente.

Feinmann, en una de sus conferencias tan brillantes; porque no son clases, son conferencias televisivas las que da; habla sobre el poder mediático y sobre las películas de los zombis. Feinmann dice que esas películas, al igual que otras y otros contenidos, crean en el individuo una especie de normalización, de que es normal ver a un zombi que sólo sigue el ganado. Este zombi pasa a ser parte del subconsciente del sujeto, y el zombi "no tiene consciencia de sí porque está muerto; no puede pensar. Entonces, el poder lanza muchas películas de zombis, porque quiere que nos enamoremos de los zombis, quiere que seamos como los zombis." Feinmann continúa: "el sujeto es lo contrario al zombi, porque el sujeto tiene consciencia de sí; por eso el poder quiere dominar esa Libertad del sujeto". Esta es la lucha del PEMP, una lucha constante, una guerra constante contra el poder y contra el PEMP inauténtico; porque también el PEMP inauténtico quiere controlarnos y cosificarnos. Y para controlarnos y cosificarnos, se vale de lo que nadie puede hacer por nadie, de la Muerte, se vale del morir del PEMP. Porque si todos fuésemos inmortales, no hubiera por qué preocuparse de nada, porque no existiría el riesgo de morir. Esta es otra cara de la inmortalidad, que sin duda nos beneficia, pero que también debe ser deconstruida como ya mencionamos. Pero las religiones manipulan la Muerte del PEMP, porque ofrecen un paraíso después de la Muerte, para que el PEMP se una a ellas y les de dinero; porque para eso están las religiones, para violar, para matar, para controlar, y para ganar dinero.

Las Religiones Esclavizan a Través del Miedo a la Muerte

Descartes duda de todo, y al dudar de todo, también duda de dios y de las religiones. Hace bien, hace muy bien en dudar de las religiones y de dios. Las religiones prometen salvación y las escrituras (todas) se encargan de asustar al PEMP para que se una a ellas y para que no se atreva a revelarse ni contra dios, ni contra ellas. Controlan al PEMP, le esclavizan. Lo hacen de muchas maneras, pero la más común es el *miedo a la Muerte.* Ya decía, que, si fuésemos inmortales, la cuestión fuese diferente, porque nadie tendría miedo de morir. Aunque incluso existiendo la inmortalidad, las religiones encontrarían una manera de lavar cerebros y de hacer dinero, otro tipo de paraíso se inventarían.

¿Por qué controlar, por qué esclavizar? La respuesta corta es "el poder"; los dos poderes, porque pueden y porque quieren más poder. Es la voluntad de poder Nietzscheana, que mientras más tiene, más quiere. No en vano vimos a Foucault y el poder. Es el juego más arduo y peligroso de todos los tiempos; lo que motivó a Alexander, a César, a Napoleón, a Hitler. Este juego, asesina sin pensarlo 7 veces, sin pestañar. Las religiones, algunas más que otras, han asesinado millones a través de la historia. Con ese "algunas", no quiero que se interprete que existen algunas religiones que son mejores que otras, ¡para nada! Todas son malas y deberían haberse extinguido hace muchos años. Y el PEMP, si quiere llegar a ser un PEMP auténtico, debe abandonar cualquier religión a la que pertenezca.

Cuando digo que se abusa de la imperfección del PEMP, me refiero a que las Iglesias, el PEMP inauténtico, los gobiernos, y hasta los comerciales que vemos en TV; se lucran y esclavizan al PEMP, ya sea vendiéndole una cura para sus imperfecciones, o prometiendo que sólo ellos tienen el remedio de las imperfecciones. Lo curioso es que los que esclavizan, pretenden hacernos creer que ellos son perfectos, que ellos ya han sobrepasado la barrera de la imperfección, y que ahora nosotros tenemos que escucharlos y seguirles. El PEMP no puede permanecer a ~~Tiempo~~ completo en su Autenticidad, es por esto que las imperfecciones siempre van a aparecer. Lo que el PEMP tiene que hacer es recobrar su sentido de autonomía, recuperar su consciencia de sí. Pero no dejarse embaucar de nada ni de nadie, porque así mismo como nadie puede morir por mí; tampoco nadie puede aliviar mis imperfecciones.

Necesitaría escribir otro libro, para enfatizar lo suficiente en cuanto a la erradicación del mal que promueven las religiones. Embobar al PEMP con mentiras no es una solución, es un crimen. El PEMP no necesita a las religiones para aprender sobre valores, ética y moral; el PEMP lo que necesita es ser educado, pensar, pensar, pensar... Que la Muerte no sea el motivo que une al PEMP a la mentira más grande de la historia, por eso, el PEMP debe trabajar para perderle el miedo a la Muerte.

Muerte y Opresión

También controla quien oprime al PEMP, quien le esclaviza a través de algún servicio que no es bien remunerado. El dinero de la renta o de la hipoteca, o del mantenimiento de una casa, muchas veces se obtiene porque subsistir es una necesidad primaria; lo mismo pasa con los alimentos. Porque existe la Muerte, existe la necesidad de comer (aunque algunos glotones comerían incluso si no lo necesitasen). Porque existe la Muerte, existe la necesidad de una vivienda. El dinero se crea porque no somos inmortales, y quienes controlan el dinero, controlan y esclavizan al PEMP.

La opresión puede llegar de muchas direcciones. Desde el empresario que se cosifica a sí mismo porque cree cosificar al otro con la mirada, hasta el empleado de servicio al cliente que maldice al PEMP desde sus entrañas. La Muerte aparece como una forma de opresión que desea la Muerte del PEMP, o una opresión que el PEMP tiene que aceptar porque teme a la Muerte. Teme perder su trabajo, o no insultar a nadie, o ir a la cárcel por cometer una imprudencia. El sistema esta creado, primero, para que el PEMP no piense. Segundo, para que el PEMP no tenga Libertad; y tercero, para controlarle y esclavizarle. Se pensará que controlar y esclavizar es la misma cosa, y en un sentido lo es; pero como no existen los sinónimos, y estamos filosofando; debemos utilizar ambos términos. Pues alguien puede controlar sin una total esclavización del PEMP, o puede esclavizar sin un control directo, o sea; el PEMP se esclaviza a sí mismo.

Se puede oprimir hasta con el pensamiento, porque desde el momento en que un PEMP se piensa más importante que otro PEMP, aparece la opresión como forma de superioridad y desigualdad. La Muerte entonces se hace presente, porque el PEMP que se piensa superior, también cree que su Muerte es superior y más importante; y que la Muerte del otro, porque para este ese PEMP es "el otro", es algo insignificante, es un acto superfluo que se esfuma a través del universo. Entonces, el PEMP que oprime, siente que tiene derecho a disponer de la Muerte del otro; por ende, a controlarle y a esclavizarle. De aquí nacen los tiranos. El PEMP debe auto-deconstruirse y asegurarse de no formar parte de este grupo de tiranos en desarrollo; porque pensarse superior a otro

PEMP, es eliminar la posibilidad de una Existencia auténtica, es no entender al Ser; porque el Ser, cuando se piensa a sí mismo, advierte que el propio devenir del Ser es su Libertad; y cuando se le priva de esta, el Ser se ahoga, se cosifica. "No matarás ni dañarás al prójimo", no es una frase bíblica; la biblia y las religiones la adaptan para hacer creer al mundo que obran para bien. No matarás es un deber que el PEMP carga consigo de forma inherente, y lo hace, porque si le impide a otro PEMP la posibilidad de su derecho más autónomo, que es el de existir; también se impide a sí mismo la posibilidad de una Existencia auténtica. Porque matar es estar de acuerdo con que lo maten a uno; y como nadie quiere ser asesinado, aparece una contradicción de creencias y valores que hacen del PEMP que mata y oprime, un bagazo andante. La frase no les pertenece a las religiones, porque mucho antes de que estas formaran mandamientos, los griegos ya hablaban de la justicia, del Ser, de la vida, del mal, de la Muerte…

DE LA FINITUD DEL CUERPO

La Postexistencia del PEMP es inmortal. Luego de la Caducidad del cuerpo del PEMP, queda su Postexistencia. Esta es la única manera de asegurar la inmortalidad del PEMP, prácticamente de manera simbólica, pero al mismo ~~Tiempo~~, no es un simbolismo lo que hemos planteado, porque nadie puede negar esa Postexistencia. Lo que nos depara en la infinitud del Ser y en la finitud del cuerpo.

La idea de una resurrección que nos reúna con nuestro cuerpo existencial, luego de nuestra Muerte, está basada en mitos antiguos que se desboronan al tan sólo pensar en ellos. Nuestro cuerpo se rige por una Caducidad, se extingue a través del inexistente ~~Tiempo~~. En cuanto al alma se refiere; también es otro mito. No podemos asegurar la Existencia del alma como si fuese un ente inmortal que sobrevive a la Muerte.

Al PEMP le cuesta admitir su Caducidad. Le cuesta aceptar que su cuerpo ya no será más. Cuando hablamos de una Postexistencia que queda, no hablamos de algo metafísico, hablamos de una Existencia que fue, porque queda una Postexistencia de esa Existencia que ha sido. Nada que ver con fantasmas y almas que deambulan por calles y casas.

El PEMP debe resignarse a la idea de la Muerte, y con la idea de la Muerte, con el hecho palpable de la Muerte, a la Caducidad de su cuerpo. Quizás en el futuro, el PEMP pueda alcanzar una inmortalidad corporal, pero por ahora, no lo es; al menos no lo somos los que no podemos pagar aún por esa inmortalidad. Pero la inmortalidad también representa otro problema para el PEMP, y ya mencionamos algunos de ellos. ¿Cómo lidiar con un PEMP inmortal que se dedica a hacer el mal? ¿Prisión? Quizás funcione. Pero no va a funcionar para todos, no va a funcionar para todos los políticos corruptos y las religiones que violan nuestros niños.

El PEMP es un Ser finito, quien sabe que va a morir, pero que no quiere aceptar su finitud. Acercarnos a nuestra Autenticidad, significa entender que la Muerte siempre ha sido parte de nuestra Existencia; pero que mientras nos llega la Muerte, podemos encontrar un sentido en medio de la Caducidad. Esta investigación, se planteó desde el principio, encontrar una respuesta que el PEMP pueda utilizar para conllevar una Existencia más auténtica. Y esta Autenticidad conlleva todo lo que hemos tratado. El cuerpo se rige por una Caducidad, el Ser, es inmortal.

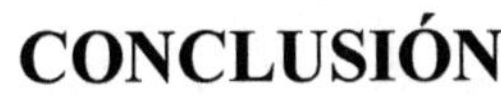

CONCLUSIÓN

CONCLUSIÓN

Existe ese Ser que está devorado, y si existe ese Ser que esta devorado, también existe el PEMP que está abandonado y situado; por lo tanto, existe una Totalidad. Por eso, tanto Descartes como Heidegger aciertan un 50%; porque desde que el Dasein se percata de que martilla, llega al mundo ese cogito ergo sum, y cuando el mundo le devora, entonces llega el estado-de-arrojo. La consciencia entonces se adueña del mundo y el mundo se adueña de la consciencia. El otro 50% aparece cuando el PEMP entiende que el Ser debe ser pensado como un Ser que se encuentra situado en un mundo, un mundo que se encuentra situado en un universo, un universo que se encuentra situado en otros universos, y muchos universos que se encuentran situados en una Totalidad, en un infinito; porque la Totalidad del infinito es su propia infinitud. Lo innegable es que existe un Ser que se pregunta tanto por el Ser como por el mundo. Y ese Ser que está situado es sin duda un Ser que necesita transitar el mundo. ¿Cómo transitarlo? Ese Ser debe encontrar la manera de hacerle frente a su condición de situado. Este libro otorga la posibilidad de encontrar una respuesta para con tan difícil tarea, para con la Totalidad del Ser y la Muerte.

Descartes y Heidegger forman parte de un gran comienzo. Pero cuando Descartes piensa y luego existe, separa el sujeto del objeto; cuando Heidegger lanza la consciencia hacia afuera, todavía está pensando en el Dasein y en su estado de Being-in-the-world. La respuesta es más simple y a la vez más compleja: Ser. El Ser es la respuesta al sujeto y al objeto. Entonces, aquel árbol que nadie vio caer, no sólo cayó, sino que continúa cayendo en un ~~Tiempo~~ y una temporalidad inexistente que abarca el infinito. Pero ese Ser se le revela al PEMP, cuando se conduce hacia una Autenticidad que haya cuestionado sus creencias más defendidas; y sin falacias haya aceptado las respuestas que llevan a la Angustia existencial. Para luego encontrar una nueva forma de Existencia, una Existencia ya libre de mitos y de reglas impuestas que no tienen sentido, y que han sido creadas para controlar al PEMP. También una Existencia libre de la cosificación del Ser.

La Paciencia, la Humildad, la Disciplina y la Consistencia nos han deparado en respuestas importantísimas. Respuestas como la creación de dios por el hombre, y la urgente necesidad de la erradicación de las religiones y los sistemas de gobierno.

Hemos determinado que el PEMP no es temporalidad, sino Caducidad; y que no sólo es una conciencia de mundo o que la conciencia es una Nada, o que se piensa y luego se existe, o que no existe el bien y el mal, o que la Existencia precede a la esencia, o que el postmodernismo es el camino. También distinguimos la percepción de la realidad de la percepción de la realidad, porque esta distinción conjuga un papel importante en la estrecha relación de la Esclavitud y la Libertad; Libertad que se obtiene a través del conocimiento de la Verdad, Verdad que llega con una deconstrucción existencial del PEMP, con un cuestionamiento de todo. Podemos asegurar, que nos encontramos mucho más allá del postmodernismo.

Hemos llevado la Autenticidad a su lugar de origen, y la hemos diferenciado de la falsa Autenticidad Heideggeriana. Adorno, en su libro, *The Jargon of Authenticity*, se refiere a la falsa Autenticidad de la Jerga de la Autenticidad. Esta Jerga es promovida por muchos existencialistas, pero en especial por Heidegger. Adorno advierte, que esta Autenticidad carente de sentido, se nos presenta como una Autenticidad que no incluye valores y virtudes primarias. La verdadera Autenticidad puede ser obtenida con trabajo, y este trabajo supone tanto el conocimiento de los temas ya planteados y desarrollados, como su implementación.

El Suicidio se presentó como la posibilidad que tiene el PEMP de buscar una salida del absurdismo; pero este absurdismo, resultó ser una incomprensión de la Muerte; porque el PEMP no puede asegurar que luego de la Muerte va a encontrar una mejor situación que la que tiene durante su Existencia. Exhortamos a que el PEMP no abandone la lucha contra la Inautenticidad, y no se suicide, pero tampoco le culpamos o le condenamos si decide elegir el Suicidio. Nadie puede quitarle el derecho de suicidarse.

La lectura se presentó como un universo de posibilidades y necesidades. También el ejercicio, la dieta y la educación forman parte de este universo, y de una Autenticidad o Inautenticidad a la que el PEMP no puede escapar. El entretenimiento, junto con el dinero, la fama y la felicidad, llegaron de forma natural a nuestra investigación; porque son condiciones que padece el Ser situado. Virtudes como la *prudencia* y el *balance*, dieron las respuestas que buscábamos para con estos cuatro factores del PEMP. La maleabilidad del agua y su esencia, como ejemplo de emulación; la importancia del buen uso de la ciencia y la tecnología, y la autotrascendencia, y el autoconocimiento, encontraron en el resto de la Totalidad de la obra, una tarea que se extiende más allá de estas páginas.

Ser y Muerte son inseparables. La Muerte espera con Paciencia a ese Ser que aún busca un sentido mientras navega su Existencia. Determinamos entonces, que nuestra Autenticidad no sólo depende de la aceptación de la Muerte. La aceptación de la Muerte sí forma parte del camino hacia la Autenticidad, pero es sólo eso, una parte del trabajo a realizar. La Muerte entonces, le comunica al PEMP un sin número de pautas a seguir; una ética y una moral que pueden ayudarle a encontrar su Autenticidad. Matar al otro es un acto inmoral e inauténtico, no porque las religiones o las leyes lo prohíban; lo es, porque si el PEMP mata al otro, se mata a sí mismo, y también mata la posibilidad que tiene el otro de ser; entonces, como el PEMP no es un dios que dicta reglas, sino que forma parte de una

Totalidad donde existe y se sitúa, por esta razón no es correcto que el PEMP mate. Porque la Muerte es un proyecto que le pertenece al PEMP, y no un proyecto que el PEMP utilice para matar al otro.

La Muerte también proporciona una guía, porque si lo que el PEMP busca es vivir de la mejor manera posible; entonces, encontramos una respuesta a través de la Muerte. Encontramos en la Muerte, las elecciones que el PEMP puede acatar para poder llevar esta tarea y alcanzar su Autenticidad. La ciencia entonces, nos permite la posibilidad de entender nuestro cuerpo, y así entender lo que debemos hacer para cuidarlo. El PEMP debe evitar la cosificación, la auto-cosificación y el dominio de los entes. La Muerte también nos ofrece una respuesta para con esto. Porque cuando el PEMP se dedica a cosificar o a auto-cosificarse, se aleja de su Autenticidad y niega al Ser; por ende, se niega a sí mismo.

Ser desde el Ser y la infinitud del Ser, se presentaron como un not-yet existencial; y luego como la infinitud del PEMP que nos deparó en parte de la esencia innegable del PEMP. Una infinitud no religiosa que se presenta como un cuerpo ausente que está ausente, y al estar ausente, es. Nada que ver con paraísos o tan siquiera con una resurrección o una metempsychosis; sino con un hecho que radica en la Postexistencia del PEMP.

Who am I?, *Transcend Yourself*, y *Deconstruct Yourself*, se mezclan para brindarnos una parte de la

Totalidad del PEMP, que busca, a través de un análisis profundo, el descubrimiento de la Verdad, la eliminación de sesgos y la exposición a la Angustia, para liberar al PEMP de cualquier regla impuesta que no haya sido analizada de una forma profunda, o cualquier modo de Esclavitud como lo son las religiones y los sistemas de gobierno.

Descubrimos que la educación es el motor que alimenta el *autoconocimiento*, la *autotrascendencia* y la *auto-deconstrucción*. Porque el PEMP no puede llegar a ciertos niveles de entendimiento con sólo la empírea; también necesita la lectura y la investigación de hechos y datos que le conecten con un entendimiento mayor, con una racionalidad que sólo se encuentra a través del esfuerzo y la Disciplina.

La metafísica fue trascendida por una metafísica no tan *meta*. La filosofía y los filósofos fueron reevaluados, y encontramos, que toda la historia de la filosofía, funciona como un núcleo filosófico que trabaja en conjunto para satisfacer, encontrar, o no encontrar, respuestas o posibles respuestas que llegan o no llegan a tener impacto en el PEMP. Pero incluso las que no tienen impacto, deben ser analizadas como un no impacto que conforma al Ser.

Este viaje ha trascendido mis expectativas, ha formalizado un pensamiento que nació en New York y se concretó en England. Ha sido un viaje fascinante que nos ha llevado por senderos poco explorados y que en este siglo XXI parecen estar olvidados, tanto por la mayoría de los jóvenes como por los que no son tan jóvenes. "Ahora ya nadie se pregunta por el Ser", dice Feinmann en una de sus ilustres conferencias. Pero nosotros no sólo nos hemos preguntado por el Ser, sino que también lo hemos analizado de tal manera, que podemos estar seguros, de que hemos encontrado respuestas a preguntas que parecían haber sido respondidas por muchos filósofos; pero que en realidad necesitaban ser aclaradas, renovadas y reinventadas; o reencontradas desde su origen, porque algunos filósofos se equivocaron. Ahora me dedico a escribir una frase que sirva como una **no** despedida; porque cerrar un buen libro, si se ha cerrado con convicción, si se han trascendido sus páginas, no es una conclusión, sino una introducción al infinito, a lo siempre recurrente.

"Entre tanto y poco, entre mucho y demás, entre un adjetivo y un verbo, entre la Realidad y la verdad fabricada, entre poco y tanto. Existe una Existencia que se piensa a sí misma como un fin desde el fin y para el fin, pero esta Existencia no es *un dios religioso ni spinozeano*, es, con claridad universal, el Ser. Que no deviene de un *espíritu totalizador hegeliano*, ni de un *imperativo categórico kantiano.* El Ser, más bien envuelve y contiene a estas y todas las teorías posibles, porque la Totalidad, es y siempre ha sido un Ser que radica dentro y fuera del pensamiento posible. Por eso *pensar y luego existir*, o *una consciencia de mundo, o el Dasein,* no proporcionan una total respuesta; porque el Ser las abarca a todas y a cualquier otro argumento. Shakespeare se equivoca, la pregunta no es *to be or not to be*, la pregunta es ¿Por qué?, porque siempre somos, entonces ese Ser o no Ser se responde a sí mismo, y sólo funciona como las posibles decisiones que le damos a nuestra Libertad. Ese ¿Por qué? Se refiere al porqué del Ser, al porqué tan siquiera Ser. Cuando se mira la Existencia desde el punto de vista de una Angustia absurdista que lo contiene todo, se depara en un escepticismo totalizador, que vuelve a encontrar en la propia Existencia, las no razones para responder tan siquiera si se está actuando con racionalidad, si se tiene la capacidad de discernir entre lo real y lo no real. Pero, y este *pero* es un gran *pero*, nuestra investigación nos ha deparado en una respuesta que ya no nos permite volver a una incertidumbre en cuanto al Ser concierne; sino que nos depara en un multiuniverso de posibilidades, posibilidades a las que estamos condenados. Por esto y por todo; ***cerrar un buen libro, si se ha cerrado con convicción, si se han trascendido sus páginas, no es una conclusión, sino una introducción al infinito, a lo siempre recurrente."***

¡Comienzo!

5 de enero de 2023

LISTA DE FILÓSOFOS/ESCRITORES CITADOS O RECOMENDADOS

Kant, Immanuel (1724–1804)

Platón (428/427 o 424/423 AEC)

Benjamin, Walter (1892–1940)

Poe, Edgar A. (1809–1840)

Camus, Albert (1913–1960)

Kierkegaard, Søren (1813–1855)

Derrida, Jacques (1930–2004)

Heidegger, Martin (1889–1976)

Heráclito (6to Siglo AEC – 5to Siglo AEC)

Nietzsche, Friedrich (1844–1900)

Sócrates (470 AEC – 399 AEC)

Presocráticos

Aristóteles (384 AEC – 322 AEC)

Descartes, René (1596–1650)

Spinoza, Baruch (1632–1677)

Hegel, Georg (1770–1831)

Schopenhauer, Arthur (1788–1860)

Sartre, Jean-Paul (1905–1980)

Foucault, Mitchel (1926–1984)

de Beauvoir, Simone (1908–1986)

Feinmann, José Pablo (1943–2021)

Diderot, Denis (1713–1784)

Marx, Karl (1818–1883)

Estructuralistas

Postestructuralistas

Postmodernos

Parménides (Finales del 6to siglo AEC – Principios del siglo quinto AEC)

Wittgenstein, Ludwig (1889–1951)

Chomsky, Noam (1928)

Rogelio Azul (–)

Pinker, Steven (1954)

Séneca (4 AEC – 65 DEC)

Cervantes, Miguel (1547–1616)

Arquímedes (287 AEC–212 AEC)

Aurelius, Marcus (121–180)

Hitchens, Christopher (1949–2011)

Unamuno, Miguel (1864–1936)

Dawkins, Richard (1941)

Dostoevsky, Fyodor (1821–1881)

Levi, Primo (1919–1987)

Benedetti, Mario (1920–2009)

Freud, Sigmund (1856–1939)

Einstein, Albert (1879–1955)

Leibnitz, Gottfried (1646–1716)

Protágoras (490 AEC – 420 AEC)

Douglas, Adams (1952–2001)

Locke, John (1632–1704)

Berkeley, George (1685–1753)

Pascal, Blaise (1623–1662)

Anselmo de Canterbury (1033–1109)

Bruno, Giordano (1548–1600)

Galilei, Galileo (1564–1642)

Thomas de Aquino (1225–1274)

Russell, Bertrand (1872–1970)

Brecht, Bertolt (1898–1956)

Proust, Marcel (1871–1922)

Ramírez, Jairo (1984)

Kafka, Franz (1883–1924)

Fitzgerald, Scott (1896–1940)

Tesla, Nikola (1856–1943)

Newton, Isaac (1642–1727)

Colón, Cristobal (1451–1506)

Polo, Marco (1254–1324)

Confucio (551 AEC–479 AEC)

Buda, Gautama (563 AEC–483 AEC)

Shakespeare, William (1564–1616)

Torricelli, Evangelista (1608–1647)

Borges, Jorge Luis (1899–1986)

Woolf, Virginia (1882–1941)

Bloom, Harold (1930–2019)

Oliveira, Carlos (1854–1910)

Catá, Alfonso (1885–1940)

Cortázar, Julio (1914–1984)

Baudelaire, Charles (1821–1867)

Orwell, George (1903–1950)

Hume, David (1711–1776)

Husserl, Edmund (1859–1938)

Skinner, Burrhus Frederic (1904–1990)

Han, Byung-Chul (1959)

Serrat, Joan Manuel (1943)

Stevenson, Robert Luis (1850–1894)

Guerra, Juan Luis (1957)

Umehara, Daigo (1981)

Funakoshi, Gichin (1868–1957)

Lee, Bruce (1940–1973)

Dante, Alighieri (1265–1321)

Edwards, Paul (1923–2004)

Voltaire (1694–1778)

Rousseau, Jean-Jacques (1712–1778)

Bentham, Jeremy (1748–1832)

Piglia, Ricardo (1941–2017)

Rulfo, Juan (1917–1986)

Márquez, Gabriel García (1927–2014)

Alexander the Great (356 AEC – 323 AEC)

Bonaparte, Napoleón (1769–1821)

Huxley, Aldous (1894–1963)

Zamyatin, Yevgeny (1884–1937)

Zhuangzi (369 AEC – 286 AEC)

Epicuro (341 AEC – 270 AEC)

Donne, John (1572–1631)

Magie, Elizabeth (1866–1948)

Adorno, Theodor (1903–1969)

Salinger, J.D. (1919–2010)

Casares, Adolfo Bioy (1914–1999)

Zweig, Stefan (1881–1942)

Wilde, Oscar (1854–1900)

Lee, Harper (1926–2016)

Süskind, Patrick (1949)

Thoreau, Henry David (1817–1862)

LISTA DE LIBROS, ENSAYOS, TEXTOS CITADOS O RECOMENDADOS

La República (c. 375 AEC) Platón

The Task of The Translator (1955) Benjamin, Walter.

The Myth of Sisyphus (1942) Camus, Albert.

Being and Time (1927) Heidegger, Martin.

¿Qué es la Filosofía? (El saber de todos los saberes) (2008) Feinmann, José Pablo.

Being and Nothingness (1943) Sartre, Jean-Paul.

Ulysses (1922) Joyce, James.

On Language and Words (1851) Schopenhauer, Arthur.

Fear and Trembling (1843) Kierkegaard, Søren.

Meditations (161–180 DEC) Aurelius, Marcus.

Critique of Pure Reason (1781) Kant, Immanuel.

El Existencialismo es un Humanismo (1946) Sartre, Jean-Paul.

Si Dios Fuera Mujer (1963) Benedetti, Mario.

A Few Good Man (1992) Reiner, Rob.

god Is Not Great (How Religion Poisons Everything) (2007) Hitchens, Christopher.

Ethica, Ordine Geometrico Demonstrata (1677)
Spinoza, Baruch.

Philosophy, Theories and Great Thinkers (2018)
Various Authors.

Principio de Razón Suficiente (1663-700)
Leibniz, Gottfried.

Proslogion (1077–1078) Anslem of Canterbury

Why I'm Not a Christian (1927) Russell, Bertrand.

Preguntas de un Obrero que Lee (1939)
Brecht, Bertolt.

Alegoría de la Caverna (375 DEC) Platón.

La Literatura y los Gigantes (2021) Ramírez, Jairo.

Don Quixote de la Mancha (1605 y 1615)
Cervantes, Miguel.

El Arte de la Literatura (1851)
Schopenhauer, Arthur.

In Time (2011) Niccol, Andrew.

The Will to Power (1901) Nietzsche, Fredrich.

Ficción-Realidad (2022) Ramírez, Jairo.

Á la Recherche Du Temps Perdu (1913–1927)
Proust, Marcel.

Parmenides' Time (2022) Ramírez, Jairo.

El Origen de Las Especies (1859) Darwin, Charles.

The Communist Manifesto (1848)
Marx, Karl y Engels, Friedrich.

Hamlet (alrededor de 1599 y 1601)
Shakespeare, William.

The Phenomenology of Spirit (1807) Hegel, Georg.

Thus Spoke Zarathustra (1883–1892)
Nietzsche, Fredrich.

How Should One Read A Book? (1926)
Woolf, Virginia.

How to Read and Why (2000) Bloom, Harold.

El Único Modo de Leer (1979) Borges, Jorge Luis.

The Art of not Reading (1851)
Schopenhauer, Arthur.

Edgar A. Poe en Castellano y sus Reescritores: El Caso de "The Oval Portrait" (1990)
Castro, Andrea.

The Oval Portrait (1842) Poe, Edgar A.

¿Por Qué Leer? (2021) Ramírez, Jairo.

The Dream of a Ridiculous Man (1877)
Dostoyevsky, Fyodor.

A Country Doctor (1919) Kafka, Franz.

El Cancionero (1470) Petrarca, Francesco.

Finnegans Wake (1939) Joyce, James.

The World as Will and Representation (1818/19; 1844, second expanded edition; 1853, third expanded edition) Schopenhauer, Arthur.

The Trial (1925) Kafka, Franz.

Before the Law (1915 y 1919. También se encuentra en *The Trial*) Kafka, Franz.

The Burnout Society (2010) Han, Byung-Chul

Algo Personal (1983) Serrat, Joan Manuel.

Strange Case of Dr. Jekyll and Mr. Hyde (1886) Stevenson, Robert Luis.

El Niagara en Bicicleta (1998) Guerra, Juan Luis.

Las Ruinas Circulares (1940) Borges, Jorge Luis.

On Suicide (1851) Schopenhauer, Arthur.

Of Suicide (1758) Hume, David.

The Metaphysics of Morals (1797) Kant, Immanuel.

On Suicide (1810) Rousseau, Jean Jacques

Sin Novedad (2022) Ramírez, Jairo

Filosofía y Religión (2010) Feinmann, José Pablo.

Alienación (2022) Ramírez, Jairo.

The Work of Art in the Age of Mechanical Reproduction (1935) Benjamin, Walter.

Novela y Traducción (2013) Piglia, Ricardo.

The Strange Case of Dr. Jekyll and Mr. Hyde (1886) Stevenson, Robert Luis.

The Waves (1931) Woolf, Virginia.

Pedro Páramo (1955) Rulfo, Juan.

Rayuela (1963) Cortázar, Julio.

Cien Años de Soledad (1967) Márquez, Gabriel.

El Aleph (1945) Borges, Jorge Luis.

Tractatus Logico-Philosophicus (1921) Wittgenstein, Ludwig.

Todos los Fuegos el Fuego (1966) Cortázar, Julio.

The Facts in the Case of Mr. Valdemar (1845) Poe, Edgar Allan.

Los Heraldos Negros (1919) Vallejo, César.

A Season In Hell (1873) Rimbaud, Arthur.

El Inmortal (1947) Borges, Jorge Luis.

Crime and Punishment (1866) Dostoyevsky, Fyodor.

A Brave New World (1932) Huxley, Aldous.

We (1924) Zamyatin, Yevgeny

1984 (1949) Orwell, George.

On the Indestructibility of Our Essential Being by Death (1851) Schopenhauer, Arthur.

Plato's Dialogues (399–387 AEC) Plato.

The Apology (399 AEC) Plato.

A Hunger Artist (1922) Kafka, Franz.

The Landlord's Game (Monopoly) (1904) Magie, Elizabeth.

The Jargon of Authenticity (1964) Adorno, Theodor.

The Metaphysics (4th Century BCE) Aristotle.

History of Western Philosophy (1946) Russell, Bertrand.

The Stranger (1942) Camus, Albert.

El Sentimiento Trágico de la Vida (1913) Unamuno, Miguel.

The Sound and the Fury (1929) Faulkner, William.

The Old Man and the Sea (1952) Hemingway, Ernest.

Notes from the Underground (1864) Dostoyevsky, Fyodor.

Las Babas del Diablo (1959) Cortázar, Julio.

Casa tomada (1946) Cortázar, Julio.

Tlön, Ugbar, Orbis Tertius (1940) Borges, Jorge Luis.

Las Ruinas Circulares (1940) Borges, Jorge Luis.

Letters from a Stoic (c. 65 ACE) Seneca.

The Catcher in The Rye (1951) Salinger, J.D.

La Invención de Morel (1940) Casares, Adolfo Bioy

Chess Story (1941) Zweig, Stefan.

The Picture of Dorian Grey (1890) Wilde, Oscar.

The Storyteller Essays (2016) Benjamin, Walter.

To Kill a Mockingbird (1960) Lee, Harper.

Perfume: The Story of a Murderer (1985) Süskind, Patrick

Illuminations (1968) Benjamin, Walter.

Reflections (2019) Benjamin, Walter.

The Portable Thoreau (1947) Thoreau, Henry David.

Live and Let Die (2019) New Philosopher

Truth (2021) New Philosopher

DOCUMENTALES, CONFERENCIAS Y OTROS VIDEOS CONSULTADOS Y RECOMENDADOS

1- Michael Sugrue – Dostoyevsky: *Crime and Punishment* (39:16)

2- Filosofía Aquí y Ahora – Sacar la Filosofía a La Calle (24:46)

3- Explained – Why Diets Fail (14:00)

4- Closer to Truth – Is Free Will an Illusion? (8:45)

5- Big Think – Should You Bring A Kid Into This World? (3:33)

6- Byung-Chul Han – Interview by ZDF Aspekt (5:36)

7- Ted-Ed – Myths and Misconceptions About Evolution (4:22)

8- BBC News – Theory of Evolution: How Darwin Came up with it? (5:23)

9- El Sur, Taller Literario – Borges y la Loca Erudición (10:24)

10- Closer to Truth – Epistemology: How Do We Know What We Know? (6:23)

11- Michael Sugrue – Nietzsche (39:00)

12- Michael Sugrue – Sartre and Heidegger (44:27)

13- Filosofía Aquí y Ahora – ¿Por Qué Hay Algo y no Más Bien Nada? (26:44)

14- Filosofía Aquí y Ahora – Colón Descubre a América (26:08)

15- Filosofía Aquí y Ahora – La Filosofía Corta la Cabeza de Luis XVI (25:41)

16- Filosofía Aquí y Ahora – Kant, La experiencia Posible y la Experiencia Imposible (28:17)

17- Filosofía Aquí y Ahora – Hegel, el Sujeto Absoluto y la Consolidación de la Burguesía Europea (29:07)

18- Filosofía Aquí y Ahora – Hegel, Dialéctica del Amo y del Esclavo (27:57)

19- Big Think – Male Inequality, explained by Richard Reeves (15:07)

20- Big Think   The Great Debate About Free Will (19:17)

21- Luca Lampariello – How to Hit Your 2023 Language Learning Goals (12:26)

22- Filosofía Aquí y Ahora – Filosofía y Praxis (27:18)

23- Big Think – Why you Should live an Argumentative Life (3:57)

24- The Philosopher's Zone – The Atheist God, The Paradox of Spinoza (24:30)

25- The Philosopher's Zone – The Mystery of Hegel (24:31)

26- Filosofía Aquí y Ahora – La Modernidad Desbocada (27:55)

27- Big Think – How Dirty Debaters Win Against Better Opponents (5:17)

28- Philosophy Overdose – What Is Philosophy? (6:08)

29- Genius of The Modern World – Nietzsche (59:31)

30- Filosofía Aquí y Ahora – Nietzsche, Vida y Voluntad de Poder (28:59)

31- Filosofía Aquí y Ahora – Nietzsche: "Dios Ha Muerto" (28:13)

32- Filosofía Aquí y Ahora – Derivaciones de Nietzsche (25:13)

33- Filosofía Aquí y Ahora – Heidegger: *Ser y Tiempo* (26:24)

34- Genius of The Modern World - Freud (58:30)

35- Existentialism – From Socrates to Sartre (2:01:22)

36- Genius of the Modern World – Marx (58:54)

37- Filosofía Aquí y Ahora – El Dasein y Sus Posibles (28:41)

38- Filosofía Aquí y Ahora – Auschwitz y La Filosofía (28:32)

39- Filosofía Aquí y Ahora – El-Ser-Para-La-Muerte

40- The Ideas of Chomsky – Bryan Magee and Noam Chomsky (1978) (44:55)

41- Philosophy Overdose – Karl Marx: From Socrates to Sartre (1:52:42)

42- Learn Italian With Lucrezia – Improve Your Spoken Italian With This Conversation Exercise (6:59)

43- El Picalibro – La Sociedad del Cansancio de Byung Chul Han (13:17)

44- Tribute to Jorge Luis Borges – Borges y Octavio Paz Reflexionan Sobre la Dimensión del Tiempo (9:21)

45- Sugrue – Schopenhauer: The World As Will And Idea (44:21)

46- Filosofía Aquí y Ahora – Filosofía Latinoamericana (29:08)

47- Filosofía Aquí y Ahora – Foucault II (27:38)

48- Filosofía Aquí y Ahora – Los Posmodernos (28:16)

49- El Recetario – 5 Minutos Diciendo Sólo la Verdad (1:10:14)

50- StarTalk – How Developments in Nuclear Fusion Change Everything (12:52)

51- Neil deGrass Tyson – I Will Not Attend an Interview on Being Black (6:53)

52- El Recetario – El Chantaje Religioso Al Final De La Vida (54:04)

53- Overthink Podcast – Byul-Chun Han, The Burnout Society (10:02)

54- El Recetario – Hookah, Vape o Cigarrillo: ¿Cuál Es Peor? (1:03:04)

55- Julio Cortázar: Topografía de una Mirada (1980), (38:16)

56- Informe Semanal – Muerte Salvador Dalí - (1989), (13:31)

57- InfoLibros – 62 Modelo Para Armar, Cortázar (4:36)

58- La Aventura Del Pensamiento – Søren Kierkegaard (26:07)

59- SciShow – Nikola Tesla: Great Minds (9:13)

60- Todo Corre Prisa – Byung-Chul Han (11:01)

61- Filosofía Aquí y Ahora – Los Postmodernos (28:16)

62- 60 Minutes – Earth Currently Experiencing a Sixth Mass Extinction (13:16)

63- Timeline – The Life of an Ancient Spartan (48:07)

64- La Aventura Del Pensamiento – Heidegger (20:56)

65- Tribute to JLB – ¿Cuál era Para Borges su Mejor Libro? (15:53)

66- Tribute to JLB – 100 años del debut the Borges (13:53)

67- Tribute to JLB – Las 10 Novelas Más Leídas En Toda La Historia (11:46)

68- Philosophy Overdose – The Two Philosophies of Wittgenstein (47:44)

69- ESPN – LeBron on Stars Aligning on Cusp of Breaking the All Time Scoring Record (12:45)

70- *Ser y Tiempo* de Heidegger, por Jorge Eduardo Rivera (59:23)

71- Q&A: What makes a good writer with Steven Pinker (14:05)

72- Roxana Kreimer – 7 Libros De Filosofía Que Cambiaron Mi Forma De Pensar (30:07)

73- Tribute to JLB – ¿Por qué no Ganó el Nobel?: toda la verdad (5:09)

74- Mauricio Schwarz – El Nobel Siempre Se Le Negó a Borges (6:58)

75- Big Think – How America Lost Its Mind—and How to Get Rationality Back (3:55)

76- Big Think – How to Double Your Brain Power (6:10)

77- Chris Williamson - Neuroscientist – What Overusing Social Media Does to Your Brain (4:30)

78- A Fondo – Mario Vargas Llosa (1:08:16)

79- A Fondo – Jorge Luis Borges (1:32:40)

80- A Fondo – Julio Cortázar (2:04:39)

81- Epic History TV – Alexander the Great (All Parts) (53:13)

82- Epic History TV – Napoleonic Wars (All Parts) (alrededor de 19 horas)

83- Epic History TV – World War I (All Parts) (1:04:50)

84- Gravity Transformation – 8 Reasons Your Shoulders Are Not Growing (Science Based) (11:15)

85- 60 Minutes – Finnish Prime Minister Sanna Marin (13:16)

86- Philosophy Overdose – Themes of Postmodern Philosophy (16:48)

87- Big Think – Postmodernism is dead (2:31)

88- Freedom Pact – Gad Saad Debunks Postmodernism in 4 Minutes (4:24)

89- Sound Field – The Genius of Charlie Parker (11:53)

90- How It Happened – What Is Chat GPT? OpenAI's Chat GPT Explained (9:17)

91- Philosophy Overdose – Two Kinds of Freedom: Negative vs Positive Freedom (8:12)

92- Philosophy Overdose – Hannah Arendt on Modernity (1964) (6:23)

93- Tribute to Jorge Luis Borges – Borges + Virginia Woolf: Revolución en la Literatura Latinoamericana (9:42)

94- Epic History TV – The Apollo Program (All Parts) (54:08)

95- Beyond Good and Evil (Documentary on Foucault) (41:45)

96- George Orwell: A Life in Pictures (1:28:21)

97- D JB – Virginia Woolf Documentary (29:25)

98- Big Think – Is Marriage Dying? (6:30)

99- Ted-Ed – 6 Myths about the Middle Ages that Everyone Believes (4:48)

100- Ted-Ed – One of The Most Banned Books of All Time (5:06)

101- Ted-Ed – Why Should You Read "Crime and Punishment"? (4:45)

102- Ted-Ed – Why Should You Read "One Hundred Years of Solitude"? (5:31)

103- Ted-Ed – Why Should You Read James Joyce's "Ulysses"? (5:59)

104- Ted-Ed – Why Should You Read Virginia Woolf? (6:03)

105- Ted-Ed – Why Should You Read Edgar Allan Poe? (4:56)

106- Philosophy Overdose – Husserl, Heidegger & Existentialism – Hubert Dreyfus & Bryan Magee (1987) (45:34)

107- Philosophy Overdose – Spinoza & Leibniz - Bryan Magee & Anthony Quinton (1987) (43:31)

108- BBC – Human All Too Human - Nietzsche (51:01)

109- BBC – Human All Too Human - Heidegger (1:22:03)

110- BBC – Human All Too Human - Sartre (46:35)

111- Manufacturing Intellect – Virginia Woolf and Mrs. Dalloway (1987) (58:35)

112- La Aventura del Pensamiento – Hume (27:13)

113- La Aventura del Pensamiento – Schopenhauer (20:13)

114- La Aventura del Pensamiento – Nietzsche (20:14)

115- La Aventura del Pensamiento – Platón (21:35)

SOBRE EL AUTOR

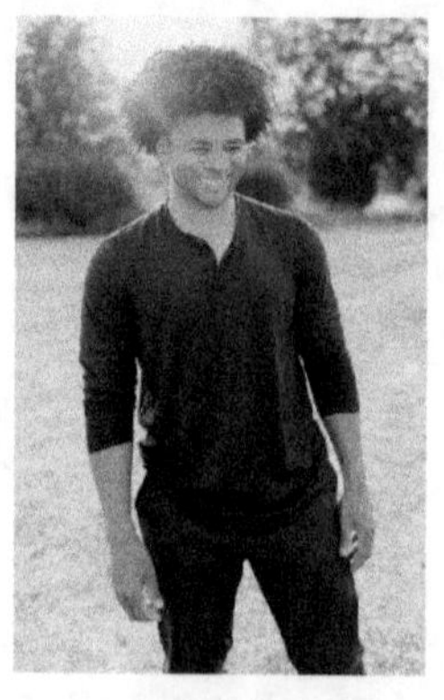

Jairo Augusto Ramírez Cruz (Mao, República Dominicana, 15 de agosto de 1984) Es un profesor, filósofo, cuentista, novelista, ensayista, poeta, traductor, editor, cantautor y arte marcialista, de nacionalidad estadounidense-dominicana.

Ramírez es un ávido lector, y un exhortador de la filosofía y la literatura como parte esencial del Ser y de la vida. Sus documentales *108* y *Ficción-Realidad*, promueven la lectura como fuente vital de conocimiento y pensamiento crítico, que nos ayuda a erradicar la ignorancia. Ha practicado Taekwondo por 34 años y posee un cinturón negro IV dan en esta disciplina. También ha practicado otras artes marciales como: Capoeira, Kickboxing, Judo y Jujitsu. Su carrera taekwondoista le ha otorgado muchas oportunidades para ayudar a nuevos estudiantes, y le ha valido varios reconocimientos importantes como competidor alrededor del mundo.

Ramírez ha sido profesor de inglés, español, informática y artes marciales. Se enseñó a sí mismo el inglés y el italiano, y posee un conocimiento general del latín.

Ramírez creció en la República Dominicana y luego emigró a New York, donde vivió por 15 años. En la actualidad reside en Inglaterra.

ABOUT THE AUTHOR

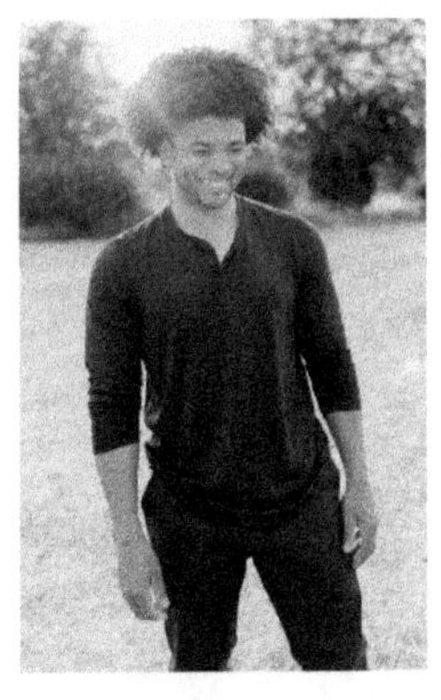

Jairo Augusto Ramírez Cruz (Mao, Dominican Republic, August 15, 1984) is a professor, philosopher, short story writer, novelist, essayist, poet, translator, editor, singer-songwriter and martial artist, of American-Dominican nationality.

Ramírez is an avid reader, and an exhorter of philosophy and literature as an essential part of Being and life. His documentaries *108* and *Fiction-Reality*, promote reading as a vital source of knowledge and critical thinking, which helps us eradicate ignorance. He has practiced Taekwon-do ITF for 34 years and holds a IV dan black belt in this discipline. He has also practiced other martial arts such as: Capoeira, Kickboxing, Judo and Jujitsu. His Taekwon-do career has given him many opportunities to help new students, and has earned him several important accolades as a competitor around the world.

Ramirez has taught English, Spanish, computer science and martial arts. He taught himself English and Italian, and possesses a general knowledge of Latin.

Ramirez grew up in the Dominican Republic and then immigrated to New York, where he lived for 15 years. He currently resides in England.

www.ingramcontent.com/pod-product-compliance
Lightning Source LLC
Chambersburg PA
CBHW070734120726
47910CB00001B/95

* 9 7 8 1 3 9 9 9 5 2 4 1 5 *